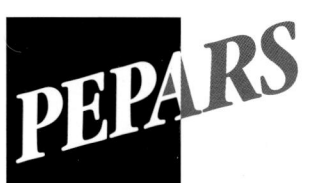

【ペパーズ】
編集企画にあたって…

　近年のアンチエイジングに対する意識の高まりに伴って，美容外科・特に顔のシミ・しわ・たるみなどの加齢現象に対する美容医療はかつてないほどの広がりを見せている．その背景には，急速な高齢化社会の到来，ネットの普及やメディアからの活発な情報発信は勿論のことであるが，新たに開発された様々な侵襲の少ない治療の登場がある．それらの低侵襲治療としてはボツリヌストキシン注射療法，フィラー，脂肪，PRP などの注入療法やレーザーをはじめとした機器による治療，スレッドリフトなどが代表的であるが，美容治療を受けることへの敷居が低くなったという点においてもこれらの治療の果たす役割は大きいと言わざるを得ない．その代表格であるボツリヌストキシン治療は周知のごとく表情筋の収縮を緩めることによって表情じわを改善するというのが基本的なコンセプトであるが，現在では，単に表情筋を麻痺させるのではなく，表情筋の異常な動きをより自然でバランスのとれた動きにすることによって，自然な若返り効果を得るというように進化している．対象となる表情筋には動きが良好なものもあれば過剰な動きを示すもの，あるいは常に過緊張の状態にあるものなど，その状態も様々である．そのため注射に対する反応も様々であり，画一的な治療では良好な結果は得られないことも少なくない．このようにボツリヌストキシンやフィラーなどの注射療法ひとつとっても低侵襲治療といえども決して安易に考えるべきではなく，適応，臨床解剖，手技など常に細心の注意を払って治療していく必要がある．さらにまた患者さんの要望は多種多様であり，できる限り要望を満たすためにはこれらの低侵襲治療だけですべて対応できるわけもなく，当然ながら手術的手法も含めたトータルな治療戦略が必要となる．幸いなことに，このように治療の選択肢が増えたことによって手術，非手術を問わず様々な治療の組み合わせが可能となり，形成外科医・美容外科医にとってはより一層きめの細かい対応ができるようになったことは心強い限りである．

　今回の企画では主に日頃患者さんからの質問や希望が多いと思われる項目に対する治療戦略を主題とした．ご執筆いただいた先生方はいずれも経験豊かなエキスパートの方々であり，わがままな企画に対しても実際に即して丁寧に分かりやすく記述していただいた．

　本企画が日常診療の糧になることができれば望外の喜びである．

2013 年 2 月

新橋　武

WRITERS FILE

ライターズファイル（五十音順）

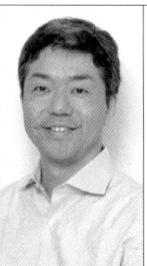
青木　律
（あおき　りつ）
1988年　日本医科大学卒業
　　　　同大学形成外科入局
1996年　Royal Prince Alfred 病院（Sydney），senior registrar
1997年　Royal Children's 病院（Melbourne），visiting fellow
1998年　日本医科大学形成外科，講師
2007年　同，助教授
2008年　同，准教授
　　　　グリーンウッドスキンクリニック立川開設

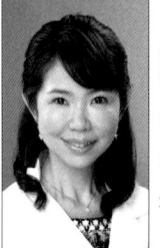
岩城佳津美
（いわき　かつみ）
1995年　大阪医科大学卒業
1995～96年　京都大学附属病院麻酔科
1997～98年　済生会中津病院形成外科
1998～03年　城北病院（京都市）形成外科・美容皮膚科
2003年　いわきクリニック形成外科・皮フ科開業（長岡京市）

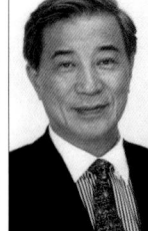
白壁　征夫
（しらかべ　ゆきお）
1965年　美容師免許取得
1969年　東京医科大学卒業
　　　　同大学病院整形外科形成班入局
1979年　大阪白壁美容外科，院長
1986年　ウォルター・スコット・ブラウン賞受賞
1988年　山王病院美容形成外科，部長
1990年　美容形成外科サフォクリニック開業
1999年　国際美容外科学会より教授に任命
2002年　日本臨床形成美容外科医会，会長
2004年　日本美容外科学会，会長

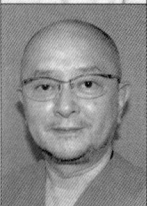
飯尾　礼美
（いいお　よしみ）
1986年　長崎大学医学部卒業
　　　　同大学形成外科学入局
1993年　大阪白壁美容外科
1998年　聖心美容外科
2000年　飯尾形成外科クリニック，院長

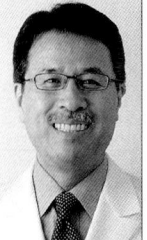
上出　良一
（かみで　りょういち）
1973年　東京慈恵会医科大学卒業
　　　　同大学皮膚科，研修医
1974年　同大学形成外科，研修医
1975年　同大学皮膚科，助手
1980年　同，講師
1981年　New York 大学皮膚科，研究員
　　　　California 大学 San Diego 校皮膚科，研究員
1987年　東京慈恵会医科大学皮膚科，助教授
2005年　同，教授
2007年　同大学附属第三病院皮膚科，診療部長

新橋　武
（しんばし　たけし）
1975年　東京慈恵会医科大学卒業
　　　　同大学形成外科学教室入局
1983年　同教室，講師
1984年　ニューヨーク大学形成外科留学
1991年　東京慈恵会医科大学形成外科学教室，助教授
1998年　新橋形成外科クリニック開設

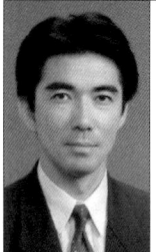
飯田　秀夫
（いいだ　ひでお）
1992年　東京医科歯科大学卒業
　　　　同大学形成外科診療班入局
1993年　中野総合病院形成外科
1994年　東京医科歯科大学皮膚科（形成外科），助手
1997年　国立がんセンター中央病院頭頸部外科
1999年　東京医科歯科大学形成外科，助手
2004年　同，同大学形成外科，講師
2007年　横須賀市立市民病院形成外科，科長
2008年　リッツ美容外科東京院

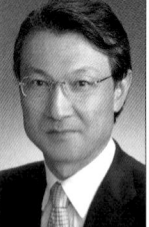
小室　裕造
（こむろ　ゆうぞう）
1986年　千葉大学卒業
　　　　東京大学形成外科入局
1988年　東京都立駒込病院形成外科
1991年　東京大学形成外科
1995年　東京警察病院形成外科
1998年　順天堂大学形成外科，講師
1999年　米国エール大学留学
2001年　順天堂大学形成外科，准教授
2010年　順天堂大学浦安病院形成外科・美容外科，教授

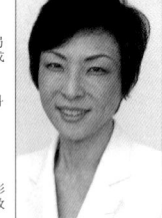
杉野　宏子
（すぎの　ひろこ）
1981年　順天堂大学卒業
　　　　同大学形成外科入局
1988年　同大学大学院修了
1989年　同大学形成外科，講師
1995年　同，非常勤講師
1995～99年　愛育苑診療所，副院長
2002年　医療法人社団青真会青山エルクリニック，理事長・院長

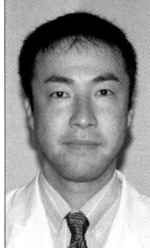
一瀬　晃洋
（いちのせ　あきひろ）
1993年　神戸大学卒業
　　　　同大学附属病院耳鼻咽喉科，研修医
2003年　同大学大学院医学研究科形成外科学修了
　　　　同大学附属病院形成外科，助手
2007年　同，講師
2008年　同大学附属病院美容外科，准教授

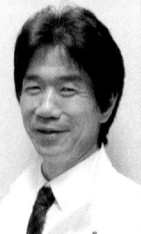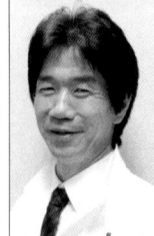
清水　祐紀
（しみず　ゆうき）
1984年　昭和大学卒業
　　　　同大学形成外科入局
1991年　日立総合病院形成外科，医長
1996年　昭和大学形成外科，助手
1998年　同，講師
2005年　同，助教授
（2008年より准教授と呼称変更）

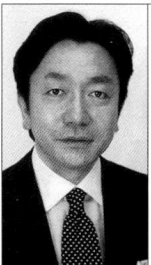

鈴木 芳郎
（すずき よしろう）

1983年	東京医科大学卒業 同大学形成外科入局
1984年	国立東京第二病院外科研修医，レジデント
1987年	東京医科大学形成外科
1992年	同，助手
1995年	同，講師
1996年	海老名総合病院形成外科，部長
2001年	サフォクリニック，副院長
2006年	新宿美容外科歯科，院長
2010年	ドクタースパ・クリニック，院長

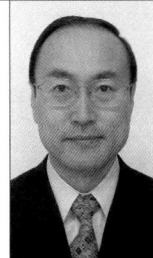

野平久仁彦
（のひら くにひこ）

1978年	北海道大学卒業 同大学形成外科入局
1987年	米国アラバマ大学形成外科留学
1988年	日鋼記念病院形成外科，部長
1991年	蘇春堂形成外科，副院長
2003年	同，院長

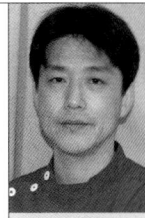

松田 秀則
（まつだ ひでのり）

1989年	香川医科大学卒業 同大学形成外科教室入局
1993年	同大学大学院生体制御系入学
1993～94年	カナダ Hospital for Sick Children 留学
1995～98年	香川医科大学形成外科，助手
1998～99年	麻田総合病院形成外科，医長
1999～00年	神奈川美容外科北九州院，院長
2000～03年	共立美容外科高松院，院長
2003～09年	久保田潤一郎クリニック，副院長
2009年	渋谷美容外科クリニック横浜院，院長

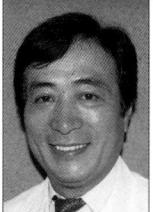

征矢野進一
（そやの しんいち）

1979年	東京大学卒業 同大学形成外科入局
1980年	竹田総合病院外科
1982年	東京大学形成外科 専売病院形成外科
1983年	東京医科歯科大学耳鼻科
1984年	東京大学形成外科 東京警察病院形成外科
1985年	東京大学形成外科
1987年	東名厚木病院形成外科
1988年	東京大学医学博士学位授与 神田美容外科形成外科医院開設

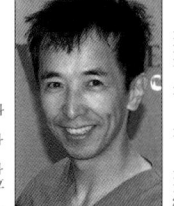

福田 慶三
（ふくた けいぞう）

1985年	名古屋大学卒業
1986年	名古屋大学形成外科入局
1987年	Mayo Clinic（アメリカ，ミネソタ州）留学
1990年	Institute for Craniofacial and Reconstructive Surgery（アメリカ，ミシガン州）留学
1991年	Providence Hospital（アメリカ，ミシガン州）General Surgery Resident
1993年	名古屋大学形成外科
1995年	小牧市民病院形成外科，部長
2001年	愛知医科大学形成外科，助手
2002年	同，講師
2004年	ヴェリテクリニック銀座院，院長

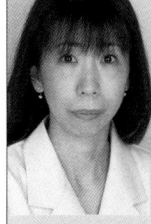

山下 理絵
（やました りえ）

1985年	北里大学卒業 同大学形成外科入局
1990年	同大学救急センター形成外科，チーフ
1991年	同大学形成外科美容外科，チーフ
1994年	湘南鎌倉総合病院形成外科・美容外科，医長
2000年	同，部長 北里大学形成外科，講師
2004年	クリニック・ラ・プラージュ葉山，抗加齢美容医学センター長兼務

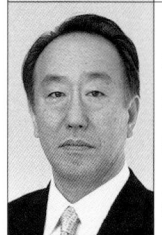

出口 正巳
（でぐち まさみ）

1979年	長崎大学卒業 同大学形成外科入局
1988年	長崎労災病院形成外科，部長
1989年	白壁美容外科形成外科，部長
1997年	同，院長
2005年	カリスクリニック，院長

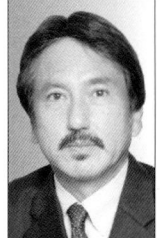

古山 登隆
（ふるやま のぶたか）

1980年	北里大学卒業 同大学形成外科入局
1986年	同，研究員
1989年	同，講師
1991年	日比谷病院形成外科，医長
1995年	医療法人喜美会自由が丘クリニック，理事長
2005年	横浜市立大学，非常勤講師

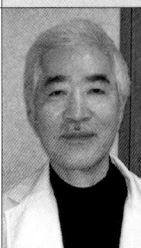

与座 聡
（よざ さとし）

1982年	岡山大学医学部卒業 大阪岸和田徳州会勤務
1988年	東京警察病院形成外科
1990年	ニューヨーク医科大学（NYU）研修
1991年	福島大学皮膚科形成外科教室
1993年	アルゼンチン JULLY CLINIC 研修
1997年	東京警察病院退職 百人町アルファクリニック設立

ここが知りたい！
顔面の Rejuvenation
─患者さんからの希望を中心に─

編集／新橋形成外科クリニック院長　新橋　武

A. 前額部・眉間

前額部・眉間の深いしわはボツリヌストキシン，フィラーなどの注射療法で
どこまでとれるか，前頭リフトの適応をどのように考えるか
―注射と手術の適応について―　　　　　　　　　　　　　　　　　　　　出口　正巳　　1
> 前額のしわをボツリヌストキシンで治療する場合は，上眼瞼の状態によって適応と使用法を慎重に行う必要がある．

眉間の表情じわに対するボツリヌストキシン注射療法
―自然な表情を得るためのコツ―　　　　　　　　　　　　　　　　　　　征矢野進一　　9
> 用いる薬剤の特徴を知って調剤することが必要である．あまり深い部位に注射せずに，必要最少量を用いて治療することがポイントである．

B. 上眼瞼

眉毛下垂が著明な上眼瞼たるみに対する治療戦略　　　　　　　　　　　　福田　慶三　　16
> 眉毛を挙上する手術には，眉毛から瞼裂までの距離を長くする，二重を広くする，厚ぼったい上眼瞼をすっきりさせる効果がある．

上眼瞼陥凹に対する脂肪注入の実際と合併症回避のコツ　　　　　　　　　与座　聡　　23
> 上眼瞼は開瞼という極めて重要な機能を有する部位であり，整容を目的とする脂肪注入は，この機能を損なわずに行うことが大前提となる．そのための手技・手術の組み立てに精通すべきである．

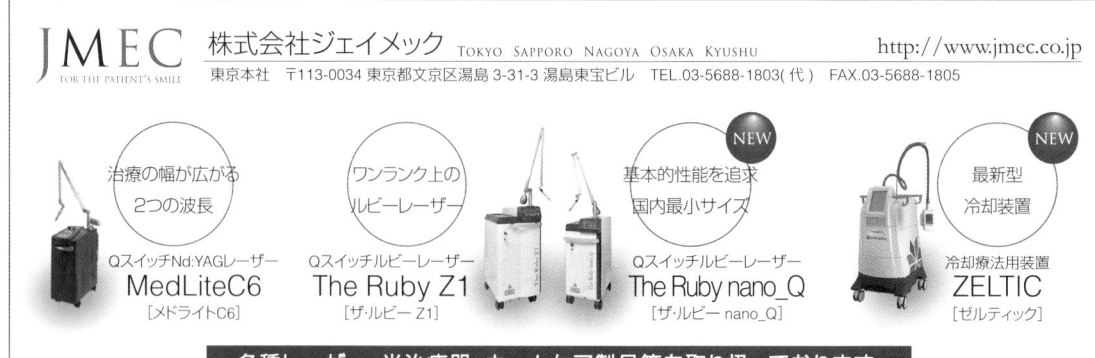

◆編集顧問／栗原邦弘　中島龍夫
◆編集主幹／百束比古　光嶋　勲

【ペパーズ】
PEPARS No.75/2013.3　増大号◆目次

C.　下眼瞼

目尻から下眼瞼外側：時に頬部までかかるしわに対する
ボツリヌストキシン注射療法のコツ……………………………古山　登隆ほか　**34**
　　　目尻のしわ治療において，しわが下眼瞼外側さらに頬部にまで伸びている場合のボツリヌストキシン注射療法の診察のポイントと適正な投与量と投与部位を述べる．

Tear trough・lid/cheek junction に対するフィラーの選択と注入のコツ
―加齢により下眼瞼がたるむのはなぜか？―……………………一瀬　晃洋　**43**
　　　下眼瞼へのヒアルロン酸注入による volumetric restoration は，比較的簡便な方法として推奨できるが，望ましい形態に仕上げるのは簡単ではない．術式に習熟し細心の注意を払って注入を行う．

Tear trough・lid/cheek junction に対する手術療法………………小室　裕造ほか　**48**
　　　下眼瞼の tear trough および lid/cheek junction の溝の改善には経皮または経結膜 fat repositioning が有効である．

下眼瞼のちりめんじわ・眼瞼のくすみに対する治療戦略………岩城佳津美　**55**
　　　下眼瞼のちりめんじわ・眼瞼のくすみの治療においては，その成因・程度を正確に見極め，それに応じた治療を適宜複数組み合わせてゆくのがポイントである．治療に併せてスキンケア指導も重要な要素である．

D.　顔面・頸部

軟部組織のボリュームの減少が著しい
中顔面のたるみに対する治療戦略…………………………………飯田　秀夫ほか　**64**
　　　軟部組織が萎縮している中顔面のたるみに対しては，ある程度までなら SMAS 処理を工夫することでフェイスリフトにて対応できるが，萎縮が高度な場合は脂肪注入などが必須となる．

下顔面・頸部のたるみに対する手術のコツ………………………野平久仁彦ほか　**72**
　　　下顔面から頸部にかけてのたるみの改善は，SMAS の処理と頸部での広頸筋の処理が基本になる．皮膚の切除は縫合部に緊張がかからない程度に抑える．

スレッドリフトの適応・限界・スレッドの選択・合併症回避のコツ……鈴木　芳郎　**81**
　　　スレッドリフトを行う際は，その使用目的を明確にすることが重要で，各種のスレッドの特徴と使用法，適応の違いを熟知した上で，その目的に最も適した方法を選択することが必要である．

口唇周囲の Rejuvenation の治療戦略 ·················白壁　征夫ほか　90
　　表情のない時に出ているしわに対してフィラーで対処できるか Botulinum toxin A の併用が良いか，それとも外科的切除法でないと難しいかの判断が必要である．一方表情時に出るしわに対しては Botulinum toxin A で表情筋に効果があるかを十分理解した上で射つことが大切である．

頸部の Rejuvenation 治療戦略 ························清水　祐紀　99
　　頸部の Rejuvenation 治療では皮膚の質感の向上と，たるみ治療を併せて行うことが大切である．

顔面・顎下部に対する脂肪融解注射の実際 ·············杉野　宏子　109
　　脂肪融解注射は非手術的に皮下脂肪を減量する方法の中では，高額な機器を使用せず，顔面に応用可能で，治療1回でも見た目の変化を最も期待できる治療法である．脂肪融解注射に対する正しい知識を持ち，注意深く治療にあたって欲しい．

E.　Skin Rejuvenation

何となくきれいになりたい人のための美容術 ···········青木　律　116
　　明確な意図を持たないが何となくきれいになりたい人に対する美容法の選択のポイントは，効果の有無よりも治療法の価格とリスク，そしてダウンタイムがポイントである．

肝斑と肝斑以外のシミが混在する症例の診断と治療 ·····山下　理絵ほか　123
　　シミを治療するには診断が重要．肝斑，肝斑以外が混在するシミに対する治療のプロトコールに関して解説する．

PRP 療法の実際：フィラーとしての PRP 療法 ···········飯尾　礼美　135
　　自己多血小板血漿(PRP)に塩基性線維芽細胞増殖因子(b-FGF)を添加して注入することで，肌質改善効果に加え，フィラーや脂肪注入と同様の volumetric restoration 効果が期待できる．

PRP 注入療法の実際―Skin Rejuvenation 治療としての PRP 療法―·····松田　秀則ほか　146
　　PRP 注入に際しての，治療前の末梢血検査から，実際の作製・注入手技(血小板濃度，注入層など)についての，我々のこだわりを掴んでいただきたい．

サンスクリーン剤の使用法 ·······························上出　良一　154
　　サンスクリーン剤は生活シーンに合わせた紫外線防御能を持つものを選び，規定量を塗布するために重ね塗りが推奨される．

　　　　　　　　　　　　ライターズファイル ·············前付 2, 3
　　　　　　　　　　　　Key words index ·················前付 7, 8
　　　　　　　　　　　　PEPARS　バックナンバー一覧 ·········167
　　　　　　　　　　　　PEPARS　次号予告 ·····················168

「PEPARS®」とは Perspective Essential Plastic Aesthetic Reconstructive Surgery の頭文字より構成される造語．

KEY WORDS INDEX

和 文

―あ 行―
A型ボツリヌス毒素　90
塩基性線維芽細胞増殖因子　135

―か 行―
下眼瞼　48
下眼瞼除皺術　48
下眼瞼のちりめんじわ　55
合併症　9,81
加齢性混在型色素斑　123
眼瞼のくすみ　55
眼瞼のくま　55
患者アンケート　116
肝斑　123
顔面除皺術　72
顔面表情筋　90
顔面若返り　64
眼輪筋　34
QスイッチNdヤグレーザー　123
Qスイッチルビーレーザー　123
頚部　99
頚部リフト　72
瞼頬溝　43
広頚筋正中縫合　72
高濃度血小板　146
高密度脂肪　23
光老化　154

―さ 行―
再生医療　146
サンスクリーン剤　154
紫外線　154
自己多血小板血漿　146
脂肪萎縮　64
脂肪吸引　99
脂肪再配置　64
脂肪注入　64

脂肪注入術　23
脂肪の遠心分離　23
脂肪融解注射　109
社会学　116
重瞼術　16
上眼瞼陥凹　23
上眼瞼たるみ　16
上眼瞼の若返り　23
笑筋　34
しわ　9
スーチャーサスペンション　81
スキンタイトニング　99
SMAS切除　72
スレッドリフト　81
成長因子　146
前額部のしわ　1
前額リフト　16
前頭リフト　1
組織増量　135

―た 行―
大頬骨筋　34
多血小板血漿　135
たるみ　109
中顔面　64
治療　9
デオキシコール酸　109
適応　81

―な 行―
ネックリフト　99

―は 行―
ハムラ法　48
ヒアルロン酸　1,43,90,116
鼻頬溝　43
ビタミンA　55
皮膚癌　154
眉毛下垂　16

眉毛直上皮膚切除　16
日焼け　154
美容　116
フィラー　135
フェイスリフト　64,81
ホスファチジルコリン　109
ボツリヌストキシン　9,34
ボツリヌス毒素製剤　1
ボリューメトリック・リストレーション　43

―ま 行―
眉間　9
眉間のしわ　1

―ら 行―
量的復元　135
レーザートーニング　123
レチノール　55
老化皮膚改善　146

―わ 行―
若返り　99,135

欧 文

―A・B―
aesthetic　116
aging complex pigmentation；ACP　123
augmentation　64
autologous platelet-rich plasma　146
basic fibroblast growth factor；b-FGF　135
beauty　115
Botulinum toxin　1,9,34
Botulinum toxin A　90
brow ptosis　16

―C・D―
centrifugal separation of the fat　23
complication　81
concentrated platelet　146

condense rich fat　23
dark eye circle　55
deoxycholate　109
direct brow lift　16

━ F ━
face lift　64,72,81
facial rejuvenation　64
fat atrophy　64
fat injection　64
fat repositioning　48,64
filler　135
fine wrinkles of lower eyelid　55
forehead lift　1,16
forehead line　1
frown line　1

━ G・H ━
glabeller　9
growth factor　146
Hamra method　48
hyaluronic acid　1,43,90,116

━ I・J ━
indication　81
injection lipolysis　109
Intense Pulsed Light；IPL　116
jowl　109

━ L～N ━
laser toning　123

lid/cheek junction・tear trough deformity　43
lipodissolve　109
lipoinjection　23
liposuction　99
lower blepharoplasty　48
lower eyelid　48
malar fat pad　109
melasma　123
midface　64
muscle of facial expression　90
neck　99
neck lift　72,99

━ O・P ━
orbicularis oculi muscle　34
patients questionnaire　116
phosphatidylcholine　109
photoaging　154
platelet-rich plasma；PRP 135,146
platysma plication　72
protection grade of UVA；PA　154

━ Q・R ━
Q-switched ruby laser　123
Q-switched Nd:YAG laser　123
regenerative medicine　146
rejuvenation　99,135
rejuvenation of upper eyelid　23
retinol　55
risorius muscle　34

━ S ━
sagging　109
side effects　9
skin cancer　154
skin dullness of eyelid　55
skin rejuvenation　146
skin tightening　99
SMASectomy　72
sociology　116
submandibular fat　109
sun protection factor；SPF　154
sunburn　154
sunken upper-eyelid　23
sunscreen　154
suture suspension　81

━ T ━
tear trough　43
thread lift　81
tissue augmentation　135
treatment　9

━ U ━
ultraviolet ray　154
upper blepharoplasty　16
upper eyelid sagging　16

━ V～Z ━
vitamin A　55
volumetric restoration　43,135
wrinkles　9
zygomaticus major muscle　34

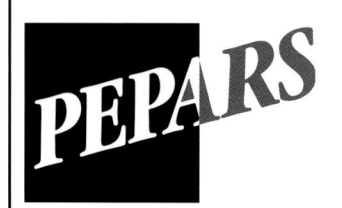

◆特集／ここが知りたい！顔面の Rejuvenation―患者さんからの希望を中心に―

A．前額部・眉間

前額部・眉間の深いしわはボツリヌストキシン，フィラーなどの注射療法でどこまでとれるか，前頭リフトの適応をどのように考えるか
―注射と手術の適応について―

出口　正巳[*]

Key Words：前額部のしわ(forehead line)，眉間のしわ(frown line)，ボツリヌス毒素製剤(Botulinum toxin)，ヒアルロン酸(hyaluronic acid)，前頭リフト(forehead lift)

Abstract　　眉間のしわはボツリヌストキシンとヒアルロン酸の注射を適切に行うことで十分な改善が得られるが，前額のしわは適応と注射方法に注意が必要である．日常生活で常に眉毛を高く上げていないと視野を妨げる場合に必要な治療は，上眼瞼に対する手術と前頭リフトであり，ボツリヌストキシンによる治療は原則として適応にならない．もし，前頭筋にボツリヌストキシンを作用させると，眉毛が下垂して視野を妨げる機能障害を起こすと同時に，怖い顔になり整容面を含めて取り返しのつかないことになる．前額へのヒアルロン酸注射は，しわの部分が硬いので持ち上がりにくく，また深部は薄い軟部組織を挟んで硬い前頭骨であるため凸凹になりやすい．柔らかめのヒアルロン酸を慎重に注射しながら，日にちを空けて追加して仕上げる方が安全である．鏡視下前頭リフトは，傷痕が目立たないことと　ダウンタイムが短いのが長所であり，オープン法は戻りの少ない手術と言える．

はじめに

　前額部と眉間のしわは，眉毛を上げる，眉頭を内側に寄せる，あるいは下げるといった表情で深くなり，この表情を長年繰り返すことでタルミとあいまって皮膚に深く刻まれたしわになる．前額皮膚を上方と両外側方向へ引っ張るとしわは改善するので，手術によって引き上げながら前頭筋・皺眉筋・鼻根筋を処理することが最も理に適い効果的な治療法であるが，やはり手術は怖いとか残る傷痕やダウンタイムを考えると躊躇してしまう患者が多い．手術以外の方法を選択するとなると，ボツリヌストキシン注射により表情筋の緊張を緩め収縮を抑制する，あるいはヒアルロン酸といったフィラーを注射することにより皮膚にできた溝を浅く持ち上げるということになるが，そこには大切な注意点があり，また効果の限界もある．

　患者の大多数が手術以外の治療を希望するが，ボツリヌストキシン注射は表情がおかしくなると思い込んでいる人がいる．おそらく適応と使用法の間違いによる不幸な結果があったと思われるが，インターネット社会では肯定的な情報よりも否定的なものの方が広がりやすく，インパクトを持って記憶される．混乱した患者の知識を整理して正しい思考に戻し，前額部・眉間のしわが何故できて，どのように治療するのが望ましいかを説明し，そのうえで患者が受け入れられる治療を行うことになる．

病態と局所解剖（図 1，図 2）

　前頭筋の収縮で眉毛を上げると前額に横じわができるが，感情表現の場合と開瞼障害を助けるための場合，あるいは眉毛下垂を認める場合がある．

---

[*] Masami DEGUCHI，〒530-0001　大阪市北区梅田 2-4-37 西梅田上島ビル 4F　医療法人社団正祥会カリスクリニック，院長

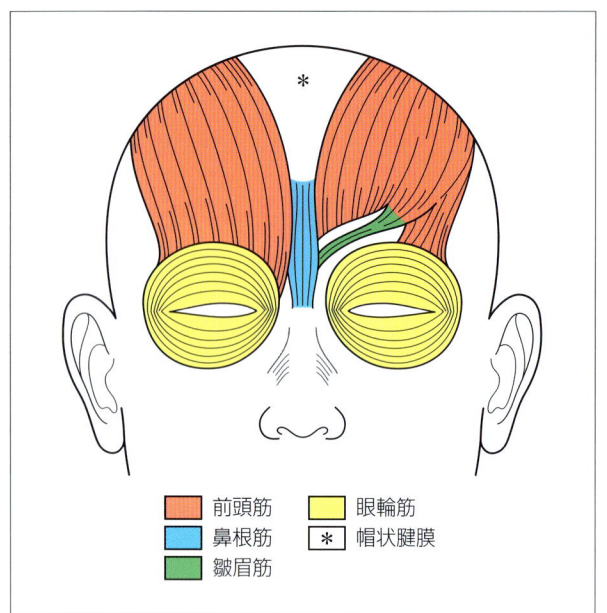

図1. 前額から眉間にかけての表情筋
（文献1：出口正巳：open 法による前額部の除皺術．PEPARS. 8：21-25, 2006. より引用）

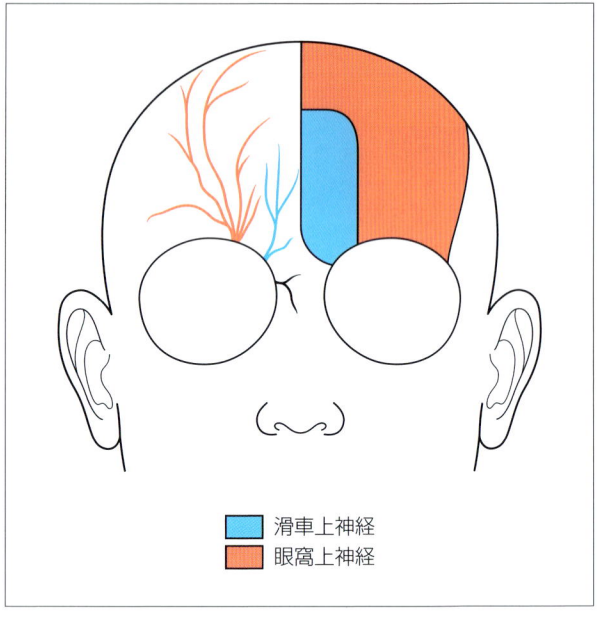

図2. 前額の知覚神経の走行と支配
（文献1：出口正巳：open 法による前額部の除皺術．PEPARS. 8：21-25, 2006. より引用）

　開瞼障害のうち上眼瞼前葉の問題としては，目を大きく見せたいという潜在的願望によるもので，一重瞼やタルミで瞼裂が細い場合や二重幅を広く見せたいというものであり，これらにはそれぞれ二重瞼にする，タルミを取る，二重幅を広くすることで，眉毛を上げる必要がなくなり結果的に前額のしわは改善する．上眼瞼後葉の問題は眼瞼挙筋機能の問題であり，眼瞼下垂を治療すると上がっていた眉毛が下がり前額のしわは改善する．しかし，上眼瞼治療の結果として眉毛の下がった状態は必ずしも好ましい状態でなく，前頭リフトの適応となることが多い．眉毛下垂では，前頭リフトにより眉毛は挙上され前額と目じりのしわも改善する．

　眉間から鼻根のしわは，皺眉筋，鼻根筋などの下制筋群の作用が組み合わさって作用した結果としてのしわで，これらは感情表現のためと考えて良い．

　これらの筋群を支配する運動神経は顔面神経の側頭枝と頬骨枝であり，知覚神経は滑車上神経と眼窩上神経である．

診察での症状の評価

　意識的な筋収縮をしない，普段の表情での眉毛の高さを観察する．そして瞼は一重か二重か，タルミの程度は，眼瞼下垂はないかを観察する．上眼瞼に何らかの問題点を見つけたら，鏡を見ながらのシミュレーションで，二重瞼を作ったり二重幅を広くして，眉毛の動きに伴う前額のしわはどうなるか，眼瞼下垂があれば上瞼を他動的に持ち上げて開瞼を大きくしたら眉毛位置と前額のしわはどうなるか，といった変化を観察する．さらには，閉瞼して前頭筋を弛緩させた状態を保つように診察者が患者の眉毛上に手を当てたまま開瞼させて，日頃どれくらい前頭筋による眉毛挙上を行っているかを患者に感じてもらう．次に，前額部の皮膚を診察者が用手的にしっかり持ち上げた時の，瞼の軽さも感じてもらう．その結果，最も適切で効果的な治療方針が明らかになるので，秩序立てて説明する．しかし，患者は必ずしも上眼瞼にある原因治療を希望するわけではない．患者が希望する範囲での治療計画を立てることになるので，手術の考え方とともにボツリヌストキシンとヒアルロン酸による治療の理論と問題点や限界

についてもわかりやすく説明する.

眉間と鼻根のしわは，ボツリヌストキシンとヒアルロン酸を必要に応じて組み合わせることで，手術に劣らない改善が得られる.

治療法の選択

1．眉毛が高い位置に固定されている場合

眼瞼下垂や高度のタルミで上眼瞼に開瞼機能障害がある場合に，それらを補完するために眉毛を高く挙上している．その場合は，眉毛が高い位置にないと日常生活に機能的支障があり，またその眉毛が高く固定された表情が患者や家族にとって普通のものとなっている．この場合には，前額のしわ治療を目的にボツリヌストキシン注射をすると，眉毛は下がり視野障害の発生とともに怖い表情への変化で，患者にとっては思ってもみなかった悲惨な結果になり，大きな不満となる．前頭リフトとともに上眼瞼の問題を解決することが望まれ，ヒアルロン酸注射は問題ないが，ボツリヌストキシンについては原則として適応にならない.

2．開瞼に伴って眉毛が上がる場合

眉毛挙上で開瞼を助けてはいるが，開瞼における機能障害の程度は比較的軽く，目が大きくなってほしいと願う整容的要求が背景にある．ボツリヌストキシン治療を行う場合は，慎重に治療に望まなければならない．ヒアルロン酸は，眉毛を上げない時にもしわの深さがあれば適応となる．上眼瞼の問題点を手術で治療すると，前額の横じわも改善することが多い．眉毛下垂が存在する場合は，前頭リフトの適応となる.

3．豊かな表情としての眉毛の動きが大きい場合

ボツリヌストキシンを上手に使用することで，眉毛の動きを残しつつ，前額部の横じわを改善することができる．頭側部分では筋肉に効かせるが，眉毛近くでは皮内から皮下に量を少なめに注射する．ヒアルロン酸は不要なことが多い.

4．眉間と鼻根のしわ

ボツリヌストキシンとヒアルロン酸の組み合わせで十分な効果を得られる.

各種治療法の実際

1．ボツリヌストキシン

筋肉の緊張を緩めて収縮を止める作用があり，量（単位数）と広がりで効果をコントロールする．ボトックスビスタ®の添付文書では，1.25 ml または 2.5 ml の生理的食塩水で溶解することを推奨している．1.25 ml の生理的食塩水で溶解した場合，0.025 ml が 1 単位になり，ピンポイントで目的とする筋肉に必要量を注射するのに適した濃度である．具体的には，鼻根筋と皺眉筋に 4 単位ずつを注射するとしたらそれぞれ 0.1 ml になり，これは直径 1 cm の広がりになる．もしそれ以上の量をこれらの部位に注射すると 1 cm 以上の広がりになり眼窩内に薬液が浸潤して，眼瞼挙筋に作用すると眼瞼下垂症状などの副作用を起こす可能性がある．逆に，緩やかな効果で作用範囲に広がりが求められる前額部では，上記の溶液を希釈すると使いやすい[2].

A．前額へのボトックスビスタ®の注射法

完全に前頭筋を弛緩させると前額にしわはなくなりピカピカになるが，眉毛は全く上がらないことになり，眼輪筋などの下制筋群が優勢となり，狭くなった眉下に上瞼のタルミが集中し，上方視が制限される不自由さと，同時に怖い表情になる．しかし，上半分だけにしっかりとボトックスビスタ®を効かして眉毛上 1 cm くらいには注射をしないと，上側のしわはなくなるものの，注射されてない下部の前頭筋が収縮して眉毛が上がることで盛り上がり不自然になったり，眉尻だけが上がるスポック眉という変形を起こす．そのため，眉毛の動きを多少残したうえで全体に緊張を緩めて収縮を少なくするくらいが自然な出来上がりになる.

安心して治療できる方法としては，薄めのボトックスビスタ®溶液を少量ずつ皮内から皮下へ注射する方法である．ボトックスビスタ®50 単位を 1.25 ml の生理食塩水で溶解したもの 0.25～0.4 ml（10～16 単位）と同じ量の E 入り 1％ キシ

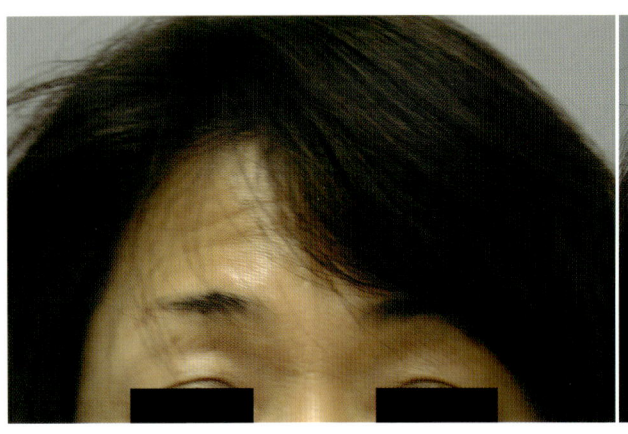

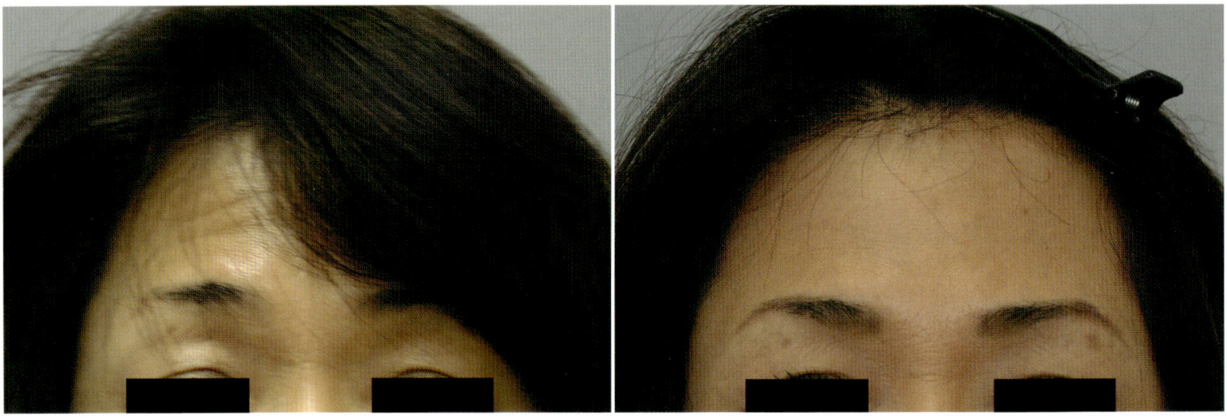

a．施術前　　　　　　　　　　　　　b．施術後

図 3．症例 1：50 歳，女性

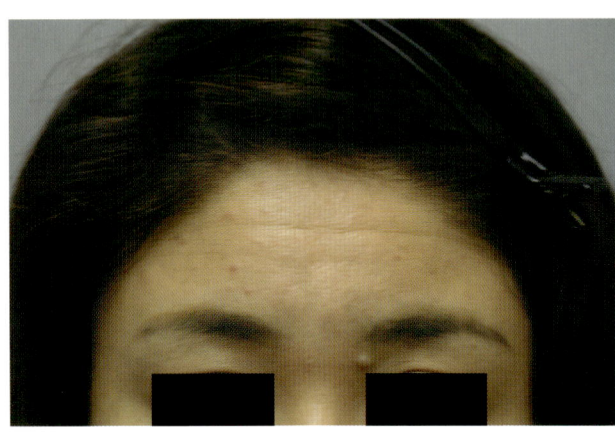

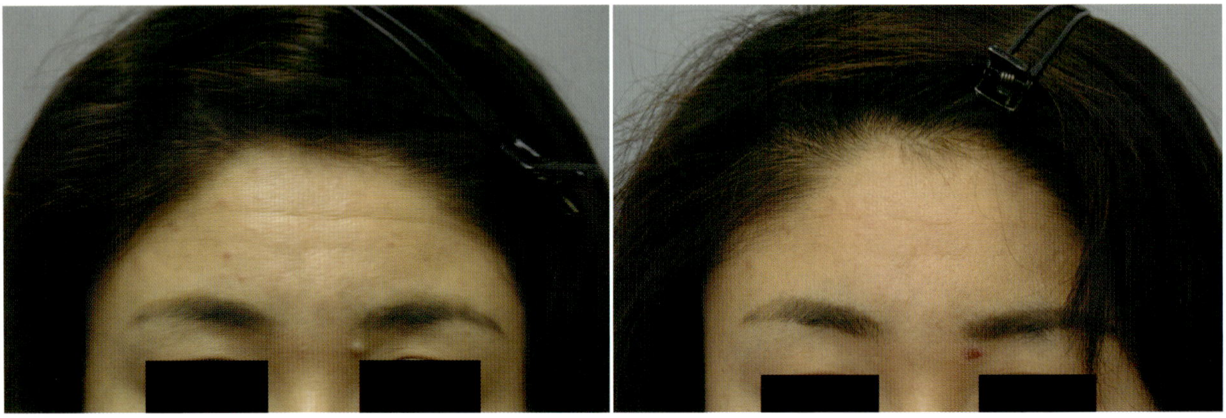

a．施術前　　　　　　　　　　　　　b．施術後

図 4．症例 2：40 歳，女性

ロカインを混ぜて，おでこ全体に少しずつ皮内から皮下に注射すると，血管収縮により皮膚が白くなるので前額がほぼ白い円で埋め尽くされる．眉毛のすぐ上あたりでは，意識的に浅く少量を注射する．この方法では，眉毛の挙上は多少残るがしわは極浅くしかできない状態になる．

他の方法としては，おでこ中央から上では前頭筋に8～15単位くらい注射し，眉毛に近い部分には少量を皮内注射する．患者に十分に説明して了解を得たうえで，無理のない程度，場合によってはかなり控えめに注射し，効果の不足があれば1～2週間後に不足分を足していくくらいで対応した方がよい．

B．眉間・鼻根へのボトックスビスタ®注射法

眉間のしわは，前額ほどに困った状態にはなりにくい．ボトックスビスタ®安全講習セミナーの方法に沿って注入する．表情じわを作らせて鼻根筋と皺眉筋の場所を確認する．鼻根筋へは，左右の眉頭の間を縦に持ち上げるように左指で軽くつまんで，皮膚面に垂直に深く2～4単位注射し，皺眉筋へは眉頭付近で盛り上がる筋体を指で挟み，眼窩縁から1cm以上離して正中側からやや斜め上方に針を刺し，左右それぞれ2～4単位ずつ注入する．停止部は眉毛中央上側の皮膚なので，その手前の皮下に浅く1～2単位注入する．

2．ヒアルロン酸注射

多くの製品があるが，キシロカインを含む製剤の方が痛みが軽く使いやすい．前額では持ち上げたいしわ部分の結合組織が硬く，効果が出にくいかあるいはしわの横が不自然に膨らんでしまうことがある．そのことを患者へ説明し同意を得たうえで，多少もちは悪くても柔らかめの製品を利用す

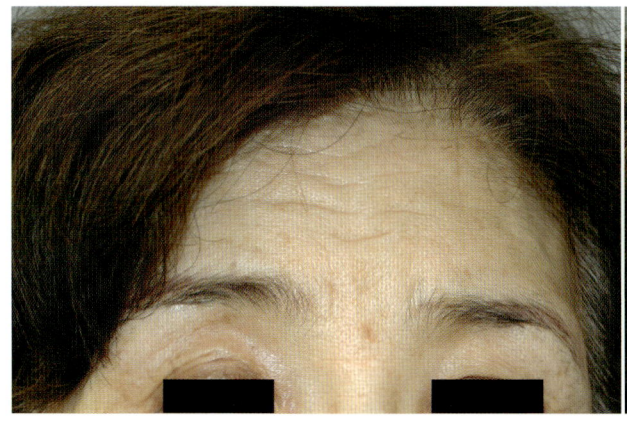

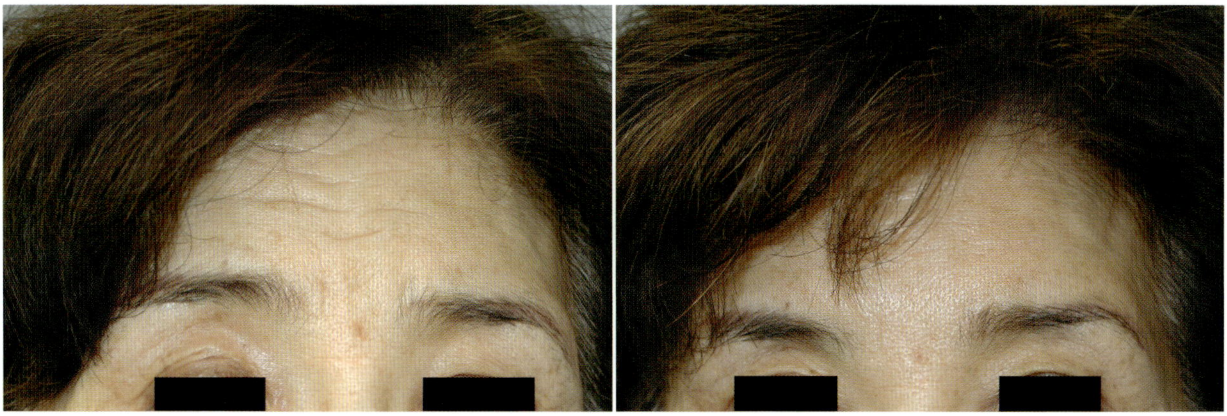

a．施術前　　　　　　　　　　　　　　b．施術後

図 5．症例 3：67 歳，女性

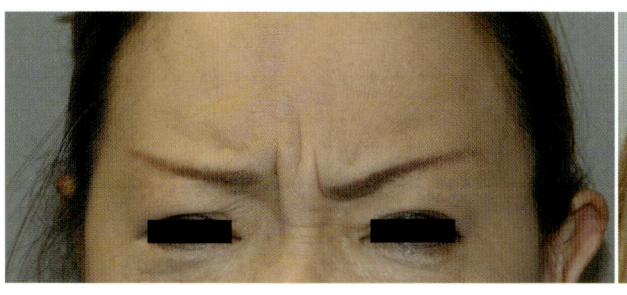

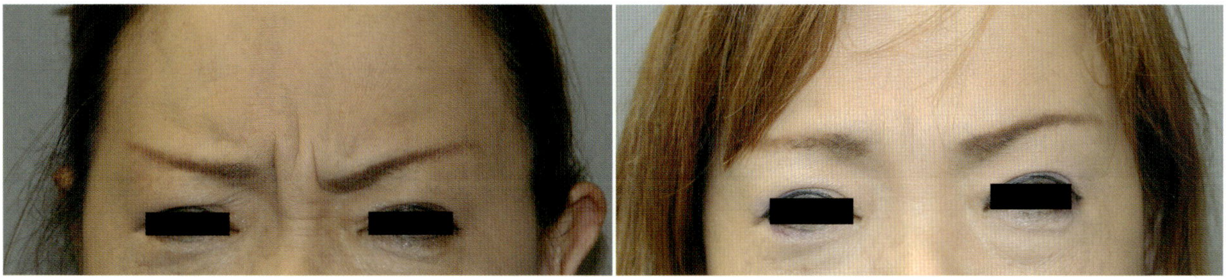

a．施術前　　　　　　　　　　　　　　b．施術後

図 6．症例 4：53 歳，女性

る．そして，多すぎないように注意して注射し，1～2 週間後に不足部分に追加注射するようにする[3]．

　眉間のしわへのヒアルロン酸注射は効果的であるが，コラーゲンと同じように濃いものを注射して動脈塞栓による失明や皮膚壊死を起こした報告があり，あまり硬すぎないヒアルロン酸を，針を手前に引きながら，強すぎない適度の力加減で該当部位にヒアルロン酸を置いてくる気持ちで注射する．

3．手　術

A．前頭リフト

　前額の横じわ，眉間の縦じわ，鼻根の横じわを改善でき，さらには眉毛を挙上し，目尻のしわも改善することができる．前頭リフトには，内視鏡を使う鏡視下手術と直視下に行うオープン法があり，後者には頭髪内を切開する方法と生え際を切開する方法がある[1)4)]．

　いずれの方法でも皺眉筋と鼻根筋の処理をするが，前頭筋の処理は鏡視下法では難しい．鏡視下手術では連続する傷痕は残らないので目立たないが皮膚切除はできないので，剝離して可動性を得た皮膚を，頭蓋骨に穴を開けるか金具を打ち込み糸で固定することになる．一方のオープン法では，頭髪内か生え際を切開し前額部を引き上げて余剰皮膚を切除する．鏡視下法は点で縫合糸を介して戻ろうとする力を支えるのに対して，オープン法では余剰皮膚を切除したうえで線状の縫合部での癒着で支えることから，後戻りが少ないという点ではオープン法の方が勝っている．

　傷痕が目立たず，ダウンタイムの短いことを希望するなら鏡視下法，傷痕については了解の上でしわや眉毛下垂に対して最大の効果を希望するならオープン法となる．

B．深いしわを切除・縫合する

　例えば，前額の生え際を用手的に押し上げて前額を伸展させても，深い溝が残るような場合は，深いしわを 1～2 本含む皮膚を直接切除して縫合することで良い結果を得られることがある．その

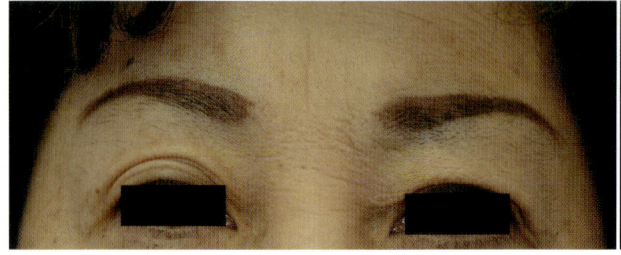
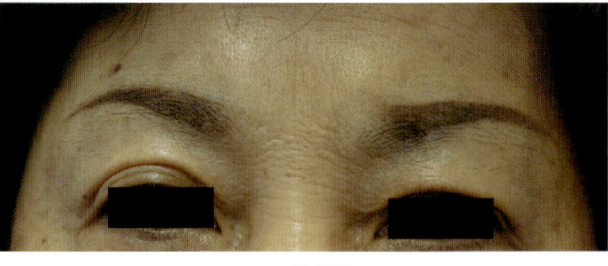

　　a．施術前　　　　　　　　　　　　　　　　　b．施術後

図 7．症例 5：62 歳，女性

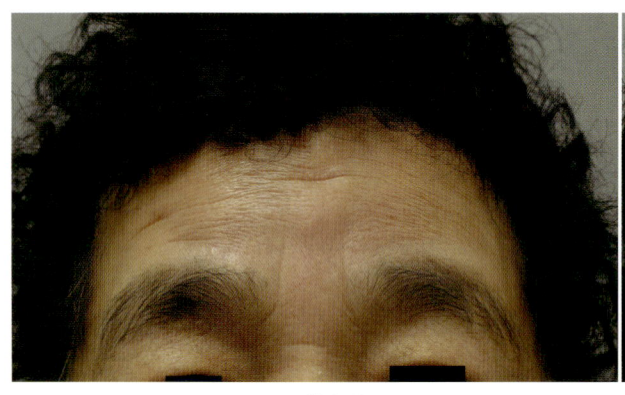
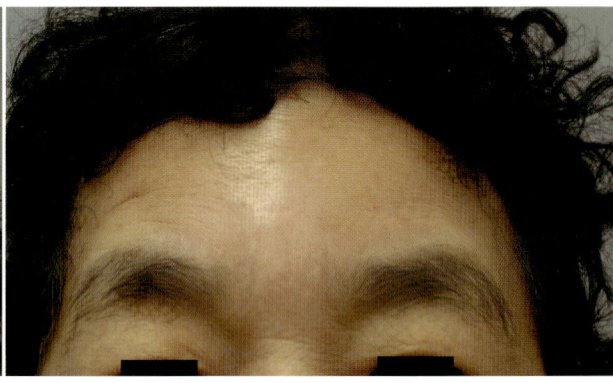

　　a．施術前　　　　　　　　　　　　　　　　　b．施術後

図 8．症例 6：69 歳，女性

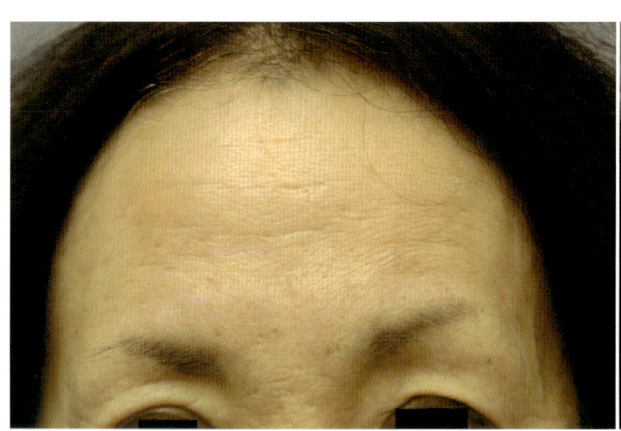
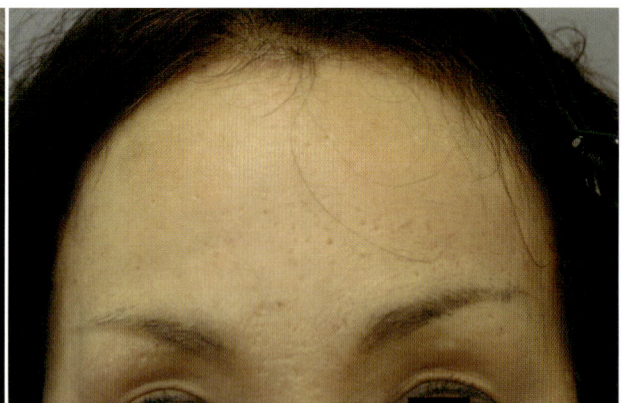

　　a．術前　　　　　　　　　　　　　　　　　　b．術後

図 9．症例 7：71 歳，女性

場合の真皮縫合は縫合部を盛り上げないようにしないと，盛り上がりが残り目立つことになる．

C．眉毛を上げることの原因への対策

腱膜性眼瞼下垂がある場合は，挙筋腱膜前転術で眼瞼下垂を治療する．上眼瞼のタルミに対しては，二重ラインか眉下での皮膚切除を行う．二重幅が狭い場合は二重幅を広くし，一重瞼には重瞼術を行う．

症　例

症例 1：50 歳，女性

前額の横じわに対してボトックスビスタ®を注射した(図 3)．

症例 2：40 歳，女性

前額の横じわにヒアルロン酸を注射した(図 4)．

症例3：67歳，女性

前額の横じわにボトックスビスタ®とヒアルロン酸を注射した(図5).

症例4：53歳，女性

眉間のしわにボトックスビスタ®を注射した(図6).

症例5：62歳，女性

眉間のしわにヒアルロン酸を注射した(図7).

症例6：69歳，女性

前額と眉間のしわにボトックスビスタ®とヒアルロン酸を注射した(図8).

症例7：71歳，女性

生え際切開による前頭リフトを行った(図9).

まとめ

眉間・鼻根のしわはボトックスやヒアルロン酸注射で十分に改善できるが，前額の横じわは上眼瞼の開瞼機能障害を補うために眉毛を挙上することが原因であることがあり，ボトックスの使用にあたっては適応や注射法に十分な注意が必要である．注射での限界と手術での効果を理解してもらい，患者の希望する範囲で治療方針を立てる必要がある．

文 献

1) 出口正巳：open 法による前額部の除皺術．PEPARS. **8**：21-25, 2006.
   Summary　Open 法の実際を解説.

2) 林　寛子：ボツリヌストキシン療法．形成外科．**48**：S113-S119, 2005.
   Summary　部位別に濃度と投与量を解説.

3) 山下理絵：Filler 療法　1)ヒアルロン酸注入療法．形成外科．**54**：S72-S79, 2011.
   Summary　ヒアルロン酸の注入法や合併症の回避法を解説.

4) 広比利次：前頭部除皺術：術式と適応．形成外科．**48**：S194-S202, 2005.
   Summary　鏡視下法と open 法について違いを解説してある.

腋臭症・多汗症治療の決定版！！

腋臭症・多汗症 治療実践マニュアル

編集／大阪大学形成外科　細川　亙・坂井靖夫

B5判 オールカラー 138頁 定価5,670円（税込）
2012年3月発行

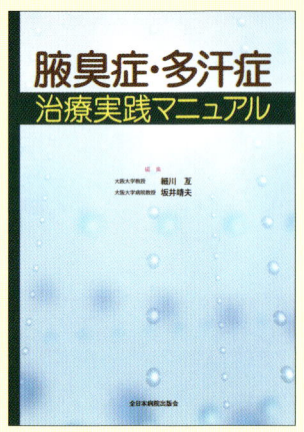

エキスパートが教える
　腋臭症・多汗症診療のコツ—
すぐに使える実践書です！

目次

Ⅰ．腋臭症・多汗症のメカニズム
①総論
②腋臭症（ワキガ臭）とはどういうものか（臭いの生じる原因／臭い物質の探索）
③多汗症はなぜ起こるのか？（汗の出る仕組み）

Ⅱ．腋臭症・多汗症を診る
①腋臭症の診断
②多汗症の診断

Ⅲ．腋臭症・多汗症を治す
①保存的治療
　デオドラント機能を持つ外用剤について／塩化アルミニウム液外用、抗コリン薬内服、水道水イオントフォレーシス／脱毛／ボトックス®／精神安定剤（臭い恐怖症など）
②外科的治療
　皮弁法／稲葉法／キューサー法／クワドラカット法／脂肪融解レーザーを用いた腋臭症、多汗症の治療経験／交感神経遮断術
　診断・治療の工夫 私のこだわり：固定法の工夫／ローラークランプ法／試験切開

Ⅳ．最新腋臭症・多汗症診療と展望
①腋臭症の遺伝子診断／② ABCC11 遺伝子の機能／③腋臭症・多汗症診療の今後の展望

コラム
足立文太郎先生のこと／腋臭に関する話／においに関するセンサ

(株)全日本病院出版会　〒113-0033　東京都文京区本郷 3-16-4
TEL：03-5689-5989　FAX：03-5689-8030

お求めはお近くの書店または弊社ホームページ(http://www.zenniti.com)まで！

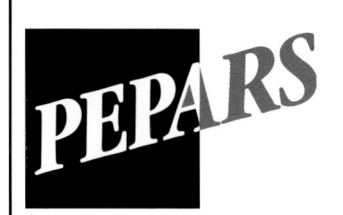

◆特集／ここが知りたい！顔面の Rejuvenation—患者さんからの希望を中心に—

A．前額部・眉間

眉間の表情じわに対するボツリヌストキシン注射療法
―自然な表情を得るためのコツ―

征矢野　進一*

Key Words：眉間(glabeller)，しわ(wrinkles)，ボツリヌストキシン(Botulinum toxin)，治療(treatment)，合併症(side effects)

Abstract　眉間の表情じわに対して治療を行う際に知っておくべきことを記載した．用いる薬剤は日本では何種類も入手できるが，それらの特徴を知って調剤することが必要である．事前の処置として，どの部位に注射すべきかを事前の眉の動きを観察して決め，印をつける．痛み対策として麻酔クリームあるいは神経ブロックを用いる．

使用した針は 34 G の細い針で，針跡を極力少なくし，真皮深層に少量ずつ注射する．ボツリヌストキシンはほとんど注射時に抵抗がないため，細い針でも水と同程度の力で注射できるからである．これにより筋肉の麻痺を期待しない他の部位への薬剤の拡散を少なくする．

合併症のなかで長期的に問題となるのが，中和抗体が産生されて，次の治療効果が弱くなるあるいはなくなることである．対策として治療の間隔をあけ，1 回の治療で必要量以上を注射しない，中和抗体が産生されにくい薬剤を用いるなどがある．

ボツリヌストキシンについて

ボツリヌストキシンの治療はスコットにより，斜視に対し極めて微量の A 型毒素が使用されたのをはじめ，現在世界中で様々な疾患に用いられている[1~4]．

日本国内においては A 型ボツリヌス毒素製剤（商品名：ボトックス注用 50 単位・100 単位）が注射剤として，1996 年に眼瞼痙攣，2000 年に片側顔面痙攣などの適応で承認され，2009 年 1 月，65 歳未満の成人における眉間の表情じわの治療に承認を受けた[2]．

ボツリヌス菌食中毒の原因となり，極めて毒性が強いが，加熱するかアルカリで処理すると失活して毒性がなくなるため，十分加熱（80℃で 5 分）すれば安全である[3]．ボツリヌストキシンは毒素

の抗原性の違いにより A〜G 型に分類される．ボツリヌストキシンは神経筋接合部などでアセチルコリンの放出を妨げる働きをする．

眉間のしわ

怒ったり，眩しい時によく眉間に縦じわがみられる．普段そこにしわがなくても表情によりしわが現れる．このようなしわにボツリヌストキシンは有効である．すでにしわが深くなり，いつも見えるしわに対しては充填用注入材料（コラーゲンやヒアルロン酸など）が必要になる．

眉間のしわは，皺眉筋の収縮により発現する．この収縮を起こさないようにするために皺眉筋に入る運動神経との接合部にボツリヌストキシンを作用させる．

ボツリヌストキシンの調剤

1．使用薬剤

使用しているボツリヌストキシンは，承認品で

---

* Shinichi SOYANO，〒101-0044　東京都千代田区鍛冶町 2-7-2 後藤ビル 7 階　神田美容外科形成外科医院，院長

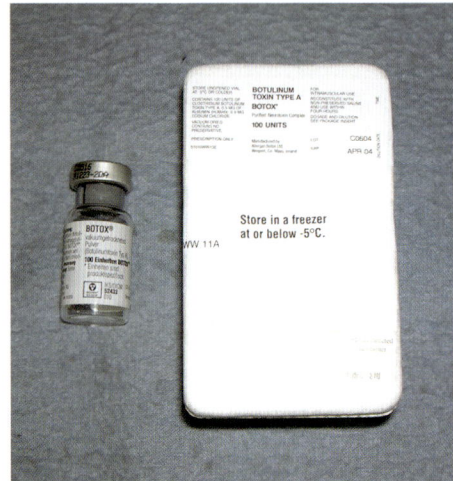 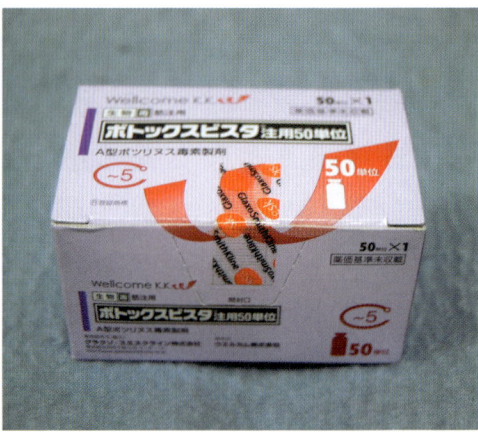
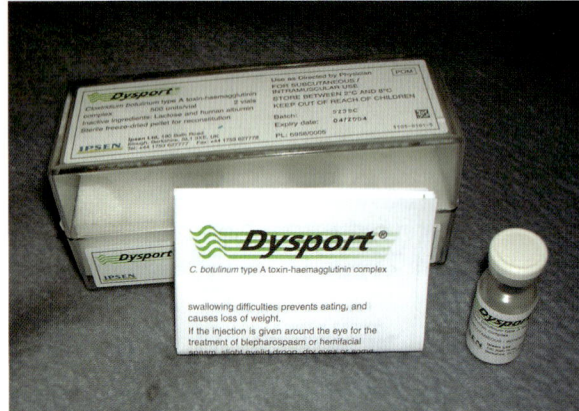 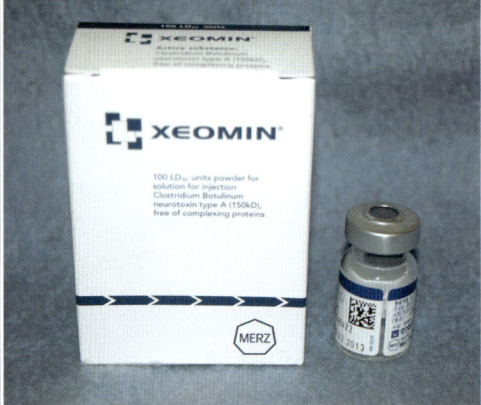
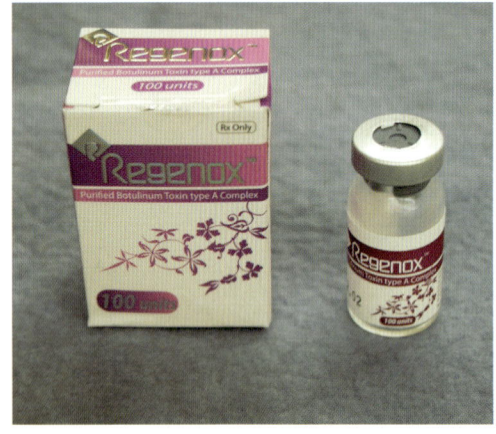 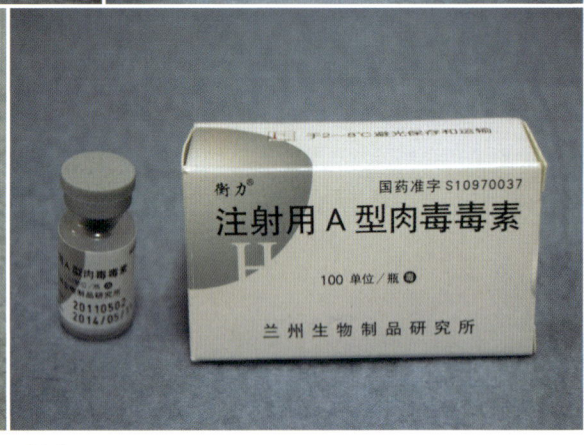

図 1.

a：アラガン社のボトックス 100 単位
b：アラガン社のボトックスビスタ 50 単位
c：イプセン社のディスポート 500 単位
d：メルツ社のゼオミン 100 単位
e：ハンズバイオメド社のレジノックス 100 単位
f：蘭州生物製品研究所の衡力（BTXA）100 単位

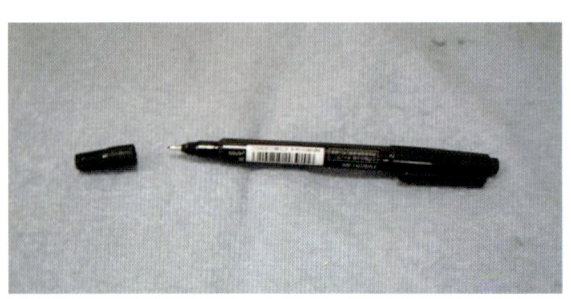

図 2.
マーキング用油性ペン

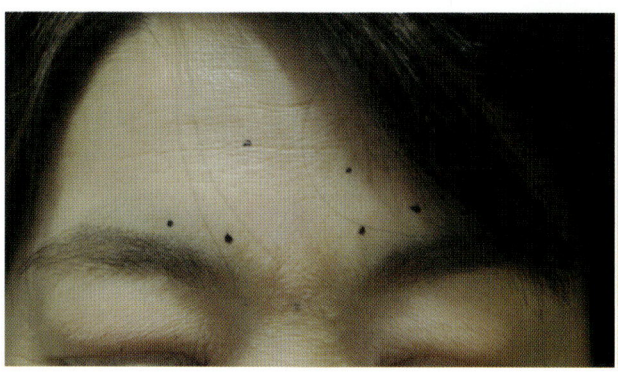
a. 眉間への6か所のマーキング

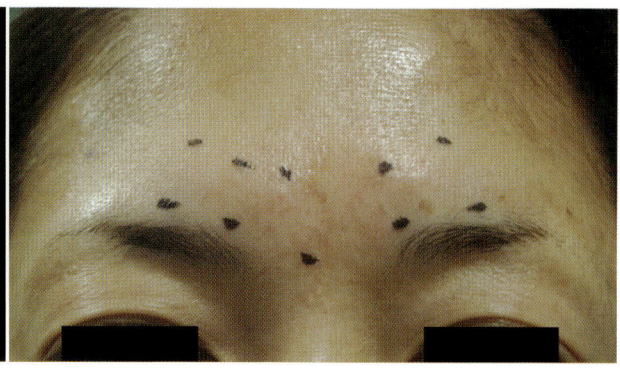
b. 眉間への10か所のマーキング

図 3.

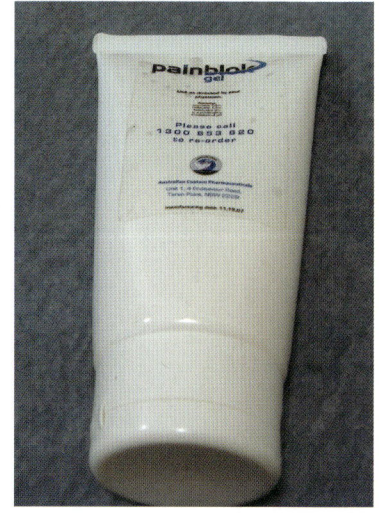
◀図 4.
麻酔クリーム（ペインブロック）

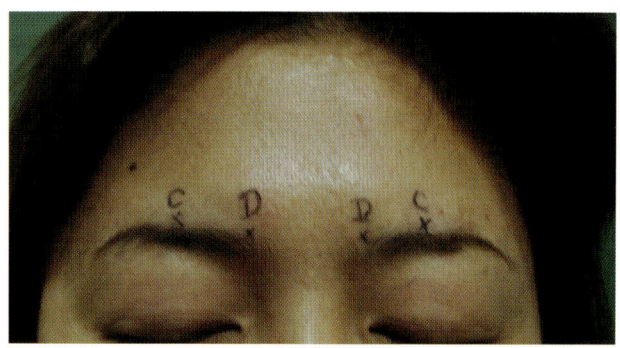
図 5. 額・眉間部への神経ブロック
C は眼窩上神経，D は滑車上神経

あるアラガン社の A 型ボツリヌス毒素製剤（ボトックス注用 50 単位・100 単位）の他にイプセン社のボツリヌストキシン（ディスポート 500 単位），メルツ社のボツリヌストキシン（ゼオミン 100 単位），ハンズバイオメド社のボツリヌストキシン（レジノックス 100 単位），蘭州生物製品研究所のボツリヌストキシン（衡力 BTXA 100 単位）などである（図 1）．

2．濃　度

上記薬剤はアラガン社の A 型ボツリヌス毒素製剤（ボトックス注用 50 単位）を除いてすべて同じ方法で希釈している．バイアルの底に白い粉末として有効成分があり，これを 1 ml の 2% リドカインと 5 ml の生理食塩水で溶解して 1 ml あたり 16 単位としている．アラガン社の A 型ボツリヌス毒素製剤（ボトックス注用 50 単位）は上記の半分の量で溶解している．またイプセン社のボツリヌストキシン（ディスポート 500 単位）は 3.7 単位が他のボツリヌストキシンの 1 単位相当とのことであるが同様の希釈方法で行っている．つまり 1 ml あたり 20 単位相当となる．

注射手技

1．マーキング

眉間をしかめさせて，眉の間の凸になる部位に油性ペン（図 2）などでマークをつける．6〜10 か所程度で 1 cm 程度間隔をあける（図 3）．

2．麻　酔

ボツリヌストキシンは注射時に痛みが強いので，注射部位に 30 分程度麻酔クリーム（図 4）を塗布しておく．痛みを完全になくすには眼窩上神経および滑車上神経を 0.5% リドカインで神経ブロックしておく（図 5）．

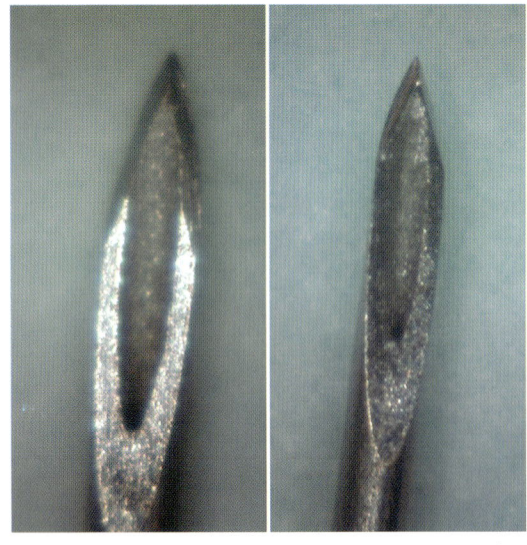

図 6.
a：従来の 30 G の針先
b：日本生物製剤社の 34 G 針先
　（JBP nanoneedle 34 G）

3．注射部位と使用量

眉間のしわに対して通常ボツリヌストキシンを注射する部位，しかめ顔をした時に皮膚が持ち上がる部分に行う．調剤したボツリヌストキシンを 1 ml のシリンジに入れ，針は細いものを使用する．筆者は日本生物製剤社の 34 G 針（JBP nanoneedle 34 G）（図 6）を使用している．ボツリヌストキシンの溶解液は粘性が水とほぼ同じで注射しやすく，また直後の針跡が目立たないためである[5]．

症　例

20 歳代（図 7），30 歳代（図 8），40 歳代（図 9）の女性の眉間に対してボツリヌストキシン注射を行った．各症例とも注射の深さは真皮深層である．総量で 0.3〜0.6 ml（5〜10 単位）程度を 1 刺入あたり 0.06〜0.12 ml（1〜2 単位）注射した．

合併症と対策

1．直　後

針跡が少し赤く見えることが多い．真皮内に注射すると皮膚の膨らみが見える．内出血することも稀にある．膨らみは数時間，内出血は 1 週間程度でおさまる．

針跡を少しでも少なくするためには，外径が細い針を使用することが有効である．

2．数日後

筋肉の麻痺（つまり効果）が 3〜5 日程度で認められる．この時，眼瞼挙筋も脱力して眼瞼下垂が片側あるいは両側に起きることがある．筆者は経験がないが，筋肉の下に多めのボツリヌストキシンを注射した時に起きることが多いようである．これを回避するためには真皮内深層や真皮の直下に注射した方が良いと考え，筆者は浅めに注射している．

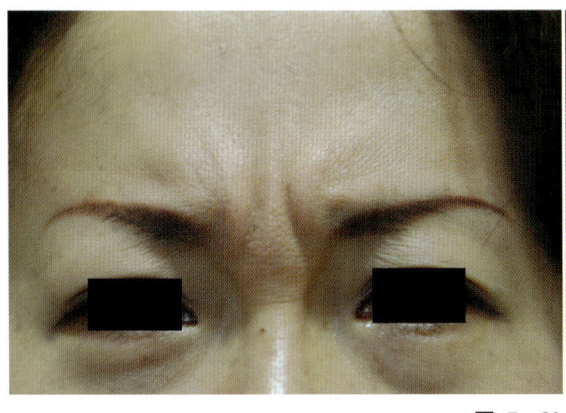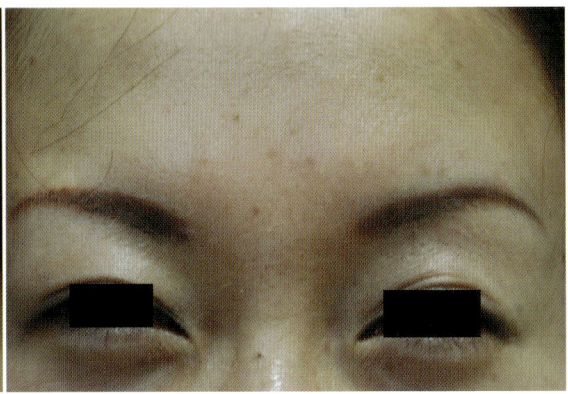

図 7．29 歳，女性
a：眉間のしわの治療前
b：眉間にボツリヌストキシン（ボトックス）8 単位を注射して 9 日後．しかめても，しわは見られなかった．

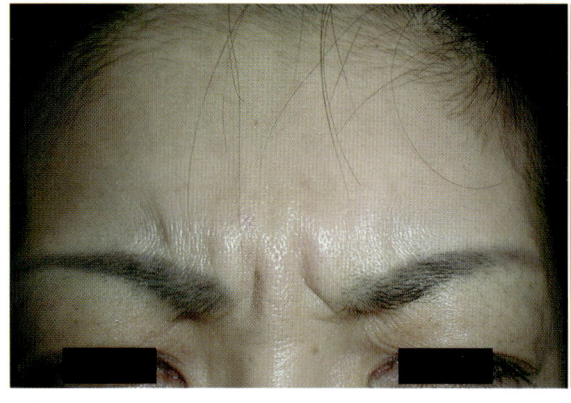
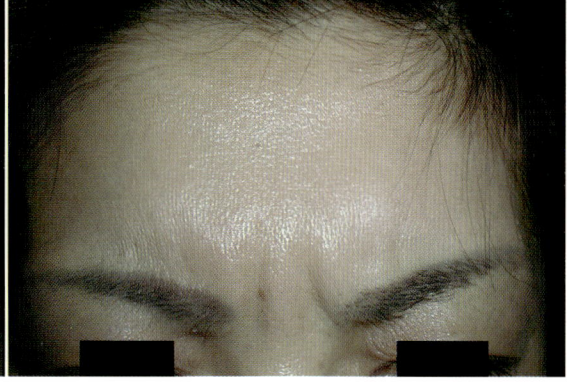

a|b　　　　　　　　　　図 8. 37歳，女性
　　　　　a：眉間のしわの治療前
　　　　　b：眉間にボツリヌストキシン(ボトックス)10単位を注射して3週後．
　　　　　　しわは浅くなった．

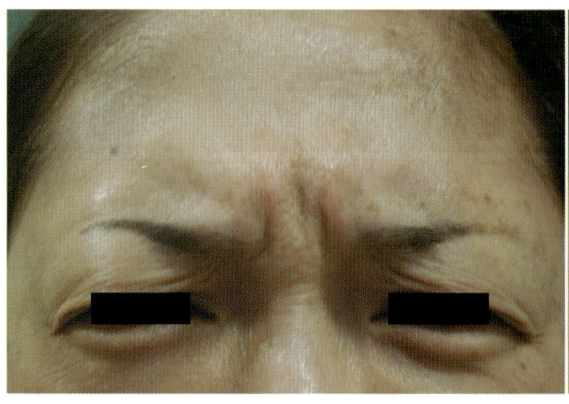
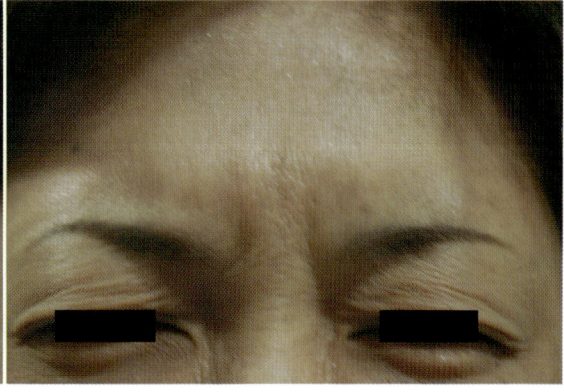

a|b　　　　　　　　　　図 9. 46歳，女性
　　　　　a：眉間のしわの治療前
　　　　　b：眉間にボツリヌストキシン(ゼオミン)8単位を注射して10日後．しわ
　　　　　　は浅くなった．

　万が一眼瞼下垂が起きた場合はフェニレフリン(ネオシネジン)あるいはアプラクロニジン(アイオピジン)点眼薬が有効であるとの報告がある[3]．

3．長期的問題

　眉間へのボツリヌストキシンの使用量は大きくないが，他の部位への治療も行っている時に，年間400単位を超える投与でボツリヌストキシンに対する中和抗体が産生され次のボツリヌストキシン治療の効果がなくなったり弱くなったりした経験を筆者は持つ．文献的には2か月以内の投与，また1回の治療での過剰な投与で中和抗体が産生されると報告されている[6〜8]．

　3か月以上の間隔をあける，1回の治療で必要量以上を投与しない，中和抗体が産生しにくい製剤を用いるなどの対策でこのような治療効果の減弱を防ぐことができる．すでに中和抗体が産生されてしまった場合は，B型ボツリヌストキシンを使用してある程度有効との報告もある[6]．

文　献

1) 葛西健一郎：ボツリヌス毒素．美容皮膚科学．宮地良樹ほか編．275-280，南山堂，2009.
　Summary　眉間や目尻などに対してのボツリヌストキシンの実際例をわかりやすく解説している．
2) 白壁征夫ほか：しわの治療：ボツリヌス毒素の使用．MB Derma. **168**：13-19，2010.
　Summary　美容目的でのボツリヌストキシンの使用法を具体的に解説．眉間への注射部位を図

示.
3) 榎堀みき子：ボツリヌス毒素注入治療．皮膚科診療プラクティス．葛西健一郎ほか編．198-205, 文光堂, 2004.
   Summary　ボツリヌストキシンの作用メカニズムを解説．合併症に対する対策も検討．
4) Scott, A. B.：Development of botulinum toxin therapy. Dermatol Clin. **22**：131-133, 2004.
   Summary　ボツリヌストキシンの臨床応用を詳細に解説．1989 年に FDA が承認した．
5) 征矢野進一：内径が太く外径の細い針の使用経験．日美外報．**33**：162-168, 2011.
   Summary　従来注入剤に使用していた添付の 30 G の針より外径が細く，内径が同じ 33 G の針および同じ壁厚の 34 G の針を用いて注入治療を行い，針跡の少ない良好な結果を得た．
6) Barnes, M. P., et al.：The use of botulinum toxin type-B in the treatment of patients who have become unresponsive to botulinum toxin type-A—initial experiences. Euro J Neurol. **12**(12)：947-955, 2005.
   Summary　A 型ボツリヌストキシンに反応しにくくなった患者に対して B 型ボツリヌストキシンを用いて治療した．半数以上の患者には有効ではなかった．
7) Dressler, D.：Comparing Botox and Xeomin for axillar hyperhidrosis. J Neural Transm. **117**：317, 2010.
   Summary　Botox と Xeomin の効果の比較．二重盲検法で効果，持続期間，副作用などを比較した．違いは検出できなかった．
8) Dressler, D.：Clinical presentation and management of antibody-induced failure of botulinum toxin therapy. Mov Disord. **19**：92, 2004.
   Summary　A 型ボツリヌストキシンの抗体による治療の無効化が問題となる．抗体のできにくい製品が望まれる．

全日本病院出版会のホームページに
"きっとみつかる特集コーナー"ができました!!

- 学会売上好評書籍のご案内や関連特集本コーナーで欲しい書籍が見つかりやすくなりました。
- 定期雑誌の最新号や、新刊書籍の情報をすばやくお届けします。
- 検索キーワードの入力でお探しの本がカンタンに見つかる、便利な「検索機能」付きです。
- 雑誌・書籍の目次、各論文のキーポイントも閲覧できます。

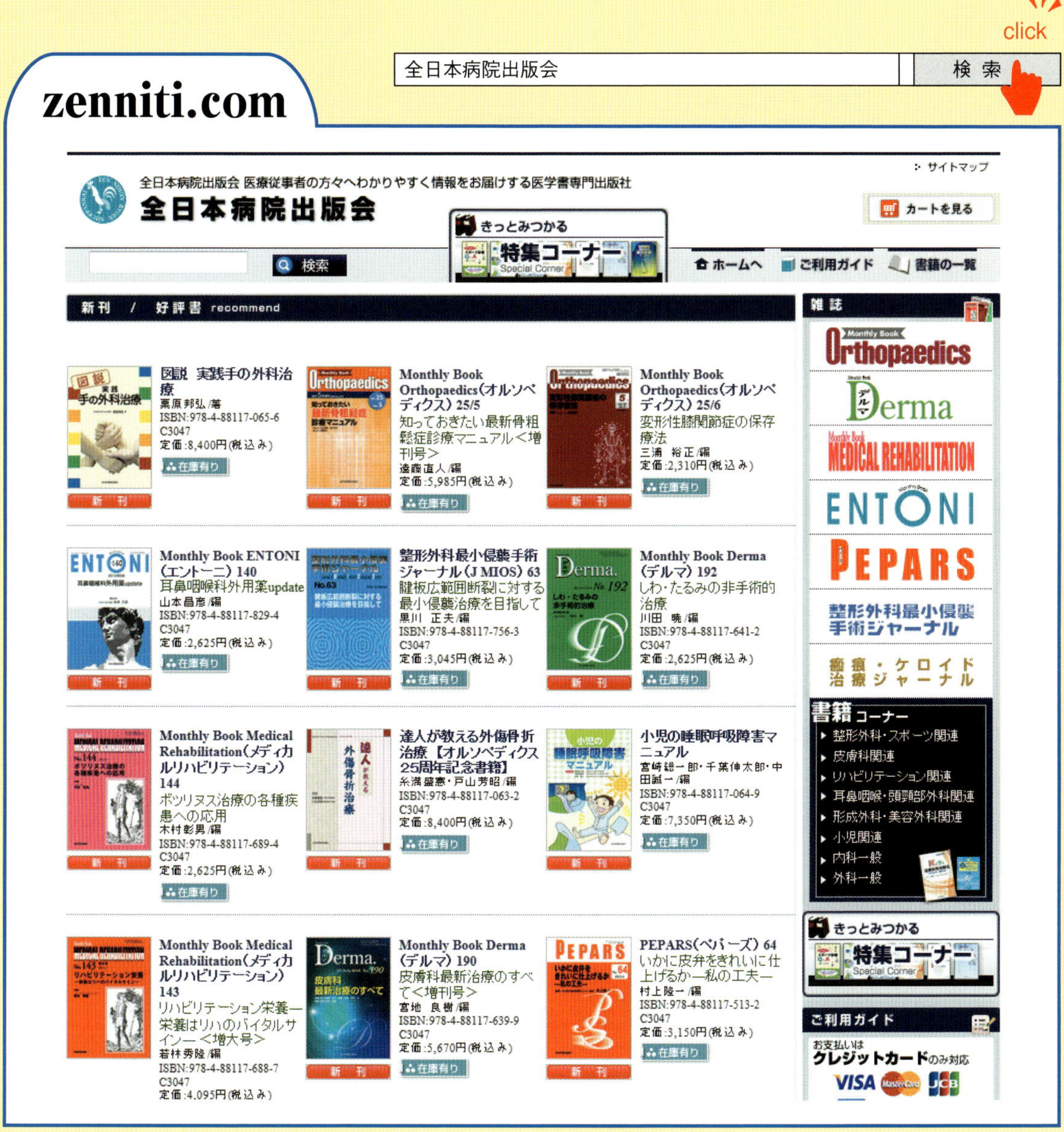

zenniti.com

全日本病院出版会　〒113-0033 東京都文京区本郷 3-16-4　Tel:03-5689-5989
http://www.zenniti.com　Fax:03-5689-8030

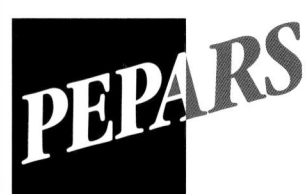

◆特集／ここが知りたい！顔面のRejuvenation—患者さんからの希望を中心に—

B．上眼瞼

眉毛下垂が著明な上眼瞼たるみに対する治療戦略

福田　慶三*

Key Words：眉毛下垂(brow ptosis)，上眼瞼たるみ(upper eyelid sagging)，前額リフト(forehead lift)，重瞼術(upper blepharoplasty)，眉毛直上皮膚切除(direct brow lift)

Abstract　眉毛下垂が原因となる上眼瞼たるみの治療目的は眉毛を持ち上げることによって，上眼瞼の皮膚の余りを減らすことである．眉毛を持ち上げるべきかどうかの決定は患者個人の主観に頼るほかなく，術前のシミュレーションによる評価が重要である．眉毛下垂を修正する手術は，① 眉毛直上皮膚切除，② 生え際切開を用いた前額リフト，③ 頭髪内の小切開を用いた前額リフト，の3つの方法から選択している．手術法の決定には，手術侵襲，傷痕の位置，額の広さを考慮する必要がある．

眉毛直上皮膚切除は眉毛の高さを術中に調整しやすく，手術侵襲が小さいが，傷痕を隠しにくい．生え際切開を用いた前額リフトは額が広い症例に適している．頭髪内の小切開を用いた前額リフトは傷痕を隠しやすいが，一時的な頭頂部の知覚鈍麻を生じやすく，額が広い症例には適していない．

理想的な眉毛の高さ

眉毛の位置はどこにあるのが整容的に好ましいのか．西洋人を対象とした研究では瞳孔から眉毛下縁までの距離は15 mm以上が好ましく，眉毛のピークが一番高いところで眉毛の上縁から瞳孔までの距離は25 mmかそれ以上が好ましいといった報告がある[1]．私が20代と50代の日本人女性10名ずつを対象に調査した結果では内眼角を結んだ線から眉毛上縁までの距離が25 mm以下なら眉毛が近すぎ，33 mm以上だと遠すぎるという結論になった．評価される人の年齢や評価する人の年齢，二重の幅や額の広さによって眉毛の好ましい位置は違うという印象を受けた．

結局，眉毛の位置をどこに持って行くのがよいかの判断は，あくまで患者個人の主観に頼るほかない．眉毛を好ましい高さに持って行くには，術前のシミュレーションによる評価とできるだけ正確

に眉毛の位置を調整できる手術法が重要である．

術前診断

額にテープを貼って眉毛を持ち上げた状態をシミュレーションする．眉毛が持ち上げられることによって，眉毛から瞼裂までの距離が長くなる，二重が広くなる，そして，上眼瞼のふくらみが小さくなる，といった視覚的効果を確認することができる．眉毛下垂が原因で上眼瞼がたるんでいる人は，上まぶたが軽くなる，鉛が貼り付いたように重たかった額が軽くなる，目が開きやすくなるといった効果を実感することができる．

眉毛下垂に対する手術法

眉毛下垂を修正する手術は次の3つの方法から選択している[2]．

1．ブローリフト（眉毛直上皮膚切除）
2．生え際切開を用いた前額リフト
3．頭髪内の小切開を用いた前額リフト

手術侵襲が最も小さいのはブローリフト（眉毛

* Keizo FUKUTA，〒104-0061 東京都中央区銀座5-5-7 ニュー銀座ビル6号館3階　ヴェリテクリニック銀座，院長

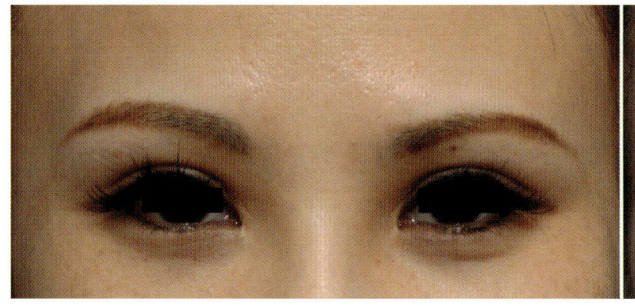
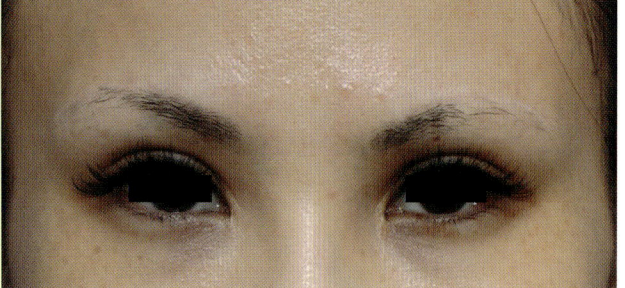

図 1. 症例 1：眉毛直上皮膚切除
a：術前
b：術後 8 か月．眉毛の中央から外側を挙上した．眉毛直上の白色線状瘢痕は目立たない．

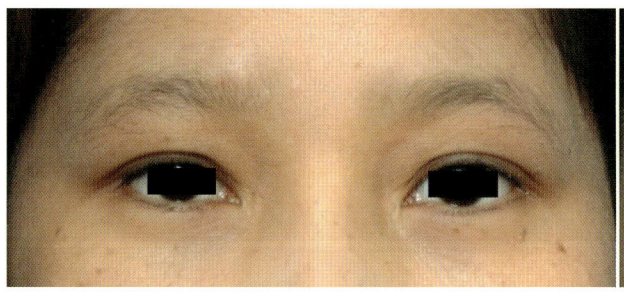
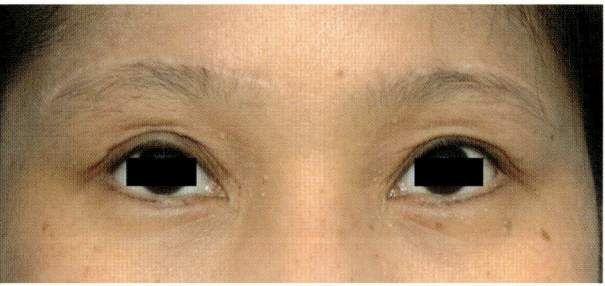

図 2. 症例 2：眉毛直上皮膚切除
a：術前
b：術後 4 か月．眉毛全体を挙上した．肌の色が濃いため，白色線状瘢痕がやや目立つ．

直上皮膚切除)である．また，この方法では術中に眉毛の位置を確認することができる利点がある．ただし，髪型を工夫しても隠すことが難しい傷跡が眉毛上縁に沿って残る．髪の毛で隠せない傷跡を嫌がる患者には前額リフトが適応である．

前額リフトのうち生え際切開か毛髪内切開かの選択は額の広さ，つまり眉毛から生え際までの距離が長いか短いかで決定する．患者がこれ以上額が広くなるのを嫌がる場合には生え際切開を選び，額が広くなるのを希望するなら頭髪内切開を選択する．ここで注意が必要なのは，額が広い・狭いというのは眉毛から生え際までの距離の測定値だけでは決定できないということである．額の輪郭のカーブによって 6 cm でも広く見える人もいれば，狭く見える人もいる．額の曲面の傾斜が垂直に立っているところに生え際があると額は狭く見える傾向があるが，水平に傾くところに生え際があると額が広く見えてしまう．また，丸い額の人と平坦な額では印象が異なる．したがって，患者 1 人 1 人で生え際が 1 cm 後退した方が好ましいか，好ましくないか，頭皮を後方に牽引してシミュレーションをし，判断することが重要である．

1．ブローリフト(眉毛直上皮膚切除)

A．デザイン

眉毛上縁に切開線をおく．患者に鏡を見せながら，術者が眉毛を指で引き上げる．患者が希望する二重の幅になるまで眉毛を持ち上げ，その時に持ち上げた距離だけ皮膚を切除する．眉毛の内側端と外側端でも眉毛を持ち上げてみて，必要な挙上量を測定する．眉毛の両端では dog ear ができないように切開線を紡錘状に延長して皮膚切除範囲をデザインする．通常 1 cm ほど内側と外側に皮膚切開を伸ばす．

B．麻　酔

手術は局所麻酔で行う．麻酔による前頭筋の麻痺や上眼瞼の腫脹を引き起こさないようにできる

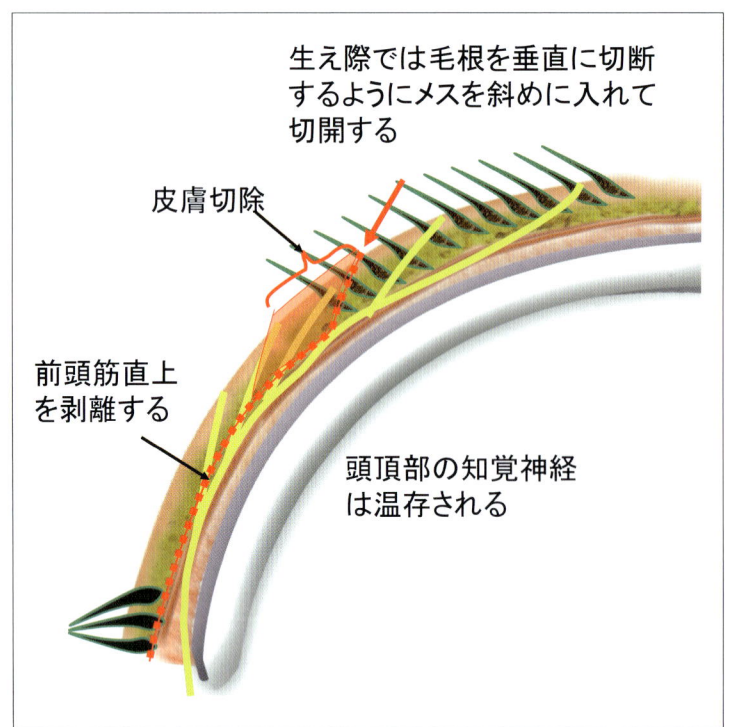

図 3.
生え際では毛根を垂直に切断するようにメスを斜めに入れて切開する.

だけ少量(通常片側1cc)の局所麻酔剤を眉毛上縁の皮膚切除予定部に注入する.

C. 術 式

デザインされた切除範囲の皮膚を切除する. その際, 皮下脂肪も含めて切除する. 眼窩上神経が走行する眼窩上縁内側1/3より外側では前頭筋を切除する. 内側では滑車上神経と眼窩上神経の浅枝が前頭筋内を走行するので, 神経の損傷を避けるため前頭筋は温存する.

止血が完了したら, 皮膚を仮縫合する. 患者を坐位にして眉毛の高さと二重の幅を確認する. 眉毛をさらに引き上げる必要があるなら, 皮膚を追加切除する. 十分リフト効果が得られたことを確認した後, 外側では前頭筋を縫合する. 真皮縫合を行った後に皮膚を縫合する.

D. 特 徴

眉毛直上の傷痕は4~6か月の経過で白い線状瘢痕となる(図1). 肌の色が白い症例では目立たないが, 肌の色が濃い症例では脱色した傷痕が目立ちやすい(図2). 皮膚切除を眉毛の両端より外に延長しないと, 眉毛の内側端と外側端が挙上されず, 眉毛の形が丸く弧状になってしまう. これを避けるためには皮膚切開を内側と外側に延長する必要がある.

2. 生え際切開による前額リフト

A. デザイン

前額から側頭部のもみあげまで生え際に沿って, それより3~5mm後方の毛髪内に皮膚切開線をデザインする. 前額生え際に軟毛がなく, いきなり剛毛が生え揃っているのは不自然なので, 剛毛だけでなく, 軟毛(うぶ毛)も生え際に加える.

生え際切開から前額部の皮膚を引き上げるリフト法では前額部の皮膚が伸びるため, 眉毛を挙上したい距離よりも多くの皮膚を切除する必要がある. 術前に眉毛を持ち上げるシミュレーションを行って眉毛の挙上量を決定しても, その値は最低限必要な生え際での皮膚切除量という目安にしかならない. 生え際の皮膚を引っ張ってみても皮膚と前頭骨が癒着しているため, 眉毛を十分挙上することができない. そのため, 生え際での切除量を術前に決定することはできない.

B. 麻 酔

滑車上神経と眼窩上神経の神経ブロックを行った後, 前額部の皮膚全体に10万倍エピネフリン混入1%リドカインを生理食塩水にて4倍希釈したものを浸潤させる. 神経ブロックと局所浸潤麻

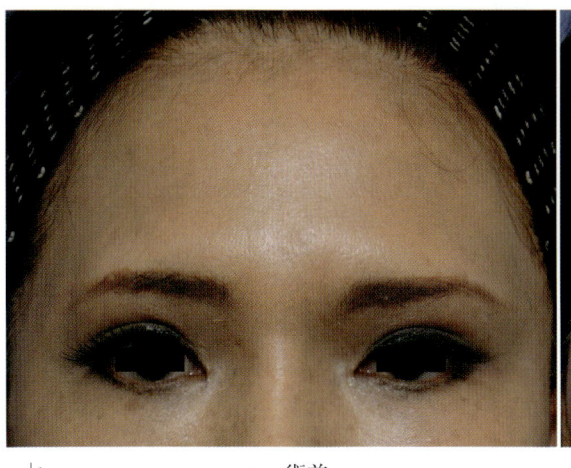 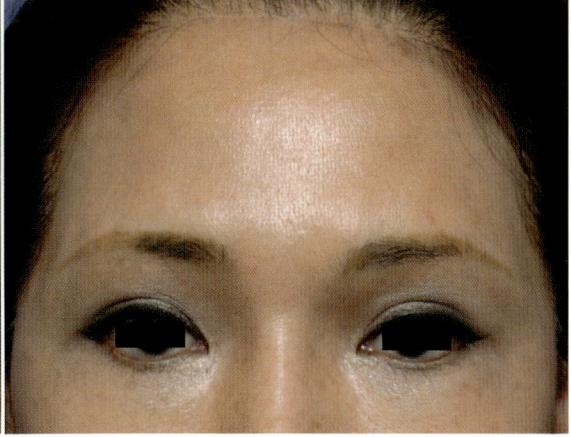

a	b
a．術前	b．術後 4 か月

図 4．症例 3：生え際切開を用いた前額リフト

酔のみで手術は可能であるが，静脈麻酔を併用してもよい．

C．術式

生え際の切開線に沿って皮膚を切開する．その際，毛根にできるだけ垂直になるようにメスを傾けて毛根を切断するようにメスを入れる（図3）．前額部の皮膚を鋭的に前頭筋から剝離する．この皮下剝離は眉毛を超して，眼窩上縁まで行う．皺眉筋を切除するには，滑車上神経と眼窩上神経の中間で前頭筋を縦に切開して，前頭筋下面に横走する皺眉筋を確認して切除する．

前額部で挙上した皮弁を頭側に前進させて，後方の皮膚に被さるように数か所で仮縫合する．この時点で眉毛の高さを確認する．できれば，患者を坐位にして確認し，必要に合わせて皮弁の前進量を調節する．眉毛が希望の高さに収まったら，余分な皮膚を切除する．

皮膚を切り捨てる際には生え際切開と同じく皮膚断端が斜めになるようにメスを傾ける．皮下脂肪層に中縫いをかけて，創縁を合わせる．皮膚表面は 6-0 ナイロンにて連続縫合する．皮弁の下に吸引ドレーンを留置する．

D．特　徴

生え際切開法では，挙上した皮弁の脱毛の心配はない．瘢痕を貫いて毛髪が生えてくる間，毛囊炎を起こすことがあるが 3 か月ほどで落ち着く．瘢痕を通して毛が生えると傷は目立ちにくくな

る．また，髪型を工夫して傷痕を隠すことができる．

術直後は眉毛が多少上がり過ぎている印象を受けるが，1～3 か月の経過で落ち着いてくる．最終的に眉毛が何 mm 挙上されるのかを正確に予測することができない（図4）．

眼窩上神経深枝は確実に温存されるので，頭頂部の知覚鈍麻や搔痒感は発生しない．前頭筋内を走行している眼窩上神経浅枝や滑車上神経から皮膚に向かって出てくる分枝は切断されるため，術直後には前額部皮膚表面の知覚は消失することになるが，3～6 か月の経過で回復する．

3．頭髪内の小切開を用いた前額リフト

A．デザイン

前額部生え際の皮膚を引き上げてみて，患者に確認してもらう．この時，持ち上げる点を眉毛の内側・中央・外側と変えてみて，眉毛の形と重瞼の幅や形を確認し，どこを上げるのが好ましいかを確認する．多くの症例は主に眉毛の外側を引き上げるのを好むが，眉毛中央部で眉毛全体を持ち上げるのを好む症例もある．眉毛内側を引き上げたいと希望することはまずない．引き上げたい眉毛の部位からまっすぐ上方に延ばした線に合わせて，生え際より 2 cm 後方に縦方向に 2 cm の皮膚切開線を予定する．さらに，鼻翼から外眼角を通る線の延長上で側頭部生え際から 2 cm 後方に長さ 2 cm の切開線を生え際と平行にデザインする．

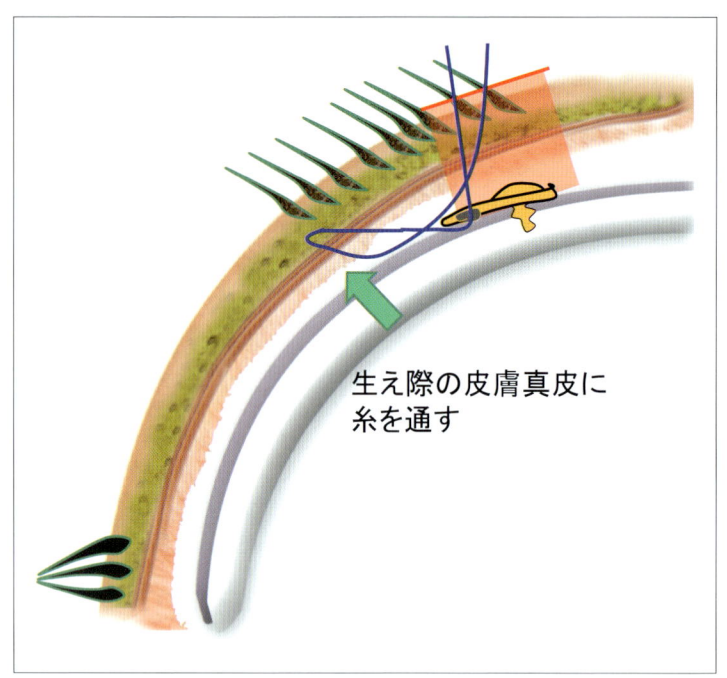

図 5.

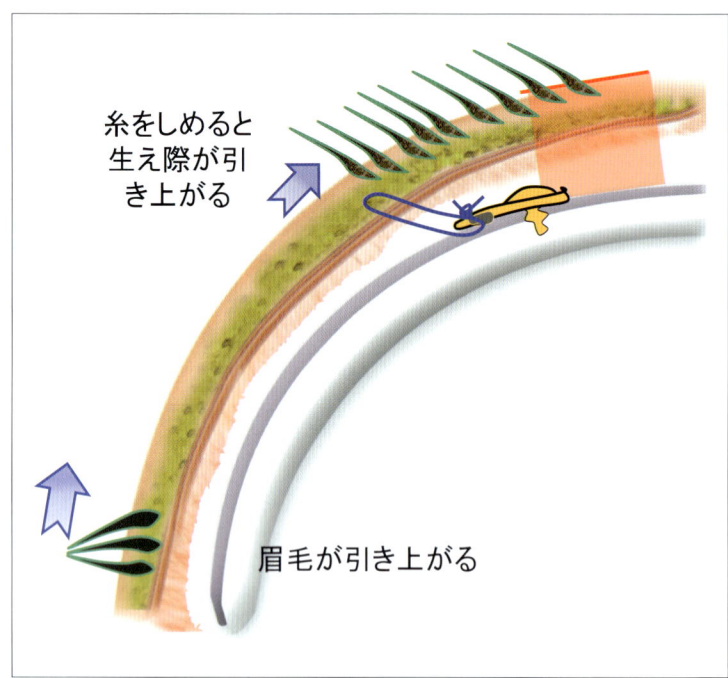

図 6.

B. 麻酔

滑車上神経と眼窩上神経の神経ブロックを行った後，前額部，頭頂部，側頭部の皮下に 10 万倍エピネフリン混入 1% リドカインを生理食塩水にて 4 倍希釈したものを 100 cc ほど注入する．静脈麻酔を併用するのが好ましい．

C. 術式

前頭部有毛部の皮膚切開を行い，帽状腱膜を切開して，骨膜上を剝離する．剝離は一側の切開から正中を超して対側の切開まで剝離した方が，両側の剝離創を連続させるのが容易である．次に，側頭部の皮膚を帽状腱膜も含めて切開し，深側頭筋膜上で剝離を行う．側頭線に沿って帽状腱膜と

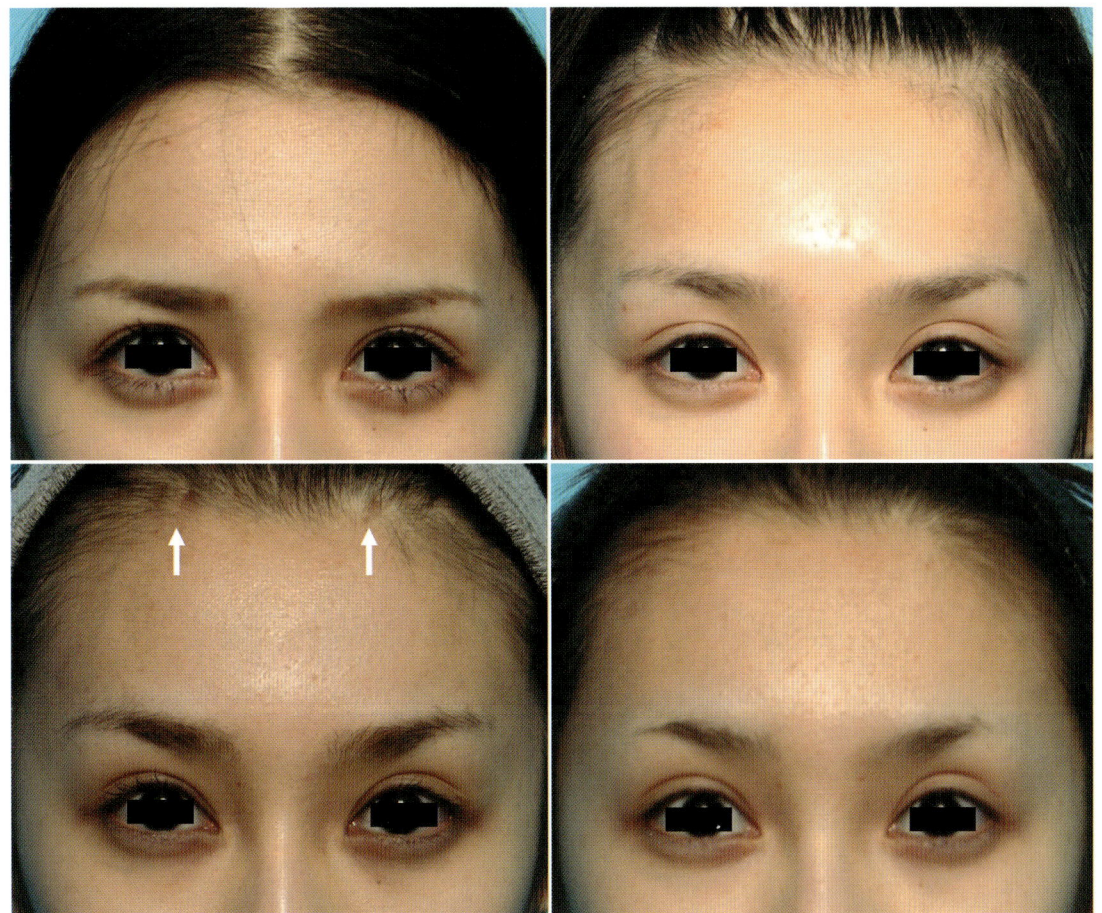

図 7. 症例 4：頭髪内の小切開を用いた前額リフト
a：術前
b：頭髪を引っ張って希望する眉毛の挙上をシミュレーション
c：術後 2 か月．眉毛全体を挙上した．生え際の皮膚に陥凹がある．
d：術後 6 か月．陥凹は消失した．

深側頭筋膜は頭蓋骨に強固に癒着しているが，この癒着を完全に解除して，側頭部と前頭部の剝離を連続させる．眼窩上縁と外側縁にも強い癒着が存在するので，これもしっかり解除して，眼瞼にまで剝離子の先端が届いているのを確認する．眼窩上縁の内側 1/2 の眼窩上神経と滑車上神経の周囲では，骨膜剝離子を前頭骨から垂直に持ち上げるようにして，慎重に剝離を行う．眉毛の外側を主に挙上させたい症例では眼窩上神経より内側の眼窩上縁の剝離は施行しない．側頭部の剝離は頬骨弓上縁まで行う．前頭部も側頭部も皮膚切開より後方に向かって 5 cm ほど剝離を広げる．

皺眉筋の切除には内視鏡が大変役に立つが，皺眉筋の切除を行わないなら，内視鏡はなくてもよい．

挙上した前頭部の皮膚はできる限り後方に牽引して頭蓋骨にアンカーする．その際は 2 穴プレートを 4 mm のスクリューで骨に固定し，もう一つの穴に 3-0 ナイロン糸を通して結紮する方法を用いている．この牽引に用いる糸を頭皮切開線の帽状腱膜に通して引き上げると，術後に脱毛を生じる可能性が高い．そこで，頭皮の裏側から生え際の皮膚の真皮層に糸を通して牽引する(図 5, 図 6)．術直後には生え際のアンカー部位に凹みができるが，3 か月ほどで目立たなくなる．側頭部では皮膚切開より前方の帽状腱膜を深側頭腱膜に縫合固定する．

D．特　徴

傷痕は毛髪内に隠れるため目立たない(図 7, 図

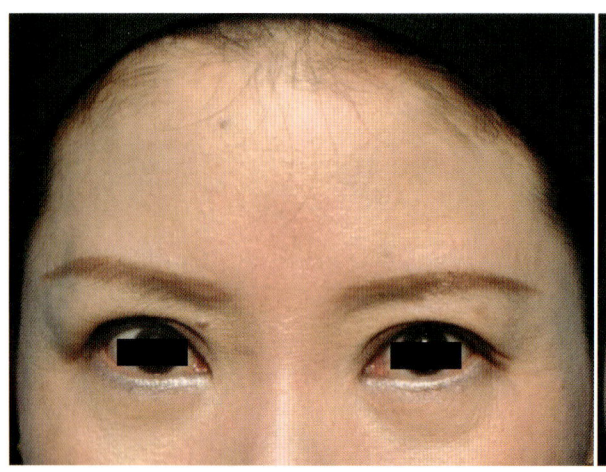 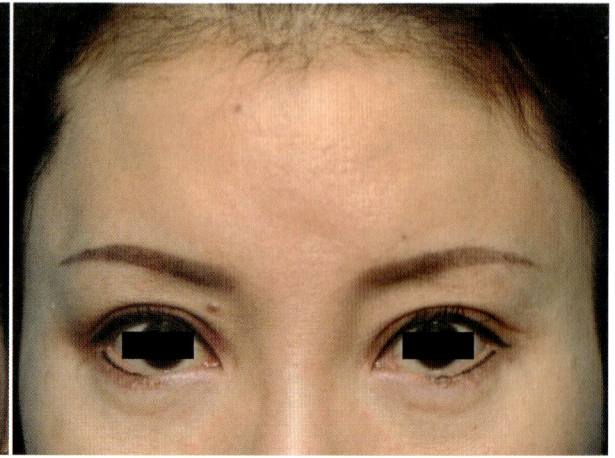

図 8. 症例 5：頭髪内の小切開を用いた前額リフト a | b
　　a：術前
　　b：術後 1 年．眉毛外側を挙上した．

8)．眼窩上神経や滑車上神経の牽引損傷による前額部の知覚鈍麻やしびれ感や搔痒感を訴えることがあるが，約 6 か月で回復する．顔面神経側頭枝の一時的麻痺を生じる可能性がある．術直後は眉毛が上がり過ぎている印象を受けるが，1 か月の経過で落ち着いてくる．最終的に眉毛が何 mm 挙上されるのかを正確に予測することができない．

参考文献

1) Baker, S. B., Dayan, J. H., Crane, A., Kim, S. : The influence of brow shape on the perception of facial form and brow aesthetics. Plast Reconstr Surg. 119：2240-2247, 2007.
2) 菅原康志, 福田慶三, 岩平佳子：セレクト美容塾・眼瞼　第 2 版. 克誠堂出版, 2008.

◆特集/ここが知りたい！顔面の Rejuvenation—患者さんからの希望を中心に—

B．上眼瞼
上眼瞼陥凹に対する脂肪注入の実際と合併症回避のコツ

与座 聡*

Key Words：上眼瞼陥凹（sunken upper-eyelid），脂肪注入術（lipoinjection），上眼瞼の若返り（rejuvenation of upper eyelid），高密度脂肪（condense rich fat），脂肪の遠心分離（centrifugal separation of the fat）

Abstract 　上眼瞼の陥凹は眼窩脂肪の萎縮，減少，逸脱によるもので，眼窩隔膜が骨膜へ移行する部位における陥凹変化がその原因である．注入に用いる脂肪と眼窩脂肪は性質や機能が異なるためこの手技自体2つのリスクを伴う．1つは注入部位の選択として眼窩隔膜の上層が選択されるため，支えとなる眼窩隔膜の状態によっては改善が得られないこと，2つ目は開瞼機能への障害である．これらのリスクを避けるためには上眼瞼の陥凹の原因となっている状態・疾患を細かく分類しそれに対応した処置を加えながら脂肪注入を行う必要がある．さらに注入した脂肪が安定して生着するには脂肪採取から注入までの処理が重要であり，均一で粒の揃った密度の高い脂肪を作成するための工夫が要求される．このような条件を満たし，手術を組み立てて初めて上眼瞼の自然な若返りを獲得することが可能となる．

はじめに

上眼瞼の陥凹変化（sunken upper-eyelid）に対する脂肪注入術は，整容的改善を目的とするもので適切に行えば劇的な若返り効果を及ぼすが，無作為な脂肪の採取・注入では上眼瞼の機能を損なうのみならず目的とする rejuvenaiton の効果も得られにくい（図1）．

すなわち上眼瞼の形態と機能を理解するだけではなく，どの層に，どのように脂肪を採取し処理・注入するかで結果が変わってくる手技と言える．対象となる症例も，家族的な上眼瞼陥凹から加齢に伴う陥凹に加え眼瞼下垂などの機能障害を伴う場合など多岐にわたり，それぞれに対応した術式と脂肪注入術が求められる．本稿では筆者の脂肪採取と注入を説明し脂肪注入術（移植術）の歴史的な流れと現在における評価を述べる．

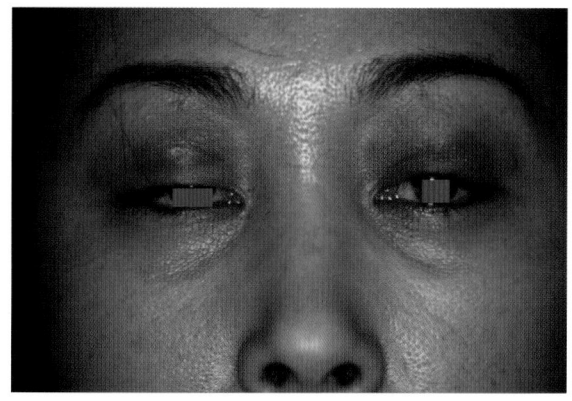

図1． 上眼瞼脂肪注入術の典型的な失敗例
脂肪は皮下，眼輪筋層に無作為に注入され皮膚の凸凹が目立つ．色素沈着と硬結があり眼瞼挙筋の機能を障害している．

解　剖

上眼瞼は眼窩隔膜によって眼窩の内容を隔てており，内部は眼窩脂肪に満たされている．眼窩隔膜は瞼板部では瞼板上縁で挙筋腱膜に連続する．同部（瞼板部）で上眼瞼の皮膚は最も薄く皮下脂肪も少ない[1]．眼窩上縁においては骨膜に移行し，

---

* Satoshi YOZA，〒169-0073　東京都新宿区百人町 2-9-14 ミズホアルファビル3階　百人町アルファクリニック，院長

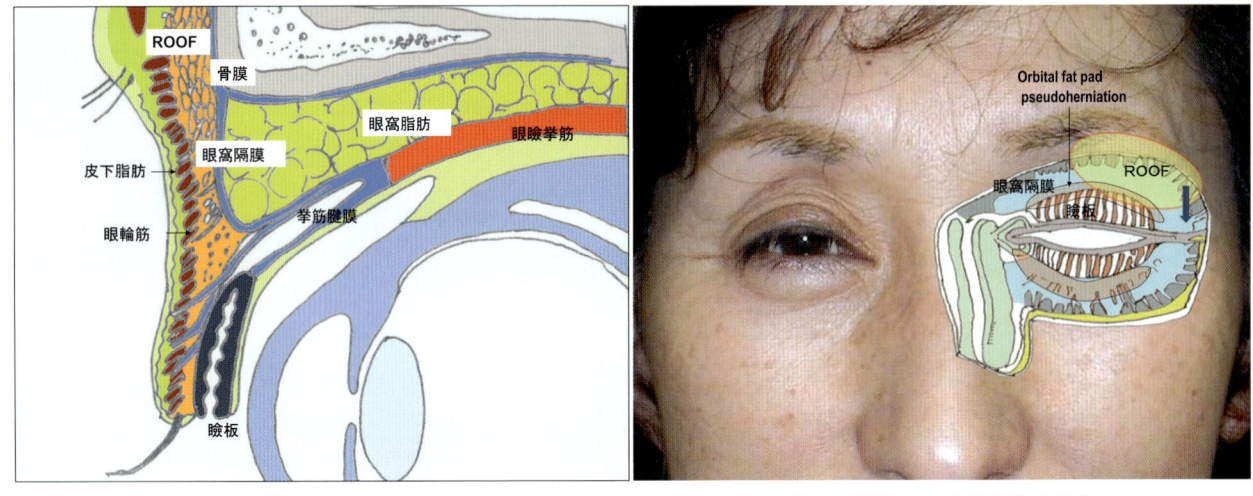

a．断面のイラスト　　　　　　　　　　　　　　　b．上眼瞼における加齢的変化

図 2．上眼瞼の解剖と加齢的変化

強い支持性をもち隔膜内の眼窩脂肪を保護している(図 2-a).

　眼輪筋と眼窩隔膜間には retro-orbicularis oculus fat(ROOF)と呼ばれる弾性線維の多い脂肪層が上眼瞼中央から外側にかけて眼窩上縁・眼窩に認められ[2]，特に上眼瞼外側で著明である．上眼瞼中央部から内側にかけては弾性線維の多い組織となり，内田はこれを中央結合組織層と呼び，Mayer は fibro-adipose tissue(FAT)と表現している[3]．

　加齢が進むと眼窩脂肪の萎縮と同時に支持組織の脆弱化が生じ，上眼瞼では瞼板上縁で，下瞼では眼下縁で眼輪筋への眼窩隔膜の逸脱が生じてくる．そのため下眼瞼において baggy eyelid の形態を呈し，上眼瞼では，眼瞼中央から内側にかけて眼窩縁部を中心とした陥凹を生じる．外側部はROOF の下垂を伴うため陥凹は著明とならず，一般的に sunken upper-eyelid と呼ばれる形態を生じる．この改善が rejuvenation としての意味合いを持つ(図 2-b)．

手術手技と適応

1．手術適応

　狭義では加齢による上眼瞼の陥凹となるが，加齢のみならず，陥凹によって生ずる他の原因(家族的・遺伝的な上眼瞼陥凹，後天的眼瞼下垂)なども老けた印象を与えるので rejuvenation を目的とした脂肪注入術の適応として扱った．

上眼瞼への脂肪注入は手技によって術後の脂肪の生着に著しい差が生ずると言われる[4]．そのため採取した脂肪を合併症なく適切に注入するための手技を獲得することが最優先される．

2．脂肪の採取

　脂肪採取部位は主に仰臥位での採取が容易な部位である．下腹部，ないし大腿外側部から行う．前処置として tumescent 液(生食 100 ml＋1％エピネフリン加キシロカイン 15 ml)を用いて止血と疼痛を減少させる．1～2 mm の皮切から 14 G のカニューレをロック付きの 10 ml の注射器(Luer-Lok syringe)に装着し，陰圧を加えて吸引する．1 本のシリンジに 5～6 ml の脂肪を 1～2 本採取する(図 3-a)．

3．脂肪組織の処理

　採取したシリンジ内で，遠心分離機を用いて注入脂肪を分離する．脂肪の洗浄や裁断での粒の調整は術後の生着率を落とす[5]ので採取脂肪の分離には遠心分離機を用いる．汚染やガーゼ繊維など，異物の混入も予防できる．遠心分離機での処理は「3000 rpm　3 分」を目安に行う．これらの処理で，血液・線維成分，脂肪顆粒，破壊された脂肪滴の分離と，注入脂肪の密度を均一に高める(condense rich fat)効果が得られる．分離後シリンジの底部に移動した血液，tumescent 液を排出し，上層部のオイルを除去したのち上層部に位置する粒の小さな脂肪を，コネクタを介して 1 ml の注

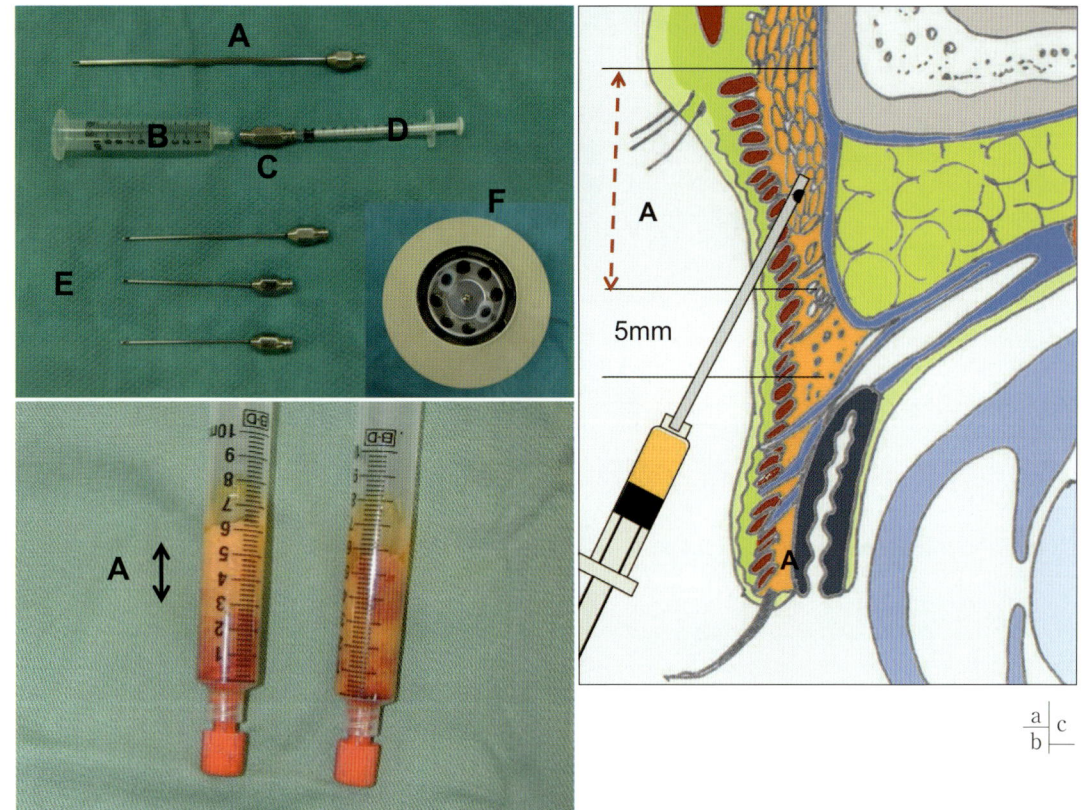

図 3. 脂肪の採取と注入
a：脂肪採取から注入に用いる器具. A：脂肪採取カニューレ, B：吸引用シリンジ 10 ml,
 C：コネクタ, D：脂肪注入用シリンジ 1 ml, E：注入用カニューレ, F：遠心分離機
b：遠心分離後の脂肪の状態. 上層に脂肪滴, 下層に血液, tumescent 液が分離される.
 A：使用する脂肪層
c：注入する層と範囲. A：注入する脂肪は瞼板上縁から少なくとも 5 mm 離す.

射器に移動させる(図3-b).

4. 注入部位と方法

注入部位は術前座位でデザインし最深部と脂肪注入の境界を設定する. 手術に先立って局麻剤を加えた生理食塩水を陥凹部に注射し, 改善された注入量を注入脂肪の指標とする. 注入層は眼輪筋と眼窩隔膜の間で, この層は眼輪筋後面に存在する脂肪層であり[3], retro-orbicularis oculus fat (ROOF)の層に連続する. すなわち眼窩隔膜内にある眼窩脂肪, あるいは皮下・眼輪筋への注入は行わない. これが, この術式の要点と言える. 脂肪注入の範囲は陥凹の認められる眼輪筋の眼窩部(preorbital)から隔膜部(preseptal)とし眼瞼部, 瞼板近傍は避ける. 脂肪注入のための刺入部位は, 陥凹部の眼瞼外側と眉毛中央部の眉毛下部の2か所に設定し, 2 mm の皮切を加え, 陥凹内側部から外側までを陥凹の状態に合わせて脂肪注入が行えるようにする. 脂肪注入に先立って盲端のカニューレを眼窩縁に向けて進め, 眼窩隔膜を貫通してないか確認する. もし眼窩隔膜を貫通していればカニューレは眼窩縁で強い抵抗を示すので判断できる. この場合は再度調整することになるが, 眼輪筋を軽くつまんで筋下に誘導すると容易に ROOF の層に至る. 脂肪はコネクタを通して 1 ml のシリンジに移動させ, 最深部から1回に 0.1〜0.2 ml を注入し, これを繰り返す. 施術の途中で座位にしてもらい, 左右差, 注入の状態を確認することが大事である. 脂肪吸収を予想した過剰注入は行わず, 必要最小量を心掛ける. したがって必要なら2回目の脂肪注入の必要性も示唆しておく. これは過剰注入の対処よりも不足の方が格段に対処しやすいという理由による(図3-c).

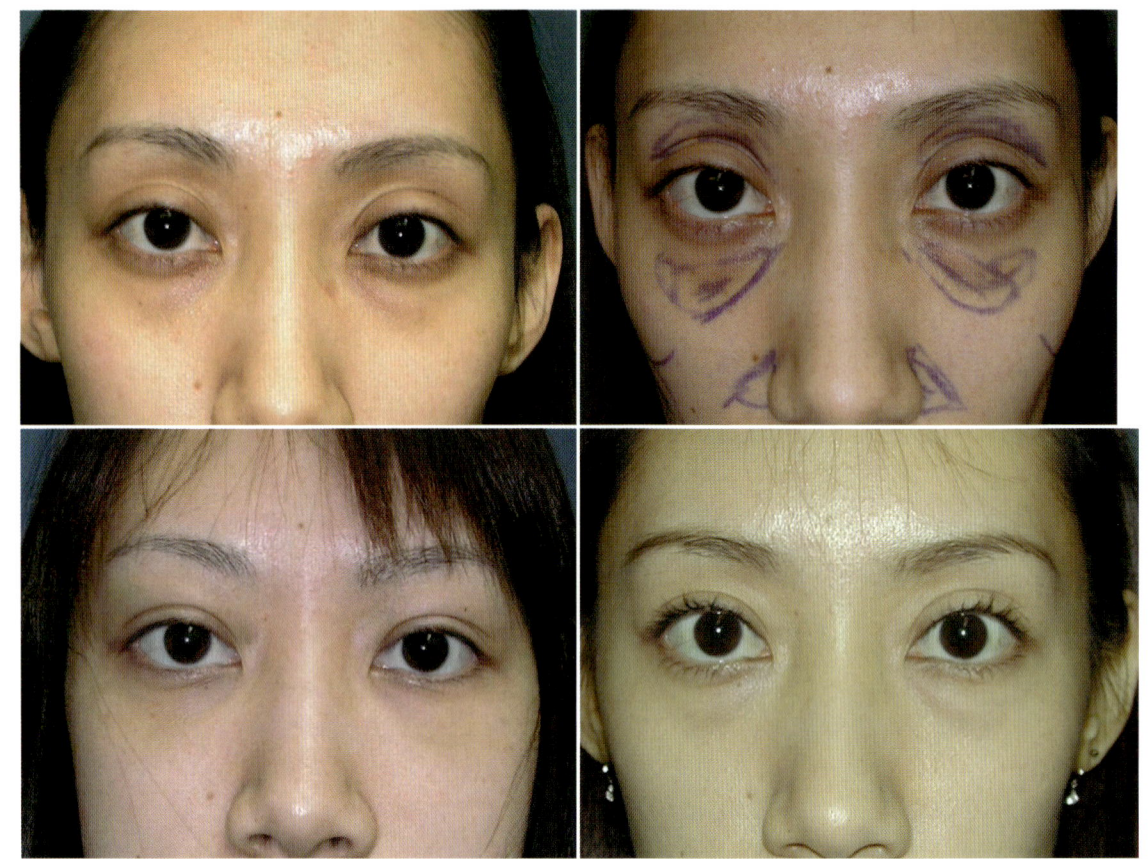

図 4. 症例 1：27 歳，女性．家族性の上眼瞼陥凹
a：思春期より出現
b：注入部位のデザイン
c：術後 6 か月．移植脂肪の違和感，硬結はない．
d：術後 3 年後．注入脂肪は軽度の吸収を認めるが整容的効果は持続している．

5．合併症

血腫，感染，左右差，違和感，術後注入部位の凸凹変形，眼瞼下垂，注入脂肪の吸収などが示唆されるが，前述した手技によって，重篤な合併症は防ぐことができる．Coleman によると注入された脂肪は 3 か月で生着が完成しその後 6 か月かけて自然な軟らかさを獲得すると述べており[4]，評価には最低でも 6 か月の経過観察が必要とされる．

代表的症例

1．遺伝的な上眼瞼陥凹

家族的な要素が多く若い年齢(30 歳前後)からの症例が多い．上眼瞼の機能不全がなく加齢による眼瞼周囲の下垂も認めないのが特徴である．治療は脂肪注入のみで完結する．脂肪注入術の効果が最も得られる．

症例 1：27 歳，女性．生来の上眼瞼陥凹(図 4)

脂肪注入量は術前の局麻剤加生理食塩水注入で決定し，腹部から 16 G のカニューレで採取，前述した条件で遠心分離機にかけた脂肪を左 2.2 ml，右側 2.0 ml 眼窩隔膜上に注入した．重瞼の修正は行っていない．術後 6 か月(図 4-c)の経過は良好，術後 3 年目で全体的に注入脂肪の減少を認めるも，整容的効果は継続しており皮膚表面の凸凹も認めない(図 4-d)．

2．加齢に伴う上眼瞼陥凹

眼瞼下垂などの機能障害は認められず，眉毛・上眼瞼外側の下垂が出現する 40～50 歳代が主である．大半は脂肪注入術のみで改善できるが，sub-orbicularis oculi fat(SOOF)の下垂による目尻のしわが著明な場合は眉毛下切開で眉毛とSOOF を同時に引き上げる．下垂の改善に伴い隠

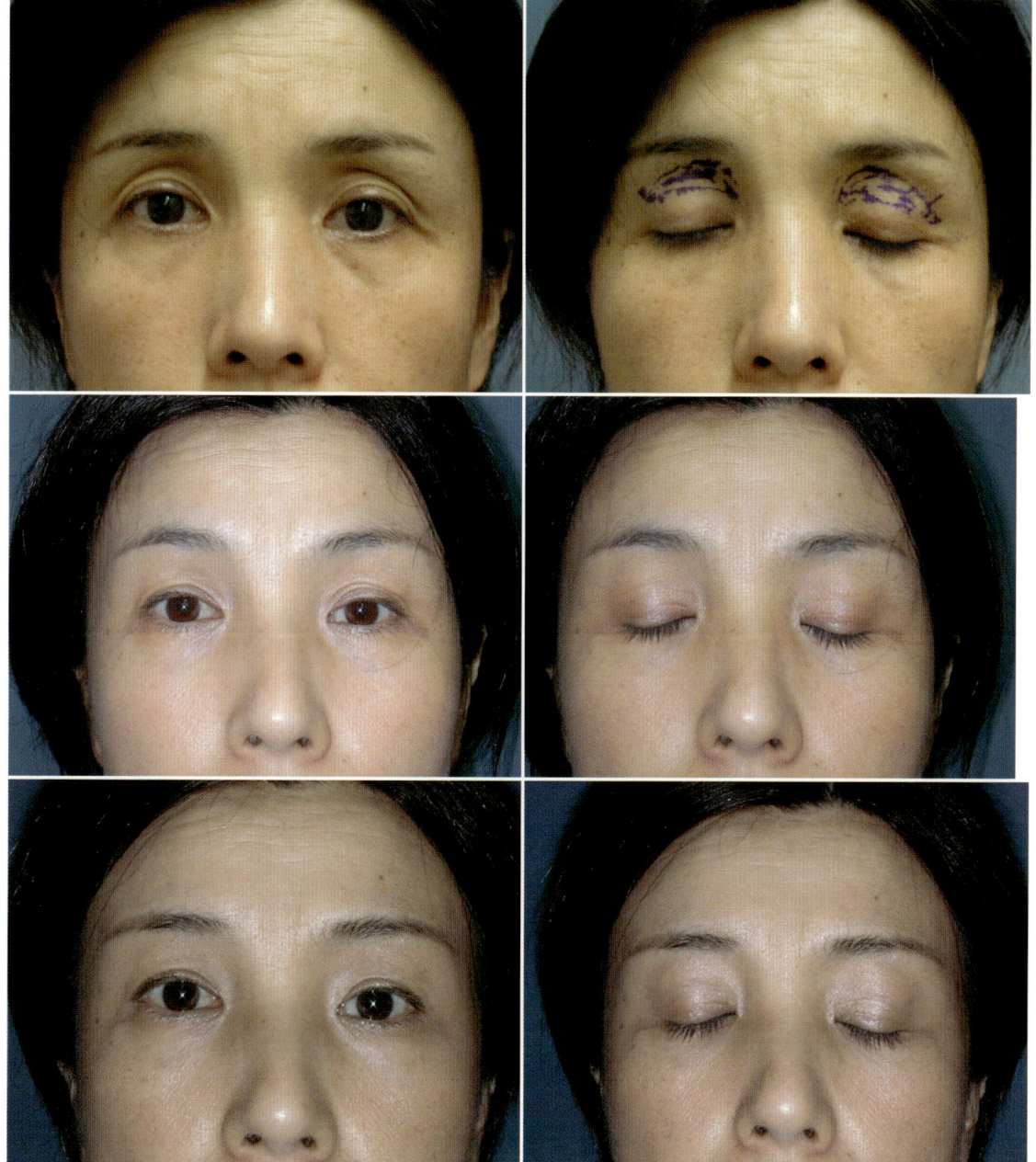

a	b
c	d
e	f

図 5. 症例 2：48 歳，女性．加齢に伴う上眼瞼陥凹
a：術前の状態．眼窩上縁に沿った深い陥凹を認めるも外眥部のたるみは軽度
b：脂肪注入の範囲をデザインする．
c：術後 6 か月の状態．内側部で脂肪の注入量が不足し不整な重瞼ラインが認められる．
d：注入脂肪の硬結や皮膚の凸凹は認めない．2 回目の脂肪注入を施行
e：さらに 1 年経過時の正面像．不整な重瞼線は消失
f：閉眼時の眼瞼状態

れていた陥凹が出現する場合も多いので術前の観察が重要である．陥凹が著明な場合でも過剰注入は行わず，複数回の修正を提案する．患者は陥凹状態を認識しているので注入不足に関してはある程度寛容である．

症例 2：48 歳，女性．加齢に伴う上眼瞼陥凹（図 5）
年齢よりも老けて見えるのを改善したいとの主訴で来院（図 5-a）．上眼瞼外側の下垂は軽度のた

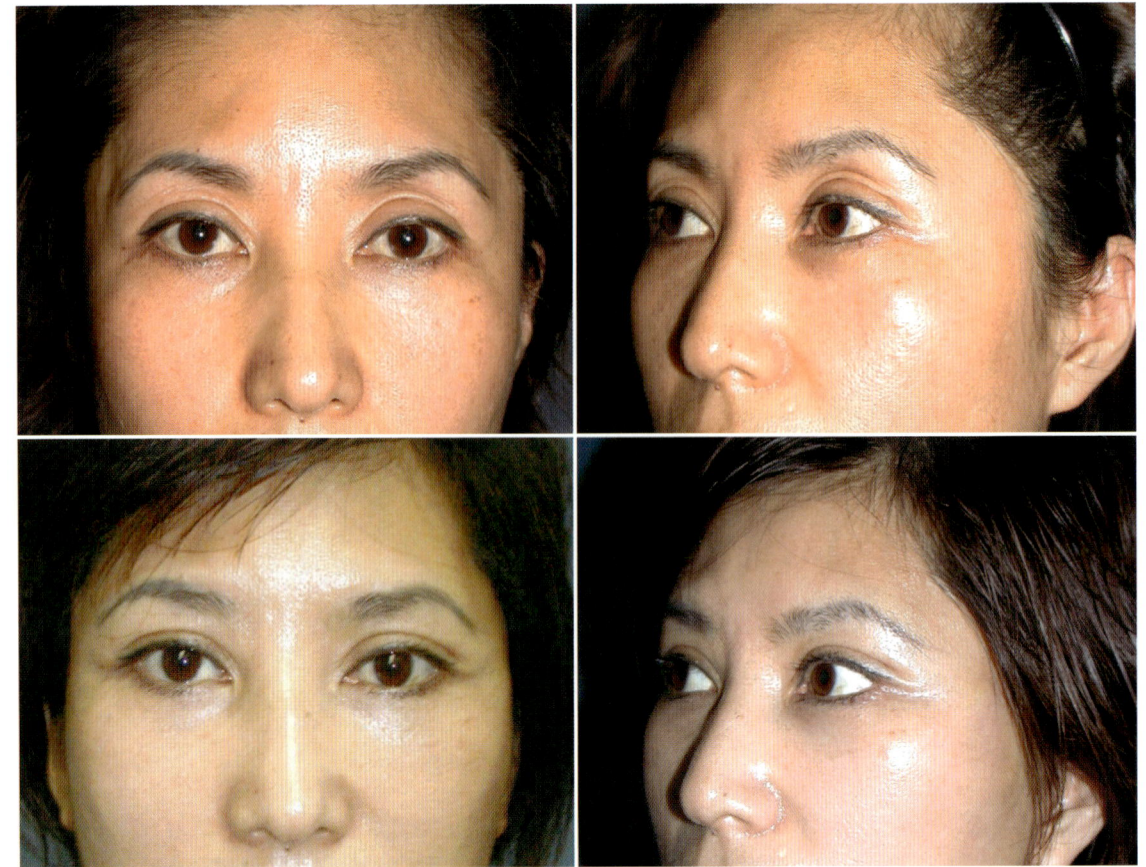

図 6. 症例 3：28 歳，女性．重瞼切開法における眼窩脂肪の過剰切除
a：重瞼手術後の陥凹変形．眼窩脂肪を過剰に切除されたと推測される．
b：側貌では重瞼ラインの他に眼窩縁に沿った溝が認められる．
c：脂肪注入のみ施行．術後 6 か月の状態
d：眼窩縁での溝は消失し，自然な重瞼ラインを保持している．

め脂肪注入術のみとした．注入脂肪は左 2.8 ml，右 2.6 ml とし，眼輪筋下―眼窩隔膜上層とし重瞼線より 8 mm 離して注入した(図 5-b)．術後 6 か月の経過観察で内側部での軽度吸収が認められたため(図 5-c, d)，0.6 ml の追加注入を行った．2 回目の注入後 1 年目の状態は良好である(図 5-e, f)．

3．医原性の陥凹

切開法による重瞼手術，あるいは上眼瞼の blepharoplasty の際に隔膜を切開し，眼窩脂肪の切除が過剰に行われた時に生ずる．特に加齢に伴うたるみを重瞼ラインでの皮膚切除で行う場合は瞼板上縁で眼窩隔膜の逸脱があるので生じやすい．

症例 3：28 歳，女性．重瞼術後の陥凹(図 6)

他院で切開法による重瞼術を受けた．術者から眼窩脂肪を多めに切除したと説明された．手術後より上眼瞼の中央部が陥凹し老けて見える(図 6-a, b)．重瞼修正は行わず左側 2 ml，右側 2.3 ml の脂肪注入を行った．術後 6 か月の状態は良好である(図 6-c, d)．

4．眼瞼下垂を伴う場合

後天性の腱膜性眼瞼下垂が対象で，比較的若年者に見られるコンタクトレンズ由来の眼瞼下垂と老人性の眼瞼下垂がある．いずれも挙筋短縮術が優先される．術前の生理食塩水を用いた注入量の推測ができないため，経験の少ない時は手術を 2 回に分けた方が正確である．コンタクトレンズ由来の眼瞼下垂は片側を主訴とする場合が多いが両側の下垂がほとんどで見逃さないようする．脂肪注入での機能障害を避けるため脂肪の注入は最深部のみとしている．

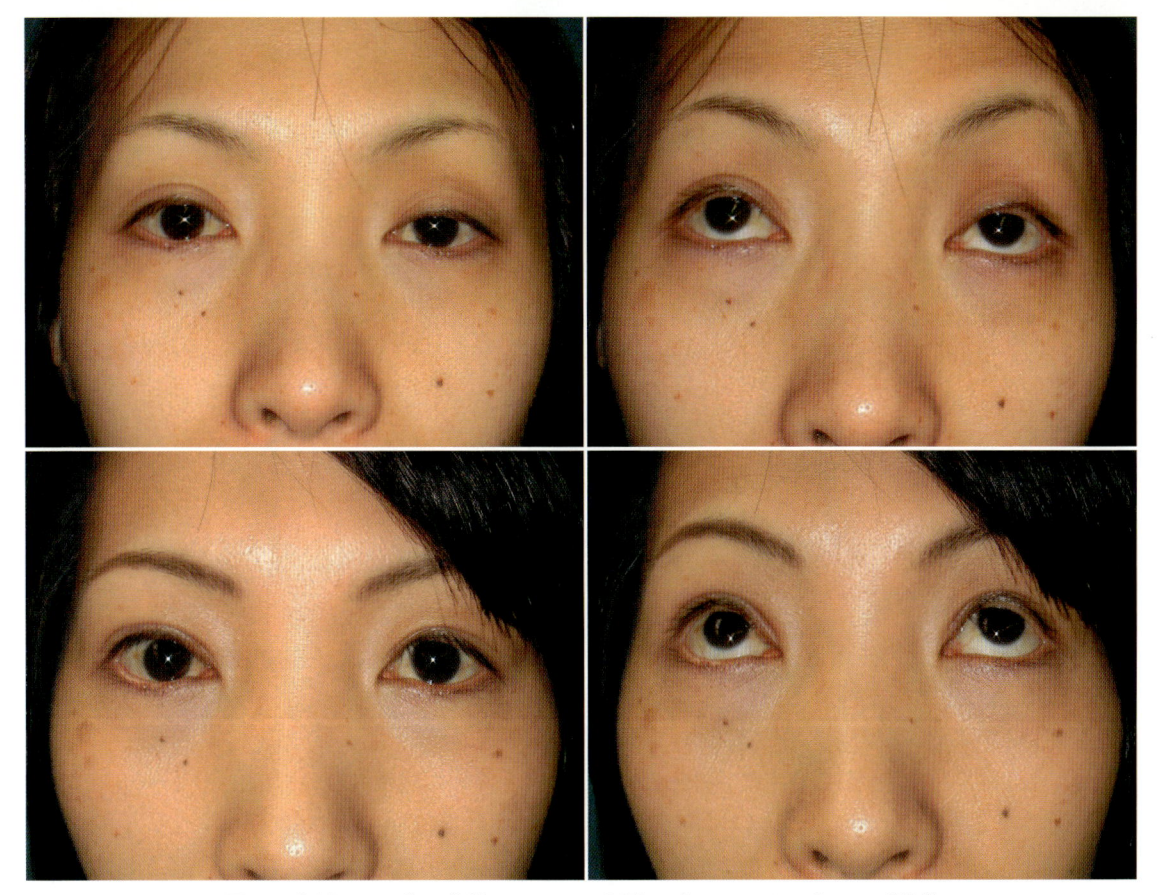

a	b
c	d

図7．症例4：27歳，女性，コンタクト歴10年．コンタクトレンズ装着による眼瞼下垂
 a：術前正面像．左側の眼瞼下垂と上眼瞼の陥凹
 b：上方視で右側も眼瞼下垂が認められる．
 c：両側での挙筋腱膜前転術と脂肪注入後1年目の正面像
 d：上方注視時の状態

老人性の腱膜性眼瞼下垂の多くは皮膚性の眼瞼下垂を伴い，眉毛，上眼瞼の改善に加え，皮膚自体の萎縮も認める．そのため脂肪注入による若返りの効果が得られにくいので，注入は原則として行わない．あくまでも機能改善を優先させる．

症例4：27歳，女性．コンタクトレンズ装着による眼瞼下垂（図7）

コンタクトレンズ使用歴10年，この数年開瞼障害と左側の陥凹が出現した．正面視では左側の軽度下垂と推定されるが上方視では右側の下垂も認められるため（図7-a, b），左右の挙筋腱膜前転法を行った（左側3 mm，右側5 mm）．脂肪注入は左側1.3 m*l*，右側0.8 m*l* とした．注入脂肪の部位と量の決定は挙筋短縮後，座位の姿勢をとってもらい判断した．術後1年目の状態は良好である（図7-c, d）．

5．ヒアルロン酸などのフィラー注入の位置づけ

ヒアルロン酸は施行後腫れた印象を生じやすいので眉毛近傍には良いが瞼板上縁には不向きな印象がある．およそ半年で分解，吸収されるが，継続性のないことは欠点と同時に利点ともなり，患者の意図と異なった結果と判断された場合はヒアルロニダーゼを用いて消失させることもできる．上眼瞼では脂肪注入を行う前の評価として用いる程度に留めている．

表 1. 上眼瞼陥凹の種類と対処

- ●家族性
  眼窩縁の突出，生来の上眼瞼陥凹→脂肪注入のみ
- ●加齢に伴う
  加齢に伴う眼窩脂肪の萎縮や逸脱→(上・下瞼修正術＋)脂肪注入
- ●医原性
  重瞼術における眼窩脂肪過剰切除→(修正術＋)脂肪注入
- ●外傷性
  外傷による眼窩脂肪の減少・逸脱→(修正術＋)脂肪注入
- ●眼瞼下垂性
  コンタクトレンズ性眼瞼下垂→眼瞼下垂手術＋脂肪注入
  老人性眼瞼下垂→原則として非適応

考察

　脂肪注入術は 1893 年の Neuber の報告が最初と言われ，手技として確立したのは Lexer[6]からだと言われている．現在のようにシリンジを用いて注入が行われるようになったのは 1980 年後半からで，上眼瞼陥凹に対する脂肪組織での改善方法は歴史的に 3 通りに分類される．1 つは採取した脂肪塊を 3～6 mm の大きさに調整しインスリンを加えた生理食塩水，ないしは乳酸加リンゲル液に浸した後注入する方法で，autologous pearl graft と言われる[7)8)]．2 つ目は脂肪を紐状に調整し眼輪筋下に移植する手技で，lumbrical fat graft と称され[9)10)]，真皮脂肪移植(dermal fat graft)もその範疇に入る．3 番目はカニューレで吸引した脂肪を遠心分離機にかけ，分離した脂肪組織の層を 17～18 G の盲端針で注入する方法で condense rich fat graft(Coleman 法)と称される手技である[5)]．脂肪移植の行われた当初は，主に pearl fat graft が用いられたが，注入脂肪の生着については懐疑的な見解がほとんどで，生着率は 10% 以下とされ長期における効果に疑問と報告している[11)12)]．これらの歴史より現在でも注入脂肪組織は吸収されてしまうといった認識があるのは否めない．上眼瞼における lumbrical fat graft の脂肪生着率は 90% 以上[14)]と言われるが，術直後の開瞼障害や，移植部位の硬結，皮膚の凸凹が生ずるため[9)]，使用しづらい．Coleman は脂肪採取から注入までの手技を改善し対象となる疾患を厳選すれば，7 年後の経過に対しても良好な結果を得られると報告している[13)]．生着率を高めるには機械的な損傷を避け，密度の均一な脂肪であることを強調している．近年の文献は脂肪の生着には脂肪を血液，血漿，損傷した脂肪細胞とをシリンジの中で遠心分離機を用いて分けることの有用性を支持している．

　上眼瞼の陥凹変化(sunken upper-eyelid)は加齢以外に家族的要因や眼瞼下垂，重瞼手術時の眼窩脂肪の過剰切除，眼窩隔膜の損傷などによって生ずる．これらの治療も広義の rejuvenation と捉えることができる．加齢に伴う陥凹の多くは，単独で生ずるのではなく，前額・眉毛を含めた眼瞼周囲の皮膚のたるみを伴う場合が多い．したがって治療は脂肪注入だけでなく，除皺術を含めて総合的に計画すべきである[14)]．特に下瞼で baggy eyelid(capsulopalpebral fascia hernia)を認める場合は下瞼の blepharoplasty による眼輪筋・眼窩隔膜の補強が優先され陥凹の改善に効果を及ぼす．逆に上眼瞼では，眉毛挙上による SOOF の引き上げを行った後に陥凹が出現することもあり，注入部位の決定や量の判断，手順には眼瞼全体の把握が必須である．脂肪注入単独で rejuvenation が得られる訳ではないことを理解しておく．

　腱膜性眼瞼下垂は若年者に見られるコンタクトレンズ由来が適応となる．ただし挙筋機能の改善のみで上眼瞼の陥凹が改善されることもあるので挙筋短縮後に開瞼させて陥凹の変化を観察する．脂肪注入が必要な場合でも注入量は最小限に留めるべきとの考え方に立つ．老人性眼瞼下垂を伴う場合は挙筋機能の改善を最優先させるので，むし

ろ眉毛・前額の挙上が効果的と考え，脂肪注入の適応は少ない（表1）．

　この術式の問題点は，注入脂肪の性質と注入部位にある．解剖学的に脂肪組織は貯蔵脂肪（storage fat）と構造脂肪（structural fat）に分類される[15]．貯蔵脂肪は主に皮下脂肪層，腸間膜に存在し個体の栄養状態で増減するが，構造脂肪は骨髄，関節の他，頬脂肪体として存在し個体の栄養状態で増減しないと述べられている．眼窩脂肪は構造脂肪の範疇に入り，眼窩脂肪の減少から生ずる上眼瞼の陥凹（加齢に伴う眼窩脂肪の萎縮，遺伝的，医原的な原因での眼窩脂肪の減少）は本来なら同じ構造脂肪である buccal fat の眼窩内移植が理想とされる．しかしながら buccal fat は口腔内からの採取となり，感染，移植量，効果の判断が困難であるため，一般的には行われていない．そのため構造脂肪の減少を貯蔵脂肪で補う場合，皮下脂肪を構造脂肪内へ混入する方法では，リスクとして脂肪細胞の質感の相違から生じる違和感や，眼球運動に対する柔軟性の欠如などが指摘される．そのため注入部位は眼窩隔膜上層—眼輪筋下とすることはやむを得ない選択と考えている．同部位は，上眼瞼外側に認められる ROOF と同じ層にあたり，弾性線維が豊富であるため粒の小さな脂肪の移植であれば機能的な障害をもたらすことは少ない．ただし眼窩隔膜を支持として使用するためには隔膜の機能・状態が正常であることが条件とされる．そのため加齢に伴う陥凹のように眼窩隔膜の脆弱化を伴う場合は，注入の整容的効果が得られにくく過剰注入になりやすい．特に下瞼でbaggy eyelid の症状が認められる場合は，その傾向が強く下眼瞼での blepharoplasty が優先されるべきある．若返り手術である以上，挙筋機能に障害を及ぼすことが懸念される瞼板近傍への注入は極力避けたい．また，上眼瞼での脂肪注入では，眼圧を加えると移植脂肪が軽く膨隆することがあり気にする患者も多いことを留意すべきである．これらの欠点を最小限に抑えるには，1回に注入する脂肪量を 0.1〜0.2 ml とし膨隆が生じた場合は周囲を少し剝離して対応するとよい．遠心分離機で分離した脂肪はできるだけ上層の脂肪を用いる．同手技の利点は，患者が術後違和感など注入脂肪の調整を希望した場合でも層の特定が比較的容易に行え，微妙な凸凹の調整が可能である点を強調したい．

参考文献

1) Lemke, P. N., et al.：The anatomy of eyebrow ptosis. Arch Ophthalmol. **100**：981-986, 1982.
2) May, J. W., et al.：Retro-orbicularis fat（ROOF）resection in aesthetic blepharoplasty：A 6-year study in 63 patients. Plast Reconstr Surg. **86**(4)：682-689, 1990.
3) Mayer, D. R., et al.：Anatomy of the orbital septum and associated eyelid connective tissues. Ophthal Plast Reconstr Surg. **7**：104-113, 1991.
4) Coleman, S. R.：Structural fat grafting：more than a permanent filler. Plast Reconstr Surg. **118**：108s-120s, 2006.
　Summary　脂肪注入の歴史的変遷と著者の工夫が述べられている．
5) Coleman, W. P. 3rd.：Autologous fat transplantation. Plast Reconstr Surg. **8**(4)：736, 1991.
6) Lexer, E.：Free transplantation. Ann Surg. **60**(2)：166-194, 1914.
7) Ellenbogen, R.：Autologous fat injection. Plast Reconstr Surg. **88**：543-544, 1986.
8) Shorr, N.：Free autogenous "pearl fat" grafts to the eyelids. Ophthal Plast Reconstr Surg. **4**(1)：37-40, 1988.
　Summary　5〜6 mm の脂肪を眼瞼の陥凹に注射．脂肪の生着を高めるためインスリンを添加．
9) 内田準一：眼瞼皮下脂肪移植．形成外科．**8**(4)：279-283, 1965.
　Summary　上眼瞼陥凹に対する最初の紐状脂肪の移植．
10) Frileck, S. P.：The lumbrical fat graft：a replacement for lost upper eyelid fat. Plast Reconstr Surg. **109**(5)：1696-1705, discussion 1706, 2002.
　Summary　上眼瞼への紐状脂肪の移植．3年での生着率は90%以上で整容的効果も高いとしている．
11) Ersek, R. A.：Transplantation of purified autologous fat：A 3-year follow-up is disappointing.

Plast Reconstr Surg. **87**：219-227, 1991.
Summary　注入脂肪はほとんど吸収され効果がないと報告した.

12) Illouz, Y. G.：Present results of fat injection. Aesthetic Plast Surg. **12**：175-181, 1988.

13) Coleman, S. R.：Long-term survival of fat transplants：controlled demonstrations. Aesthetic Plast Surg. **19**(5)：421-425, 1995.
Summary　脂肪移植が長期にわたり吸収されない手技の提示.

14) Park, S., et al.：Correction of superior sulcus deformity with orbital fat anatomic repositioning and fat graft applied to retro-orbicularis oculi fat for Asian eyelids. Aesthetic Plast Surg. **35**(2)：162-170, 2011.
Summary　上眼瞼陥凹を4タイプに分類, ROOF挙上との併用が良いとの報告.

15) Kahle, W., et al., 越智淳三訳：解剖学アトラス 第3版. p7, 文光堂, 2007.

大好評！
ペパーズ増大号!! PEPARS No.51

眼瞼の退行性疾患に対する 眼形成外科手術

2011年3月増大号
オールカラー B5判
全168ページ
定価 5,250円(税込)

編集／日本医科大学武蔵小杉病院形成外科教授　村上正洋
　　　東邦大学医療センター大橋病院眼科准教授　矢部比呂夫

2011年日本形成外科学会総会書籍展示にて販売部数No.1!!

CONTENTS

I. 上眼瞼の退行性(加齢性)疾患

1) 眼瞼下垂症
- 挙筋腱膜(levator aponeurosis)の利用を主体とした眼瞼下垂症手術　野間　一列
- 結膜円蓋部ミュラー筋の利用を主体とした眼瞼下垂症手術　江口秀一郎
- 挙筋腱膜とミュラー筋の両方を利用した眼瞼下垂症手術　矢部比呂夫
- 眼窩隔膜を利用した眼瞼下垂症手術　杠　俊介ほか
- 眼瞼下垂症における前頭筋吊り上げ術　角谷　徳芳ほか

2) 皮膚弛緩症
- 退行性上眼瞼皮膚弛緩症に対する眉毛下皮膚切除術　村上　正洋
- 重瞼部皮膚切除法　矢吹雄一郎ほか
- うわまぶたのたるみを主訴とする症例に対する眉毛挙上術
　―退行性皮膚弛緩症に対する眉毛挙上術―　宇田　宏一ほか

II. 下眼瞼の退行性(加齢性)変化

1) 内反症
- Hotz法を主体とした内反症手術　鹿嶋　友敬
- 眼輪筋短縮術を主体とした内反症手術　矢部比呂夫
- Lower eyelid retractors' advancementによる下眼瞼内反症手術　柿﨑　裕彦
- 牽引筋腱膜縫着術と眼輪筋短縮術を併用した下眼瞼内反症手術　村上　正洋

2) 外反症
- Lateral canthoplastyによる下眼瞼外反症手術　柿﨑　裕彦
- 瞼板短縮術による外反症手術　野田　実香
- 軟骨移植による外反症手術　板倉　秀記ほか

III. 退行性(加齢性)眼瞼疾患の手術における注意事項

- 眼瞼手術におけるエステティックマインド　佐藤　英明ほか
- オキュラーサーフェスからみた注意点　吉野　健一
- 眼瞼・眼窩周囲組織に対する手術時の注意点　柿﨑　裕彦

(株)全日本病院出版会
http://www.zenniti.com
〒113-0033 東京都文京区本郷3-16-4-7F
TEL：03-5689-5989　FAX：03-5689-8030

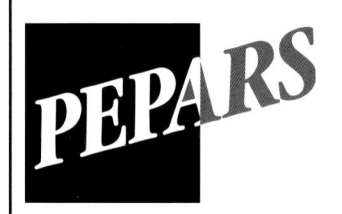

◆特集/ここが知りたい！顔面のRejuvenation—患者さんからの希望を中心に—

C. 下眼瞼

目尻から下眼瞼外側
：時に頬部までかかるしわに対するボツリヌストキシン注射療法のコツ

古山登隆[*1] 中北信昭[*2] 杉本佳香[*3]

Key Words：ボツリヌストキシン(Botulinum toxin), 眼輪筋(orbicularis oculi muscle), 大頬骨筋(zygomaticus major muscle), 笑筋(risorius muscle)

Abstract ボツリヌストキシンによるしわ治療は本邦でも2009年に65歳未満の眉間のしわ取り術が厚労省に承認されたこともあり，近年増加傾向にある．実際の臨床においては眉間のしわ取りだけでなく，様々な部位に，様々な適応で行われている．その中でも眼瞼周囲のしわは，ほとんどが表情筋の収縮によってできるしわであることもあり，ボツリヌストキシンによる治療は大変効果的であり治療の第一選択となることが多く，治療希望者も多い．しかし，顔面のしわは表情の作り方，表情筋の大きさ，表情筋の収縮の程度などにより，しわの広がりも多岐にわたり，注射法も注射部位，投与量はそれぞれ症例により異なる．治療希望の多い目尻のしわ治療において，単に目尻のしわを取ったのみでは満足いかず，さらに頬部にかけてのしわ修正を希望する患者も多い．ただ，頬部にかけてのしわ修正は注入法によっては表情の変形など落とし穴も多く注意が必要である．治療を成功させるためには，眼輪筋の解剖学的特徴のみならず，関連する周囲の表情筋も考慮しながら治療する必要がある．

はじめに

ボツリヌストキシン製剤は古くから海外を中心に広く行われている治療法ではあるが[1)~4)]，本邦でも2009年に65歳未満の眉間のしわに対して厚労省による承認が認められて以来，治療希望者は増加傾向がみられる[5)6)]．また実際の日々の臨床においてはボツリヌストキシンによる治療は単に眉間のしわのみではなく，眉間以外の様々な部位，さらに，しわのみならず，咬筋肥大や腓腹筋に対して行われるような形態の改善や多汗症に対して行われる機能の改善など，適応は多岐に広がっている．このように適応が広がっているボツリヌストキシンによる治療であるが，その中でも眼輪筋に起因する目尻のしわは，ボツリヌストキシンによるしわ治療の最も良い適応のひとつである．ただ，目尻のしわといっても，ごく浅く長さも短い，目尻に限局したいわゆる典型的なカラスの足跡から，時に表情によって下眼瞼の下方や頬部まで広がるしわまで，眼輪筋の広がり，頬骨との関係，皮膚および軟部組織の状態，表情の作り方の癖などによって，しわのでき方も多岐に亘り，治療プランを作るにあたっても，工夫を必要とする．今回は特に目尻から下眼瞼外側，特に頬部までかかるしわに対してのボツリヌストキシン注射療法について具体的注意点を含めて述べてみたい．

特 徴

ボツリヌストキシンはクロストリジウム属の偏性嫌気性グラム陽性桿菌であるボツリヌス菌が産生する毒素であり，末梢神経において神経筋接合

[*1] Nobutaka FURUYAMA, 〒152-0023 東京都目黒区八雲3-12-10 パークヴィラ2階 自由が丘クリニック，理事長
[*2] Nobuaki NAKAKITA, 同，院長
[*3] Yoshika SUGIMOTO, 同

部のシナプス小胞に作用し，アセチルコリン放出を非可逆的に阻害する．この作用により表情筋を弛緩させ，表情筋由来による表情しわをとる．ただし，時間経過とともに神経発芽が起こり，新たな神経筋接合部が形成され，3～4か月後にはボツリヌストキシンの作用は消失する．ボツリヌストキシンA製剤を用いたしわ治療では表情筋の正常な解剖を確実に把握し，目的とした筋肉にのみ薬剤を作用させることが重要である．また，ボツリヌストキシンによる治療の満足度を上げるためにはボツリヌストキシン治療全般に言えることであるが，単にしわを治療することだけでなく，しわを完璧に消そうとすればするほど，表情が過剰に変化したり，周辺他部位にしわが増えたりすることも当然あるので，治療プランを立てるにあたっては治療効果と表情の変化の妥協点を考える必要がある．

しわの成因と程度

基本的には表情筋の収縮によって生じるすべてのしわはボツリヌストキシンの治療対象になると言えるが，その中でも余剰皮膚が少なく，原因表情筋の動きを抑制することで表情や機能に問題が起こらない範囲のしわが最も良い適応である．その点から眼輪筋の収縮に起因し，皮膚も薄い部位である眼瞼外側のしわはボツリヌストキシン治療の良い適応である．しわの評価においては，ボツリヌストキシンは治療の性格上表情筋の活動を抑制することにより修正する治療法なので，平常時（表情筋静止時）と表情筋緊張時の両方での評価が必要になる．その際，眼瞼外側に限局されたしわにおいては眼輪筋の評価中心でよい場合が多いが，眼瞼の下外側，時に頬まで広がるしわの治療プランを考える場合に，眼輪筋のみでなく大頬骨筋，笑筋などの影響も考える必要がある．さらに，投与量を考えるにあたり，しわの程度を評価する分類として，

Grade 1：表情を作った時だけしわができ，静止時緊張はなく，筋力もそれほど強くない．

Grade 2：表情筋の脱力時にもわずかな緊張や拘縮がみられ，平常時も常にしわがあるがしわの底は見えており，指で伸ばせばしわは完全に消える．一般に筋力も強い．

Grade 3：表情筋の脱力時にも強い緊張が認識でき，常に底が見えない深さのしわがある．指で伸ばしてもしわは消えない．

Grade 4：組織の萎縮が激しく，表情筋自体は強くはないがしわ状態が確認できる．指で伸展するとしわは消える．

というしわの評価分類の方法もボツリヌストキシンによる治療効果を推測するために有効であると考えている[7]．

実際の治療

1．治療計画
A．問診および視診

患者が治療を希望している部位の静止時，表情筋緊張時におけるしわの状態，希望する修正の程度，また，修正希望のしわの原因筋などが診察のポイントである．問診においては，神経筋接合部疾患の有無，妊娠の有無，などが重要である．また，医療サイドからはアルブミン製剤であることも説明しておいた方がよい．問診時，日常生活なども詳細に聞いておいた方が，効果と表情の変化が比例するボツリヌストキシンの治療においては，投与量を決める観点からも参考になることも多い．筆者は目尻および頬部にかかるしわの治療の目的は静止時にしわが目立たなくなり，動かした時に表情筋の過剰な変化をきたさず，しわを減らすことであると考えている．そのためには平常時（表情筋静止時）と表情筋緊張時の両方の状態での診察が必須である．平常時においては，平常時でのしわの深さおよび長さ，さらに皮膚の状態を確認し，表情筋緊張時では表情を作った時におけるしわが形成される範囲，しわの深さの診察が重要である．また，眼瞼外下方へのしわに関しては眼輪筋のみならず，口角を挙上する表情筋も密接に関係するので，眼瞼の表情のみならず口角を挙

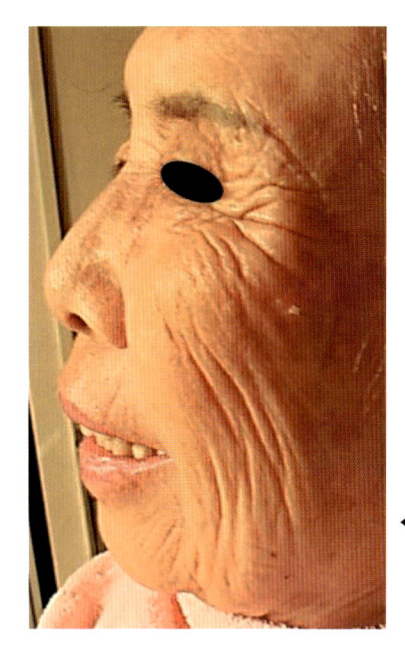

図 1. 皮膚の萎縮が高度な例

表 1. ボトックスビスタの濃度調整

生理食塩水の量	溶解後のA型ボツリヌス毒素濃度
1.0 mL	5 単位/0.1 mL
1.25 mL	4 単位/0.1 mL
2.0 mL	2.5 単位/0.1 mL
2.5 mL	2 単位/0.1 mL
5.0 mL	1 単位/0.1 mL

上する表情も作りながらしわの程度を診察する必要がある．特に眼瞼から頬部にかけてのしわの場合は，頬部脂肪体をはじめとする軟部組織の萎縮もしわの形成に大いに関係するので，軟部組織萎縮の状態も十分観察する必要がある（図1）．頬部のしわは皮膚が薄く，表情筋の過可動の状態で起こりやすい．特に高齢者や紫外線の影響を受けている人に多い．そのような皮膚の状態に大頬骨筋，笑筋の活動によって形成される．また，患者によっては，表情によって頬の隆起が強く出すぎ，眼輪筋の活動によってできるしわを修正したいというより，頬の隆起に押される表情を軽減させたい患者もいるので，どのような状態を修正したいか問診時に注意して聞いておく必要がある．

B．溶剤

筆者は承認薬であるボトックスビスタを使用している．通常50単位を1.25 mlの生理食塩水で溶解する濃度を用いている（表1）．ボツリヌストキシンは同じ単位数を注射すると溶液が少なくて濃いよりも溶液が多くて薄い方が組織内に広く拡散しやすいと言われている．注入する組織，深さによって異なるがボトックスビスタの場合1点に0.1 ml注入すると目安としては直径1.5～2.0 cmの範囲に，0.05 mlでは直径1.0～1.5 cmの範囲で効果を及ぼすと考えている．眼瞼から頬にかかるしわに使用する場合，特に頬部においては不必要な拡散は注射後の不要な表情筋への影響も生じるので拡散が少ないと言われている濃い濃度の注入の方が望ましいと考えている．

C．解剖

ここで，眼瞼およびそれに続く頬部のしわに関係する筋肉の解剖を示す（図2，表2）．目尻から頬部にかけてのしわは，様々な表情で生じるが，笑うことによって生じることも多い．眼瞼周囲のしわは眼輪筋によって形成されるが，目尻から頬部にかけてのしわに関しては単に眼輪筋の解剖だけでなく，笑筋，大頬骨筋も関係し，さらに表情筋の線維はすべて周囲の筋肉と渾然一体となっているため，笑筋，大頬骨筋などそれぞれの筋肉の走向を知っておく必要がある．眼輪筋は顔面神経の側頭枝，頬骨枝によって支配され，前頭骨の鼻部，上顎骨の前頭突起，内眥靱帯から起こる．また，眼窩部，眼瞼部，涙嚢部の3部位から成り立っている．筋肉のボリュームとしては眼窩部が最も多い．筋線維は楕円形に配列しており，外側で中断することはない．眼輪筋は眼窩部上内方では皺眉筋より表層を走り，上側では前頭筋と一体になる．外側では筋肉は側頭筋膜上に広がり，下方では咬筋の上方を覆っている．内側の下眼窩縁では上口唇挙筋上に広がる．眼瞼部は内側眼瞼靱帯とその近傍の骨から起きている．眼瞼部はさらに隔膜前部分と瞼板前部分とに分かれている．瞼板前部分の筋線維は眼瞼を横断して広がり，隔膜前部分は眼窩隔膜の前を走る．さらに両方の線維は外側で外側眼瞼縫線と互いに組み合わさっている．瞼縁束は眼瞼縁に横走する細い筋線維の小集団である．涙嚢部には内側眼瞼靱帯と後涙骨稜から起こる表層のヘッドと深層のヘッドがある．筋線維は外側に伸びて瞼板と外側眼瞼縫線に付着する．眼

を力いっぱい閉じるためには3つの部位を同時に強く収縮する必要がある．筋が収縮すると皮膚と眼瞼骨の付着部に向かって内側に引き寄せられ，その結果，外側と上方に位置する涙腺から下内方に位置する涙嚢に向けて涙が流れる．このように眼輪筋眼窩部は随意的にコントロールされ，眼瞼部は随意的にも反射的にもコントロールされる．また，目の周囲のしわに関しては，眼輪筋が中心であるが目尻から頬部にかかるしわは大頬骨筋，笑筋の影響が大きい．大頬骨筋は口角筋軸，口角を牽引し挙上し，笑筋は口角を引き上げる．筋肉の動きが過剰なため生じるしわは主に口唇の外側と上外側の挙筋の可動域が長くなるため生じる．過剰な筋肉の動きに伴うしわは基本は常に筋線維に対して直角であるため，しわの形成に関してはどの筋肉が優位なのかは確認できる．頬のしわは大頬筋，笑筋が直接影響を与え，上方では眼輪筋，下方では口角下制筋，広頚筋によって影響を受ける．

2．実際の注入法

A．注入前

実際の注入においては，表情を作りながら注入ポイントを決めるため座位にて行う．皮膚自体は薄い部位なので照明を強くし確認できる血管を避けることも血管損傷を減らす点で有効である．また，筆者はボトックスビスタ50単位を1.25 m*l*の生理食塩水で溶解しているので0.1 m*l*が4単位である．注入深度は眼瞼周囲は眼輪筋が浅いこ

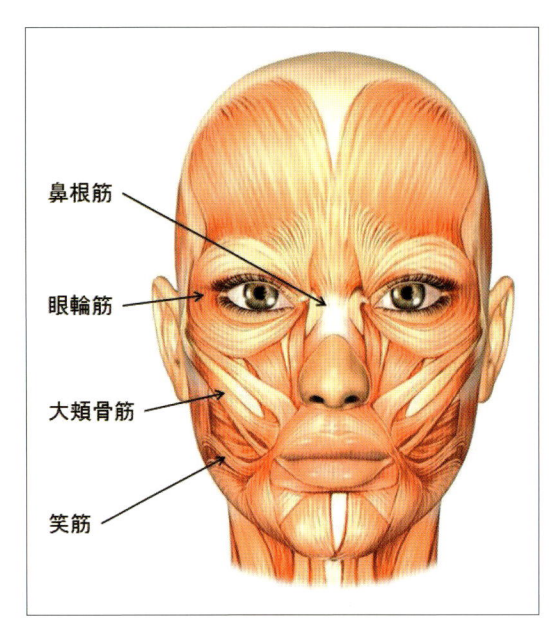

図 2．眼瞼および頬部のしわに関係する筋肉

ともあり，全体的に浅層であり，かつ膨疹を形成するような皮内注射も使用する．

B．注入ポイント

患者に閉眼，開眼，また笑顔を作ってもらい注入ポイントを決定する．この際，それぞれの表情においてしわの目尻外側および下方，下眼瞼，鼻部への広がり，皮膚の状態などの診察が重要である．しわの存在位置，程度によっては2ポイントでも大丈夫な場合もあるが，通常は注入ポイントは1列で3ポイントが多い．しわが広がっている場合はポイント数を増やす．ポイントは眼窩縁の1 cm外側で，拡散作用を考慮し1 cmの間隔を置いて，各部位2～3単位のボトックスを注入す

表 2.

筋肉	起始	停止	作用
皺眉筋	眼窩上縁の内側部	眉の中央から内側半分の皮膚	眉毛を引き下げる，内方に引く
鼻根筋	鼻骨下部と外側鼻軟骨上部を覆う筋膜	眉と眉の間，および眉の上の皮膚	眉毛を下げる
眼輪筋	眼窩部―眼窩内側縁	眼窩部線維―上眼瞼の周りを弓状に取り囲み，次いで下眼瞼の周りを回って眼瞼靭帯に戻って付着	眼瞼を閉じる
	眼瞼部―眼瞼靭帯	眼瞼部線維―眼の外角部で混ざり合って眼瞼縫線となる	
	涙嚢部―涙骨後涙嚢稜	涙嚢部―上下のしわを作る	
大頬骨筋	頬骨弓中央部外面，頬骨側頭縫合付近	口角，上口唇，下口唇	口角を上方・外側に引く
笑筋	咬筋を覆い広頚筋より浅層の筋膜	口角部の皮膚	口角を外側に引く，歯をむき出す，時に笑窪を作る

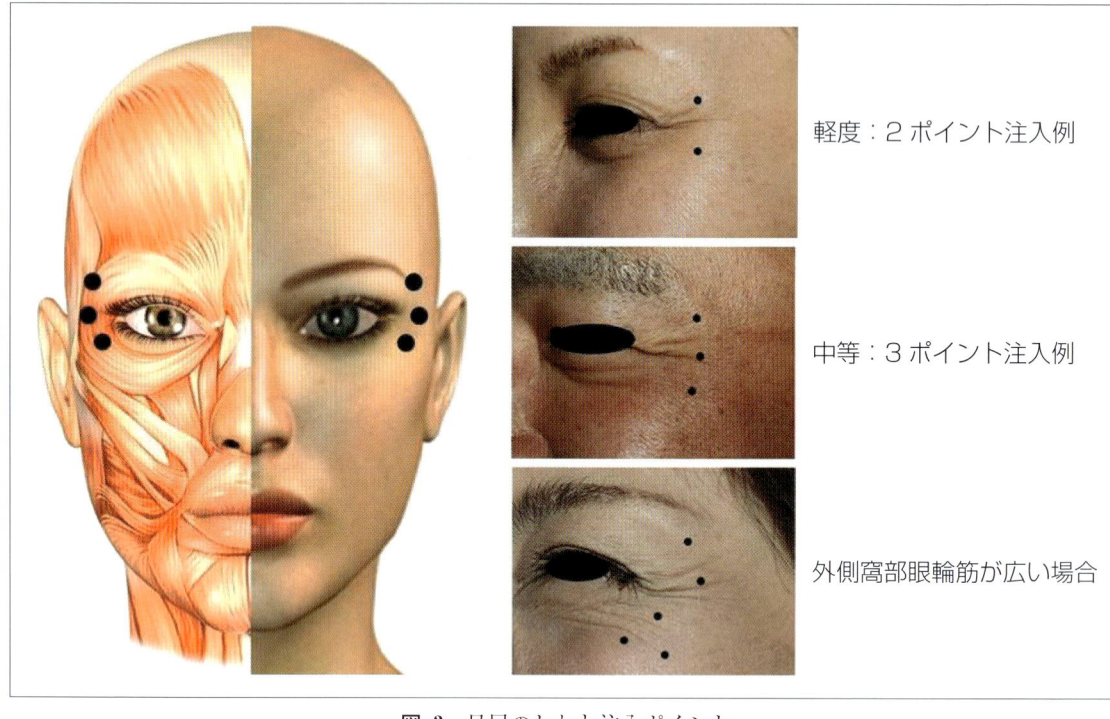

図 3. 目尻のしわと注入ポイント

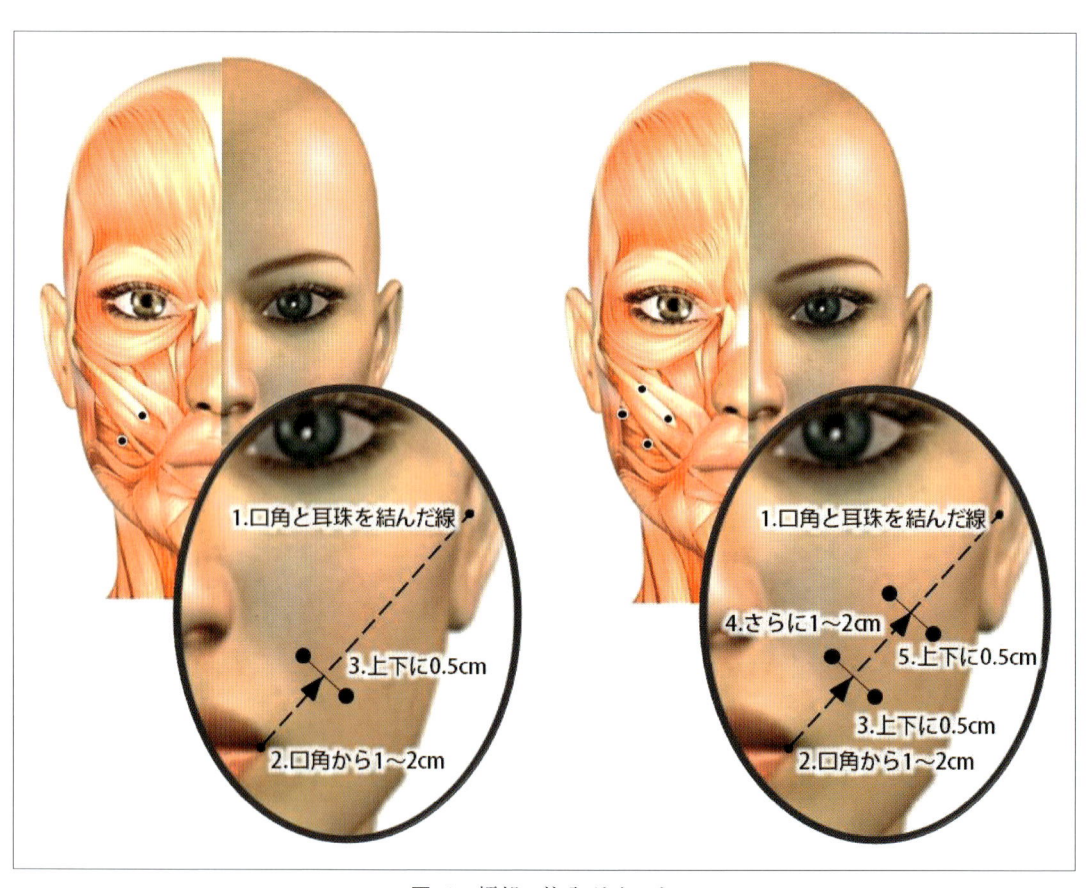

軽度：2ポイント注入例

中等：3ポイント注入例

外側窩部眼輪筋が広い場合

1. 口角と耳珠を結んだ線
2. 口角から1〜2cm
3. 上下に0.5cm
4. さらに1〜2cm
5. 上下に0.5cm

図 4. 頬部の注入ポイント

る[8)9)]．ただし，しわの広がりが外側で強い場合はその外側に2列目をマークする場合もある．さらに表情を作った際確認できるが，外側眼窩部眼輪筋線維が極端に広がっている場合もあり，その場合は総投与量に留意しながらより多くのポイントに注射する方法で行う必要がある（図3）[6)]．

この際，目尻から頬部にしわが広がるような場合は，皮膚の状態も診察し表情筋に作用させることで改善できるしわであるかどうか適応を見極める必要がある．眼瞼から頬部につながる皮膚のしわに関しては，治療プランとして筋肉の収縮が少し弱まり皮膚の浅いしわが目立たなくなる程度の結果が望ましく，表情筋の可動域を障害する強さでは決して打たないことが重要である．筋肉を緩めたり，収縮させたりしながら眼瞼から頬部にかけてのしわの広がりを観察し注入ポイントを決定する．頬部にかかるしわの広がりや数は患者によって異なるので，注入部位も1列で2か所，2列で4か所など様々である．注入ポイントは患者にいろいろ表情を変えてもらいながら決めるが，第1列目2列目と表情しわが最も集中するところにすべきである．頬部に広がるしわに対する注射のポイントの一つのメルクマールとして表情じわは口角から1～2cmのところからスタートするためマーキングのガイドラインとして，口角から耳垂部耳珠をつなぐ線を想定し，最初の列は口角から1～2cm離れたところに置き，想定した線の上0.5cmと下0.5cmの点2か所に注射ポイントに注射する．さらに程度により必要であるならば，第1列目の外側1～2cmの位置に第2列目を定め第1列目と同様に注射する（図4）．このポイントは，頬部における目尻からつながるしわの原因筋である大頬骨筋，笑筋のラインと重なる．ただし，過剰な投与量は笑うという日常生活の中で重要な表情である笑顔に支障をきたすため，注意が必要である．頬部にかかるしわをとるための注入に際し，最も気を付けるべきポイントは，注入深度である．注入深度を深くして筋肉の動きを強く弱めないよう，浅い層に注入するべきである．さらに，筋肉に拡散していくのを防ぐためには，ボツリヌストキシンの用量も投与量も少なくすることである．注入の深さとしては針先で膨疹ができるのを確認しながら行う深さが望ましい（図5）．この部位の注入の目的は表情に影響を与えずしわを薄くすることである．注入量としては左右それぞれの頬部にボトックスビスタとして2～4単位，経過を2週間前後でチェックし，必要なら追加投与する方が安全である[10)11)]．また，下眼瞼でのしわに対しては，余剰皮膚の量に留意しながら瞳孔中心線で瞼板前部分に注射するのが有効である．また，下眼瞼のしわであるが，瞼板前の筋線維が伸びることにより単にしわがとれるだけでなく，瞼裂も開大し，適応を間違えなければ，ゼリーロールも修正され，美容的にも効果的である（図6）[12)]．

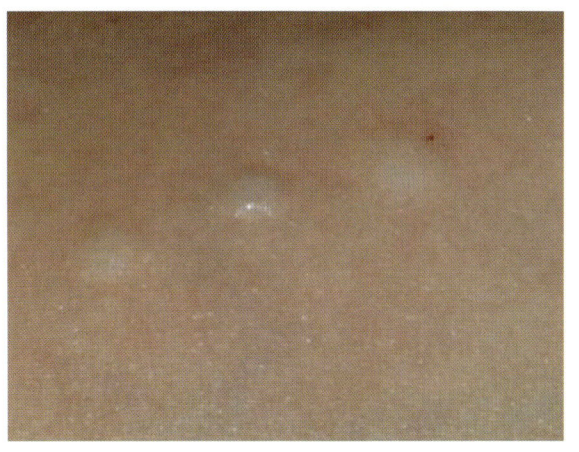

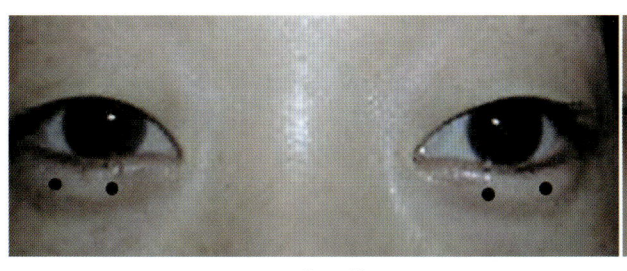

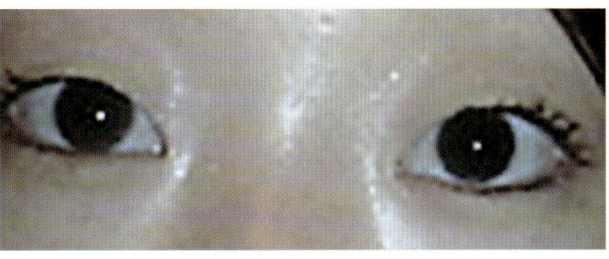

図5．頬部注入（膨疹例）

a．注入前　　　b．注入後1か月
図6．瞼板前部分注入例．40歳，女性．各2単位，計4単位

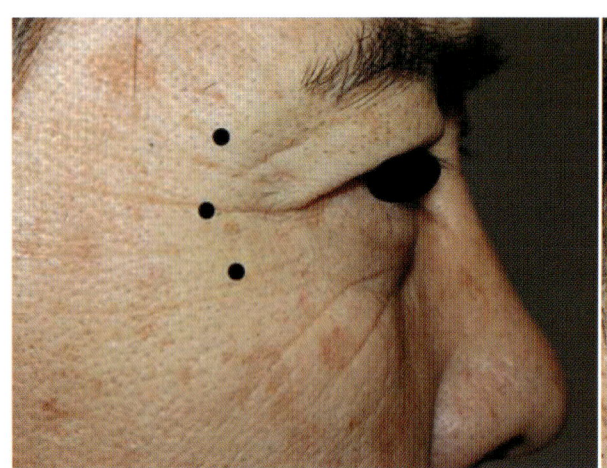

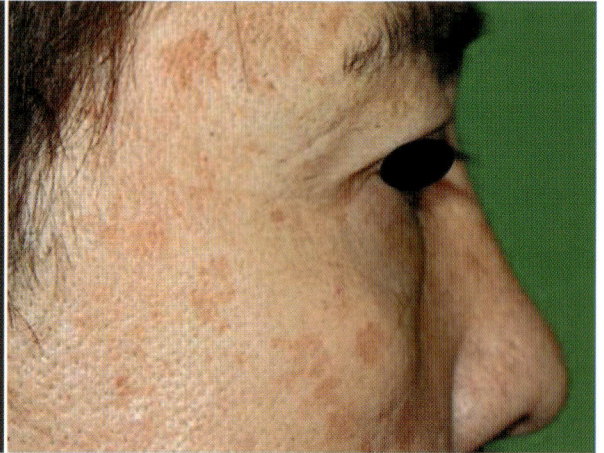

a．注入ポイント　　　　　　　　　　　　　　b．術後3週間

図 7．症例 1：55 歳，男性．注入ポイント 3 点，各 2 単位注入

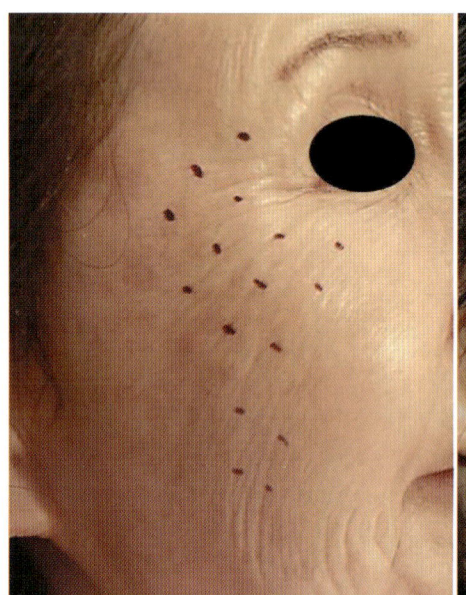

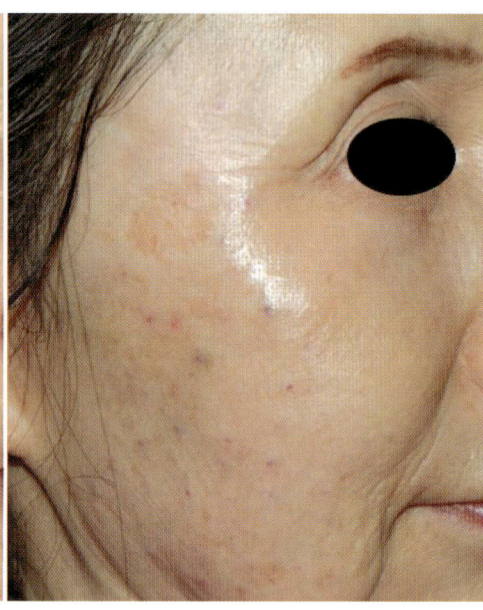

図 8．
症例 2：64 歳，女性．
目尻および頬部，合
計 12 単位
　a：術前
　b：術後 3 週間

C．症　例

症例 1：55 歳，男性．目尻 3 点注入施術後 3 週間（図 7）

症例 2：64 歳，女性．目尻 12 点，頬 4 点注射施術後 3 週間（図 8）

D．副作用

目尻のしわに対しての副作用は針先を眼窩方向に向けなければ，基本的には少ないが，頬部にかかるしわまでとる場合は副作用は顔面の非対称，上口唇の下垂，筋肉の動きの障害など注意すべきことが多い．注入深度と投与量に注意が必要である．非対称は注入時ポイントおよび深度に起因する問題であり，上口唇下垂，筋肉の動きの障害は大頬骨筋への過量投与による（図 9）．また，笑筋への過量投与は笑う際の笑筋の動きが悪くなり，口唇のバランスが悪くなる．いずれにしても治療の結果を過度に求めず，投与量も少なく浅く慎重に治療すべきである．

まとめ

目尻から頬部にまで広がるしわに対してボツリヌストキシンによるしわ治療は有効な方法であるが特に頬部においては眼輪筋の影響のみならず大頬骨筋，笑筋も関係するためこれらの筋に効果を

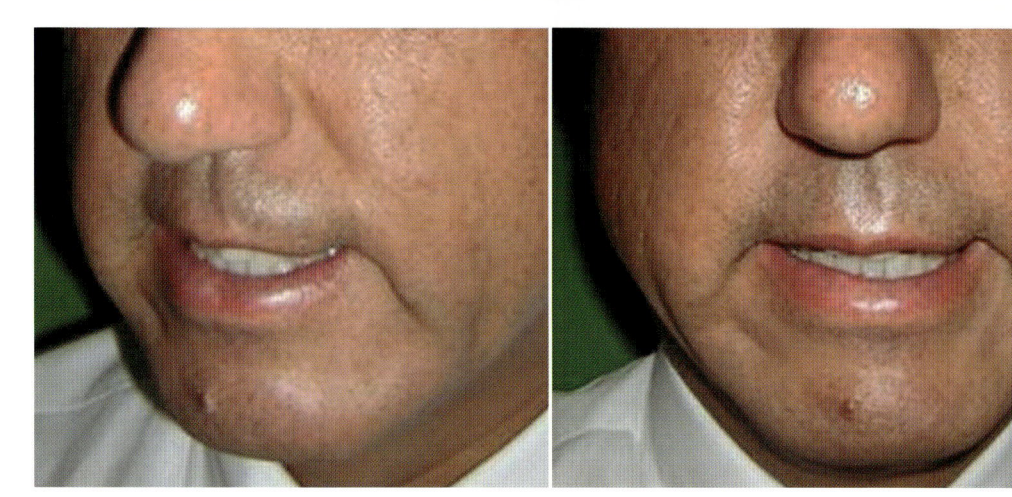

図 9. 大頬骨筋への過剰投与による上口唇下垂例

及ぼすよう注射するが，その際過量に投与し表情に影響を及ぼさないよう十分注意して注射する必要がある．

文献

1) Scott, A. B., Rosenbaum, A., Collins, C. C.：Pharmacologic weakening of extraocular muscles. Invest Ophthalmol. **12**：924-927, 1973.
2) Scott, A. B.：Botulium toxin injection into ectracular muscles as an alternative to strabismus surgery. Ophthalmology. **87**：1044-1049, 1980.
3) Carruthers, J. D., Carruthers, J. A.：Treatment of glabellar frown lines with C. botulinum-A extoxin. J Dermatol Surg Oncol. **18**：17-21, 1992.
4) Scott, A. B., Kennedy, R. A., Stubbs, H. A.：Botulinum toxin A injection is a treatment for blepharospasm. Arch Ophthalmol. **103**：347, 1984.
5) Harii, K., Kawashima, M.：A double-blind, randomized, placebo-controlled, two-dose comparative study of botulinum toxin type A for treating glabellar line in Japanese subjects. Aesthetic Plast Surg. **32**：724-730, 2008.
6) Kawashima, M., Harii, K.：An open-label, randomized, 64-week study repeating 10- and 20-U doses of botulinum toxin type A for treatment of glabellar lines in Japanese subjects. Int J Dermatol. **48**：768-776, 2009.
7) 梶 龍兒総監修，波利井清紀編集：美容医療のボツリヌス治療．53-55，診断と治療社，2010.
8) 古山登隆：A型ボツリヌス菌毒素による皺治療（特に上顔面を中心として）．日美外報．**26**：188-195，2004.
9) 川島 眞，古山登隆監修：メスを用いないシワ治療．92-99，メディカルプロフェッショナルリレーションズ株式会社，2011.
10) de Maio, M., Rzany, B.：Botulinum Toxin in Aesthetic Medicine. 71-77, Springer, 2007.
11) de Mario, M.：The minimal approach：an innovation in facial cosmetic procedures. Aesthetic Plast Surg. **28**(5)：295-300, 2004.
12) Flynn, T. C., Carruthers, J. A., Carruthers, J. A.：Botulinum-A toxin treatment of the lower eyelid improves infraorbital rhytides and widens the eye. Dermatol Surg. **27**(8)：703-708, 2001.

2013-2014 全国の認定医学書専門店一覧

北海道・東北地区

北海道	東京堂書店・北24条店
	昭和書房
宮城	アイエ書店
秋田	西村書店・秋田支店
山形	髙陽堂書店

関東地区

茨城	二森書店
栃木	廣川書店・獨協医科大学店
	廣川書店・外商部
	大学書房・獨協医科大学店
	大学書房・自治医科大学店
群馬	廣川書店・高崎店
	廣川書店・前橋店
埼玉	文光堂書店・埼玉医科大学店
	大学書房・大宮店
千葉	志学書店
	志学書店・日本医科大学店
東京	明文館書店
	鳳文社
	文光堂書店・本郷店
	文光堂書店・外商部
	文光堂書店・日本医科大学店
	医学堂書店
	東邦稲垣書店
	学友社書店
	学友社書店・東京医科大学売店
	文進堂書店
	文進堂書店・営業所（外商）
	文進堂書店・帝京ブックセンター
	文光堂書店・板橋日大店
	文光堂書店・杏林大学医学部店
神奈川	鈴文堂

東海・甲信越地区

山梨	明倫堂書店・甲府店
長野	明倫堂書店
新潟	考古堂書店
	考古堂書店・新潟大学病院店
	西村書店
静岡	ガリバー・浜松店
	ガリバー・静岡店
愛知	大竹書店
	ガリバー・豊明店
三重	ワニコ書店

近畿地区

京都	神陵文庫・京都営業所
	ガリバー・京都店
	ガリバー・京都大学店
	辻井書院
大阪	神陵文庫・大阪支店
	神陵文庫・大阪サービスセンター
	辻井書院・大阪歯科大学天満橋病院売店
	関西医書
	神陵文庫・大阪大学医学部病院店
	神陵文庫・大阪医科大学店
	ワニコ書店
	ワニコ書店・枚方店
	辻井書院・大阪歯科大学楠葉学舎売店
	神陵文庫・大阪府立大学羽曳野キャンパス店
兵庫	神陵文庫・本社
	神陵文庫・西宮店
奈良	奈良栗田書店・奈良県立医科大学店
	奈良栗田書店・外商部
和歌山	神陵文庫・和歌山店

中国・四国地区

島根	島根井上書店
岡山	泰山堂書店・鹿田本店
	神陵文庫・岡山営業所
	泰山堂書店・川崎医科大学店
広島	井上書店
	光書房（広島市）
	神陵文庫・広島営業所
	光書房（呉市）
山口	井上書店
徳島	久米書店
	久米書店・医大前店

九州・沖縄地区

福岡	九州神陵文庫・本社
	九州神陵文庫・福岡大学医学部店
	井上書店・小倉店
	九州神陵文庫・九州歯科大学店
	九州神陵文庫・久留米大学医学部店
佐賀	九州神陵文庫・佐賀店
熊本	金龍堂・本荘店
	九州神陵文庫・熊本出張所（外商）
	九州神陵文庫・熊本大学医学部病院店
大分	九州神陵文庫・大分営業所
	九州神陵文庫・大分大学医学部店
宮崎	田中図書販売（外商）
	メディカル田中
鹿児島	九州神陵文庫・鹿児島営業所
沖縄	考文堂・メディカルブックセンター
	考文堂・琉球大学店

＊医学書専門店の全店舗（本・支店，営業所，外商部）が認定店です。各書店へのアクセスは本協会ホームページから可能です。

2013.01作成

日本医書出版協会では上記書店を医学書の専門店として認定しております。本協会認定証のある書店では，医学・看護書に関する専門的知識をもった経験豊かな係員が皆様のご購入に際して，ご相談やお問い合わせに応えさせていただきます。

また正確で新しい情報を常にキャッチし，見やすい商品構成などにも心がけて皆様をお迎えいたします。医学書・看護書をご購入の際は，お気軽に，安心して認定店をご利用賜りますようご案内申し上げます。

JMPA 一般社団法人 日本医書出版協会
http://www.medbooks.or.jp/

〒113-0033
東京都文京区本郷5-1-13 KSビル7F
TEL (03)3818-0160　FAX (03)3818-0159

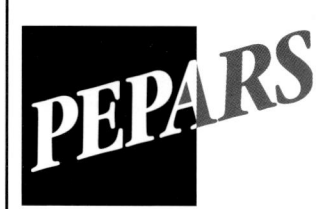

◆特集／ここが知りたい！顔面のRejuvenation─患者さんからの希望を中心に─

C. 下眼瞼

Tear trough・lid/cheek junction に対するフィラーの選択と注入のコツ
─加齢により下眼瞼がたるむのはなぜか？─

一瀬　晃洋*

Key Words：鼻頬溝(tear trough)，瞼頬溝(lid/cheek junction・tear trough deformity)，ボリューメトリック・リストレーション(volumetric restoration)，ヒアルロン酸(hyaluronic acid)

Abstract　　下眼瞼のtear trough deformityに対するヒアルロン酸による当科のvolumetric restorationの方法を解説する．下眼瞼のvolumetric restorationでは，ヒアルロン酸の注入部位を7部位より選択している．原則的に，25～27 G鈍針を用いてヒアルロン酸を皮下組織～真皮深層に注入して大まかな形を作り，小さな溝や凸凹が残った場合には必要に応じ32～33 G鋭針で皮内にごく少量追加注入して修正し仕上げとする．ヒアルロン酸の多くの注入製剤は，水を含んで数日後～数週間で膨隆するために，控えめの注入とし，必要に応じて二期的(2～4週後)に少量の注入を行い修正する．ヒアルロン酸の注入は，比較的簡便に行うことが可能であり，ダウンタイムが少なく安全性も高いため多くの患者に推奨できる方法である．しかしながら，ヒアルロン酸の注入によって望ましい下眼瞼の形態に仕上げるのは，簡単ではない．術者が使い慣れてその性質を熟知したヒアルロン酸製剤を選択し，術式に習熟し細心の注意を払って注入を行うことが重要である．

はじめに

　Tear trough(鼻頬溝，nasojugal groove)やlid/cheek junction(瞼頬溝，palpebromalar groove)[1～3]は下眼瞼下方に生じる溝であり，若年者にも認められるが，加齢に伴い顕在化する症例が多い(図1)．いわゆる眼袋変形，袋状下眼瞼，tear trough deformity，baggy eyelidなどと呼ばれる下眼瞼の特徴的な加齢による変形は，nasojugal grooveやpalpebromalar grooveの凹みとその上方の膨隆により構成される．過去には，この変形の本態が眼窩脂肪ヘルニアであると考えられ，単純なヘルニア脂肪切除による平坦化により治療されるのが一般的であったようである．しかし，近年では加齢による顔面の形態変化の解明が進み，tear troughやlid/cheek junctionの溝や周囲の不足した組織を増やして，若く本来の顔面形態へ回復させるvolumetric restorationの概念が普及してきた．volumetric restorationで用いる注入材料としては，自家脂肪やフィラーがよく用いられる．中でも，ヒアルロン酸は吸収性の注入材料であり，顔面の皮下注入に長年使用されてきた比較的安全性の高い材料である．本稿ではヒアルロン酸を用いた下眼瞼のvolumetric restorationについて解説する．

Tear trough・lid/cheek junctionの原因

　頬脂肪体の下降により眼窩下縁に生じる溝，眼窩中隔の付着部に生じる溝，tear trough ligament[2]やorbicularis retaining ligamentによる溝や，眼窩脂肪のヘルニアにより相対的に陥凹が目立つようになるという説など，いくつかの仮説がある．これらの要因が複合して生じたと考えられる症例は多い．

---

* Akihiro ICHINOSE, 〒650-0017　神戸市中央区楠町7-5-2　神戸大学大学院医学研究科形成外科学・神戸大学医学部附属病院美容外科，准教授

図 1.
下眼瞼周囲の皮膚溝と袋状下眼瞼
① 下眼瞼溝(inferior palpebral fold)
② 鼻頬溝(tear trough, nasojugal groove)
③ 瞼頬溝(lid/cheek junction, palpebromalar groove)
④ 袋状下眼瞼(baggy eyelid, tear trough deformity)
⑤ 中頬溝(midcheek groove)

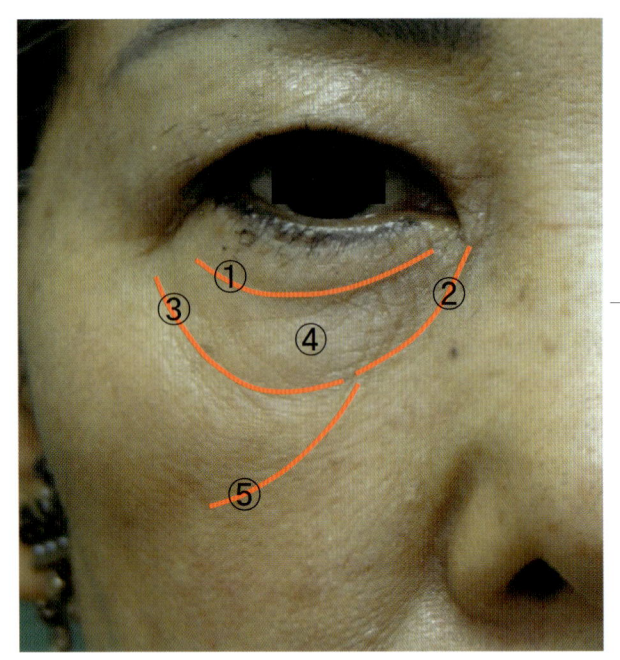

治療の特徴

1. 利点

1) 簡便である
2) ダウンタイムが少ない
3) 注入により望ましくない変形を生じても,吸収されるに伴い改善するため比較的安全と言える
4) ヒアルロニダーゼを用いて減量することも可能である

2. 欠点

1) 注入後に予想以上に体積が増加することがある
2) 吸収されるために繰り返して行う必要がある
※実際は2年以上若干の効果が残存する症例は多い

患者評価

眼窩脂肪を減量すべきなのか,その下方のボリュームを増やして平坦化させる方がいいのかを患者を観察し検討する.患者の多くは,「眼袋をなくして欲しい」と希望してくるため,眼窩脂肪ヘルニアとして眼窩脂肪切除が用いられることが一般的であったと考えられる.しかし,その本態は必ずしも眼窩脂肪の本質的ヘルニアではなく,nasojugal groove/palpebromalar groove の陥凹による相対的なヘルニアである症例は多い.すなわち,眼窩脂肪を単純に減量切除して眼袋をなくしたとしても,若く良好な形態を得られるとは限

表 1. Tear trough deformity の分類と volumetric restoration の適応

type 立位での形態 (視診)	眼窩脂肪の 前方突出	nasojugal groove/ palpebromalar groove の凹み	volumetric restoration(ヒアルロン酸注入)の適応	備考
Ⅰa 本質的ヘルニア	+	−	×	・type Ⅰaの症例の比率は非常に少ない ・眼窩脂肪減量術の適応
Ⅰb 本質的ヘルニア	+	+	○	・ヒアルロン酸注入単独での満足度はやや低い
Ⅱa 相対的ヘルニア	−	+	◎	・nasojugal groove/palpebromalar の下方の皮膚を1cm程指で押し上げた時,両方の溝・ヘルニアが消失してみえる
Ⅱb 相対的ヘルニア	−	+ Nasojugal groove/palpebromalar groove の下方の volume の不足著しい	◎〜○	・注入剤を多く必要とする

※皮膚弛緩が多い症例の場合は,注入後の満足度は比較的低くなる.

らない．実際には，nasojugal groove/palpebromalar groove 付近の陥凹の治療が適応になる症例が多い．術者は患者をよく観察し，どの部位のボリュームを増減させることによって若く整容的に望ましい形態を得られるかの評価を行う（表1）．

手　技

1．使用する材料

ヒアルロン酸を用いて volumetric restoration を行う際には，術者が使い慣れてその特性を熟知した注入材料を選択する方が失敗が少ない．特に注入後の体積の増加には注意が必要である．筆者はジュビダームリファイン，ジュビダームウルトラ，レスチレンなどを用いているが，注入後の増加率は注入材料により異なる．

2．注入部位の決定

下眼瞼の volumetric restoration では，注入部位を7部位より選択している（図2）．部位および注入量を詳細に記載しておくと，術後の経過の確認や追加の注入を行う際に便利である．

3．麻　酔

患者満足度を高めるために，施術時の除痛は非常に重要である．下記の麻酔法を組み合わせて除痛を図ると良い．

A．局所麻酔含有クリーム・ジェル

刺入点，注入部位に塗布する．眼窩下神経ブロックが効きにくい部分は，外用局所麻酔薬を十分に効かせるようにする．

B．眼窩下神経ブロック

2％リドカインと7％メイロンの4～2：1の割合の混合液を用い，片側で0.5～1 ml の注入を鼻翼溝の約5 mm 外側の骨膜上付近に行う．除痛持続時間は短いが，palpebromalar groove の最外側を除いてほぼ全体の除痛が可能であるために使用価値が高い．

C．浸潤麻酔

麻酔クリームや神経ブロックの効きにくい部分，または鈍針の刺入部に鋭針を刺す部分などは，ごく少量を皮下注射する．

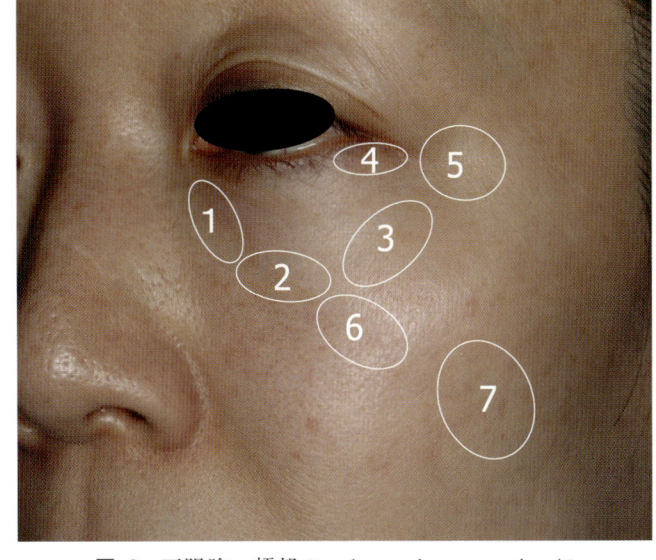

図2．下眼瞼〜頬部の volumetric restoration における注入部位
　① upper nasojugal groove
　② lower nasojugal groove
　③ palpebromalar groove
　④ lateral inferior palpebral margin
　⑤ lateral orbital groove
　⑥ midcheek groove
　⑦ malar groove

D．冷　却

アイスパックなどを注入部位の皮膚に直接押しあてて十分に冷却した直後にヒアルロン酸を注入すると，局麻剤を使用しなくてもある程度の除痛を得られる．修正時などごく少量のヒアルロン酸を注入する場合は，しばしば用いる．

4．注　入

筆者は，25～27 G の先端が鈍の注射針と，32～33 G の先端が鋭の通常の注射針を症例に応じて用いている．原則的に，鈍針を用いて皮下組織〜真皮深層に注入して大まかな形を作り，小さな溝や凸凹が残った場合には必要に応じ細い鋭針で皮内にごく少量注入して仕上げとする．多くのヒアルロン酸注入剤は，水を含んで数日後〜数週間で膨隆するために，控えめの注入とし，必要に応じて二期的（2～4週後）に修正する．

合併症と対策

1．球後出血，神経障害

特に下眼瞼へのフィラーや脂肪の注入では，血

管閉塞や血管炎による視神経・動眼神経障害の danger zone とされるためヒアルロン酸注入においても注意が必要である．合併症防止の策として，原則として鈍針を使用する，眼窩隔膜内に注入しない，注入する層を考慮する，少量かつ緩徐な注入に留める，などがある．

2．異物反応・アレルギー

ヒアルロン酸は異物反応やアレルギー反応を生じる頻度は非常に少ないとされるが，ゼロではない．顔面の広範囲の発赤・腫脹が注入後1年近く遷延した経験がある．そのリスク低減のために，当科では皮内テストを行い4週間の経過観察を推奨している．

3．段差，溝

改善しにくい溝に対しては，一度に無理に多量のヒアルロン酸を注入せずに様子を見て，二期的に注入する．また，ヒアルロン酸の術後の膨隆のために，術前の溝と異なる位置に段差を生じることがあるが，これも控えめな注入が無難である．

4．肌の色調の変化

皮膚が薄い下眼瞼で生じやすく，ヒアルロン酸が透見して見えることが主因と考えられる．ヒアルロン酸はなるべく深めの層に注入し，消えにくい溝などに対し皮膚浅層に注入する場合はごく少ない注入に留める．

引用文献

1) 一瀬晃洋：加齢により下眼瞼がたるむのはなぜか？．眼のサイエンス 視覚の不思議 眼瞼・眼窩・涙器・涙液．根木 昭編集．19-20，文光堂，2010．
2) Wong, C. H., Hsieh, M. K., Mendelson, B.：The tear trough ligament：anatomical basis for the tear trough deformity. Plast Reconstr Surg. **129**：1392-1402, 2012.
3) Haddock, N. T., Saadeh, P. B., Boutros, S., et al.：The tear trough and lid/cheek junction：anatomy and implications for surgical correction. Plast Reconstr Surg. **123**：1332-1340；discussion 1341-1342, 2009.

Monthly Book Derma. 15周年記念書籍

匠に学ぶ
皮膚科外用療法
─古きを生かす、最新を使う─

編集企画／上出良一
（東京慈恵会医科大学附属第三病院皮膚科教授）

B5判　222ページ
本体 6,500円（定価 6,825円）
ISBN978-4-88117-061-8

外用薬の使い方は、皮疹の経過・状態で自ずと異なるし、患者の心理・社会的環境も考慮されなければならない。本来、EBMの概念は、「入手可能な範囲で最も信頼できる根拠を把握したうえで、個々の患者に特有の臨床状況と患者の価値観を考慮した医療を行うための一連の行動指針」とされる。しかし、最近のEBMはその前半部分のみが強調され、後半の患者固有の要因を勘案することが忘れ去られているかのように見える。この後半部分を生かすのがまさに「匠の技」である。ガイドラインが示すところを熟知し、その行間をしっかり読みとり、個々の患者において最適化することが、皮膚科医に課せられた使命である。（序文より抜粋）

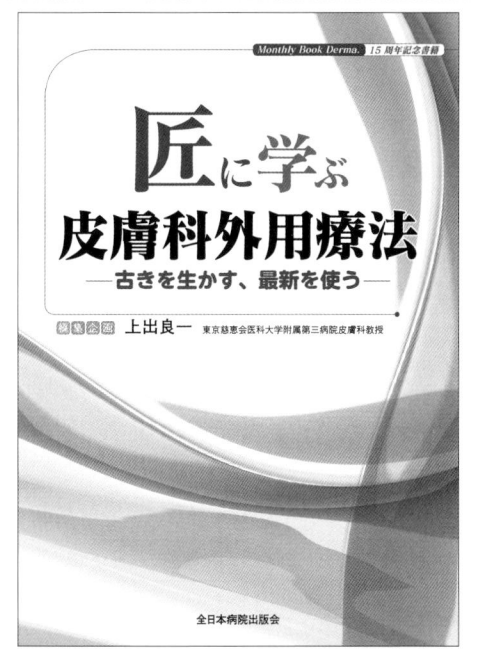

臨床にフル活用!!

目次

Ⅰ．ガイドラインの行間を読む
1. アトピー性皮膚炎の外用療法………………佐伯秀久
2. 接触皮膚炎の外用療法………………………横関博雄
3. 乾癬の外用療法………………………………照井　正
4. 痤瘡の外用療法………………………………赤松浩彦
5. 脱毛症の外用療法……………………………板見　智
6. 多汗症の外用療法……………………………藤本智子
7. 疥癬の外用療法………………………石井則久，四津里英
8. 真菌症の外用療法……………………………五十棲健
9. 皮膚悪性腫瘍の外用療法……………………竹之内辰也
10. 褥瘡の外用療法………………………………立花隆夫
11. ケミカルピーリング…………………………山本有紀

Ⅱ．伝えておきたい外用療法のコツ
1. 湿疹・皮膚炎群（アトピー性皮膚炎，接触皮膚炎以外）の外用療法…………………………………末木博彦
2. 皮膚瘙痒症，痒疹……………………………石黒直子
3. 炎症性・遺伝性角化症（乾癬を除く）………三橋善比古
4. 色素異常症……………………………林　昌浩，鈴木民夫
5. 皮膚細菌・ウイルス感染症………奥村陽子，清島真理子
6. 真菌感染症……………………………………丸山隆児
7. 動物性皮膚症…………………………………夏秋　優
8. 皮膚潰瘍………………………………………田村敦志
9. 熱傷の局所療法………………………………臼田俊和
10. 爪疾患，鶏眼・胼胝─ケアも含めて─……加藤卓朗
11. 口腔粘膜疾患…………………………………日野治子
12. 美白治療………………………………………川田　暁
13. 小児における外用療法の留意点……………山本一哉
14. 高齢者における外用療法の留意点…………種井良二
15. 妊婦における外用療法の留意点……山名やよい，川上理子
16. 在宅医療における外用療法…………………袋　秀平
17. 外用療法における看護師の技………………佐藤博子
18. 患者からみた外用療法─アトピー性皮膚炎患者への外用指導（NPO法人日本アレルギー友の会より）─………丸山恵理

Ⅲ．これからの外用療法のために
1. ステロイド外用薬開発の歴史………………武田克之
2. 「脱ステロイド」とは─その本質は─………藤澤重樹
3. 「脱ステロイド」の残したもの………………幸野　健
4. ステロイド外用療法─患者指導のコツ─…加藤則人
5. アトピー性皮膚炎治療におけるステロイド外用節約レジメについて…………………………………窪田泰夫
6. 外用薬─何倍まで薄めていい？……………大谷道輝
7. ステロイド外用療法再考……………………塩原哲夫
8. 乾癬治療の歴史………………………………清水正之
9. 日本の外用療法はこれでいいのか！………渡辺晋一
10. ジェネリック外用薬をどう考えるか？……小澤　明
11. スイッチOTCをどう考えるか？……………横関博雄
12. 外用薬の可能性─カルシニューリン阻害薬─……大槻マミ太郎
13. 外用薬の可能性─活性型ビタミンD_3─………………………………今福信一，中山樹一郎
14. 外用薬の可能性─イミキモド─……………石地尚興
15. 新規抗炎症薬への期待─NFκBデコイDNAを利用したアトピー性皮膚炎治療薬開発─…………玉井克人

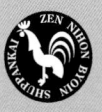

(株)全日本病院出版会
〒113-0033　東京都文京区本郷3-16-4
電話(03)5689-5989　FAX(03)5689-8030
http://www.zenniti.com

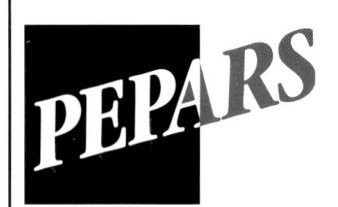

◆特集／ここが知りたい！顔面のRejuvenation—患者さんからの希望を中心に—

C. 下眼瞼
Tear trough・lid/cheek junction に対する手術療法

小室裕造[*1] 小泉拓也[*2] 望月真理子[*3]

Key Words：下眼瞼(lower eyelid)，下眼瞼除皺術(lower blepharoplasty)，fat repositioning，ハムラ法(Hamra method)

Abstract 下眼瞼の tear trough および lid/cheek junction の溝の修正にはその解剖学的構造を理解しておく必要がある．手術においては眼窩脂肪を切除して眼窩を平坦化させるよりも augmentation を行った方が張りのある下眼瞼が再建できる．その際眼窩脂肪を有茎弁の形で移動させる fat repositioning は極めて有用な方法であり症例に応じ経皮アプローチ，経結膜アプローチを使い分けることで幅広い患者に適応させることができる．注意すべきは下眼瞼の下方牽引，外反であり皮膚の取りすぎに注意することは無論であるが，特に高齢者では何らかの canthoplasty を併用することが重要である．

はじめに

下眼瞼のいわゆる目袋の下縁にあたる溝は，内側では tear trough，外側では lid/cheek junction と呼ばれ加齢とともに顕在化するため老けた印象を与えることとなる．特に内側の tear trough 部分は"目のクマ"に一致し黒ずんだ色調の変化を呈するのでさらに目立ちやすい．治療には立体的な形態改善が必要でありフィラーの注入や手術などの外科的療法が行われる．

本稿ではそのうちの手術療法について述べる．

加齢に伴う下眼瞼の解剖学的変化

下眼瞼には加齢により眼輪筋の緊張の低下，皮膚自体の弾力の低下による，たるみ，しわが出現してくる．また眼窩隔膜，Lockwood ligament の緩みは眼窩脂肪の突出(palpebral bag)をきたし，これによりその下部の鼻瞼溝から瞼頬溝(内側では tear trough また nasojugal groove と呼ばれ，

[*1] Yuzo KOMURO，〒279-0021 浦安市富岡 2-1-1 順天堂大学医学部附属浦安病院形成外科・美容外科，教授
[*2] Takuya KOIZUMI，同，准教授
[*3] Mariko MOCHIZUKI，同，助手

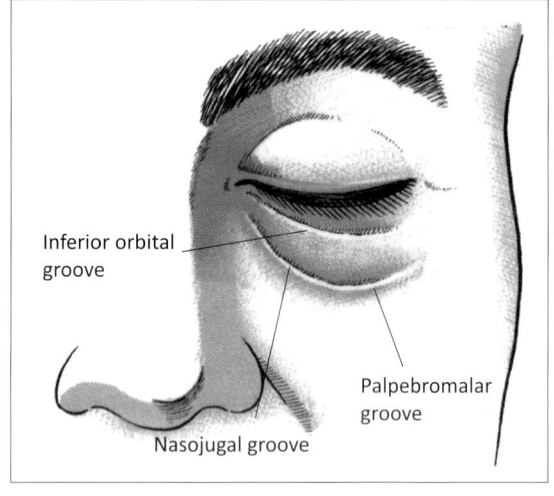

図 1．加齢に伴う下眼瞼の変化
瞼板前部眼輪筋の隆起であるいわゆる涙袋の下に inferior orbital groove を認め，その下に眼窩脂肪の突出をみる．これが著しい例は baggy eyelids と呼ばれる．突出した眼窩脂肪の下に内側では目のクマに相当する tear trough，外側では lid/cheek junction が形成される．

外側の lid/cheek junction また palpebromalar groove につながる)が目立ってくる．この眼窩脂肪の突出が高度な例は baggy eyelids と呼ばれる[1]．Baggy eyelids の存在は老けてみえる，疲れてみえるといった患者の訴えになる(図 1, 2)．

生後間もない乳児では下眼瞼から頬部にかけては全体的に凸の形態を示すが，下眼瞼の tear trough に相当する溝に関しては比較的早期から認められる例もあり個人差が大きい．Baggy eyelids も比較的若年から目立つ例がありまたその形態にはバリエーションがある．軽いものは鼻側のみのわずかな膨隆のみであるが，明らかに眼窩脂肪量が多く下眼瞼全体が膨隆するものまで幅広い．こうした変化は加齢とともに顕在化するが骨格の形態を含めた遺伝的な傾向もあると思われる．

Tear trough がなぜ生じるかに関しては諸説ある．眼窩隔膜が眼窩縁に付着する部位に一致するとするもの，上唇鼻翼挙筋と眼輪筋との境界に一致するとするもの，鼻瞼溝部分では皮下脂肪が存在せずその頭側で眼窩脂肪がヘルニア状に突出することにより形成されるなどの説明がなされてきた．これに対し 2009 年 Haddock らは，下眼瞼の詳細な解剖学的検討を行い報告している．それによると下眼瞼の眼輪筋眼窩部上には存在する皮下脂肪(malar fat pad)が眼輪筋眼瞼部上では存在せずこの境界が鼻瞼溝から頬瞼溝に一致すると述べている[2]．また鼻瞼溝部分では眼輪筋の起始部が上顎骨に直接強固に付着しており筋肉下を骨膜上で剥離できる層が存在しないのに対し，lid/cheek junction では眼輪筋は orbicularis retaining ligament で疎に頬骨に付着するのみであるので眼輪筋下の剥離が容易に行えることなどを説明している．したがって tear trough 部分では皮膚直下に眼輪筋が存在しその眼輪筋が直接上顎骨に付着しているため比較的早期より溝状の変形が顕在化しやすくまたその位置は年齢を経てもあまり変化しないものと推察される．これに対し lid/cheek junction では眼輪筋は orbicularis retaining ligament を介して疎に頬骨に付着しているため眼窩脂肪の突出をきたすまでは溝状の変形としてはあまり目立たない．またいったん出現すると ligament の緩みとともに尾側へ移動する傾向があるものと考えられる．

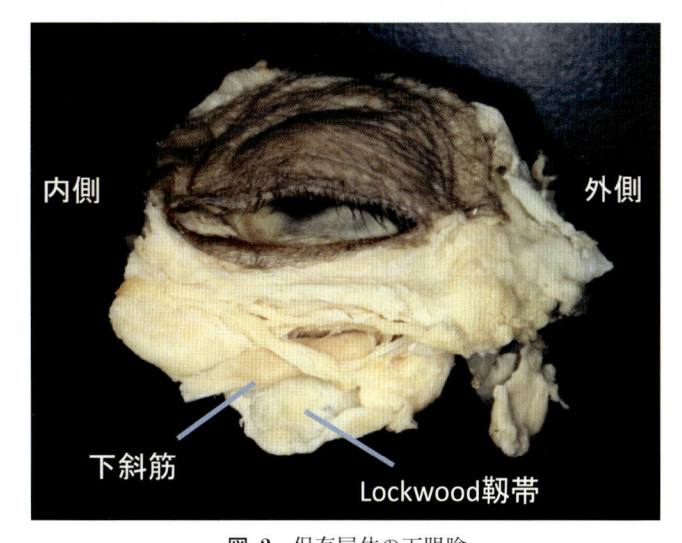

図 2．保存屍体の下眼瞼
眼窩脂肪の内側コンパートメントと中央のコンパートメントの間を下斜筋が走行し Lockwood 靭帯が支える．

下眼瞼 tear trough・lid/cheek junction に対する手術のコンセプトと適応

下眼瞼の溝を修正するためには突出した眼窩脂肪部分を平坦に戻すことで修正するか，溝の部分に何らかの augmentation をして全体として平坦にするかの方法がある．

1．突出した眼窩脂肪部分の平坦化
A．脱脂術
古くから行われている方法であり下眼瞼の除皺術とともに眼窩脂肪を適宜切除するものである．経結膜アプローチでの脱脂術も広く行われている[1)3)4]．

B．眼窩隔膜のタイトニング
下眼瞼の突出をヘルニアとみなし脱脂術とともに緩んだ眼窩隔膜のタイトニングを行う[5]．

2．Tear trough, lid/cheek junction の augmentation
A．Fat repositioning
眼窩隔膜を開放し眼窩脂肪を有茎の形で tear trough 部分へ移動させるもので Loeb が報告した[6]．その後 Hamra が tear trough から lid/cheek junction 全体に移動させる方法を報告した[7]．本法を経結膜的に行う報告もある[8)9]．

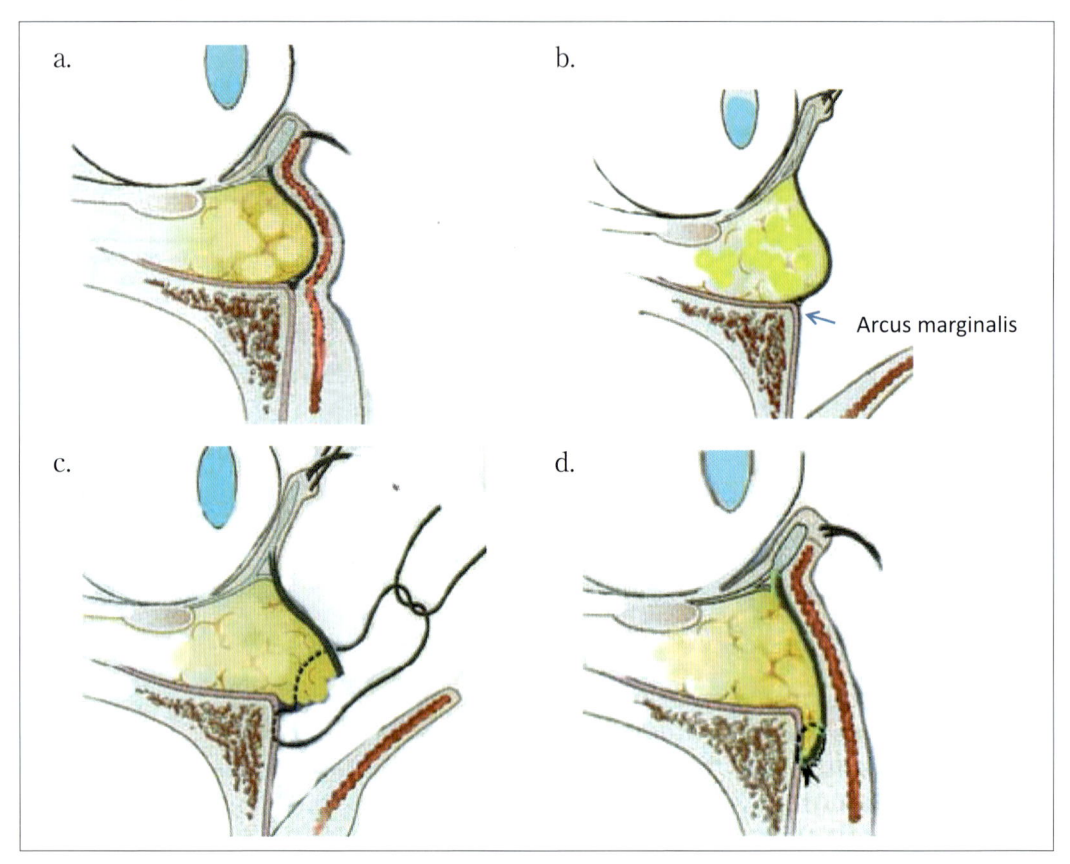

図 3. Hamra 法
a：Baggy eyelid の状態
b：Skin-muscle flap を挙上する．
c：Arcus marginalis の release を行ったところ
d：眼窩隔膜と眼窩脂肪を固定したところ
(Hamra, S. T.：The zygorbicular dissection in composite rhytidectomy：An ideal midface plane. Plast Reconstr Surg. 102：1646-1657, 1998. より改変引用)

B．脂肪移植・脂肪注入

摘出した眼窩脂肪を鼻瞼溝部分に移植または注入する方法や他の部位から脂肪吸引した脂肪組織を注入する方法などがある．

どの術式を選択するかは患者の状態，希望などを勘案し選択するが，眼窩脂肪の取りすぎは下眼瞼が陥凹し生気のない表情になりがちであるので避けるべきである．筆者は表面凸で張りのある下眼瞼を形成できる fat repositioning を主に用いている[10)~12)]．通常は経皮的なアプローチで行うが小じわの目立たない場合は経結膜アプローチを行う．また tear trough の溝が強い症例では眼輪筋の上顎骨付着部を広く剝離し減張切開を加える眼輪筋オーバーラップ法を用いている．

手術の実際

1．経皮 fat repositioning

皮膚の切開は睫毛の 1 mm 下方で行う．外眼角部ではしわに沿って下外方へ延長する．この際睫毛下の切開線と外眼角部の切開線が鋭角にならないように注意する．4～5 mm 皮下を剝離した後，眼輪筋下へ入る．眼窩下縁に達し更に剝離を進めると，内側 1/3 では上顎骨に強固に付着する眼輪筋が認められる．外側 2/3 では眼輪筋下には疎な retaining ligament を認め容易に骨膜上で剝離できる．

眼窩隔膜を眼窩下縁で切開（Arcus marginalis release）し，眼窩脂肪を引き出す．内側のコンパートメントの脂肪はやや色が白く固く移動性が悪い．内側と中央のコンパートメントの間にある下

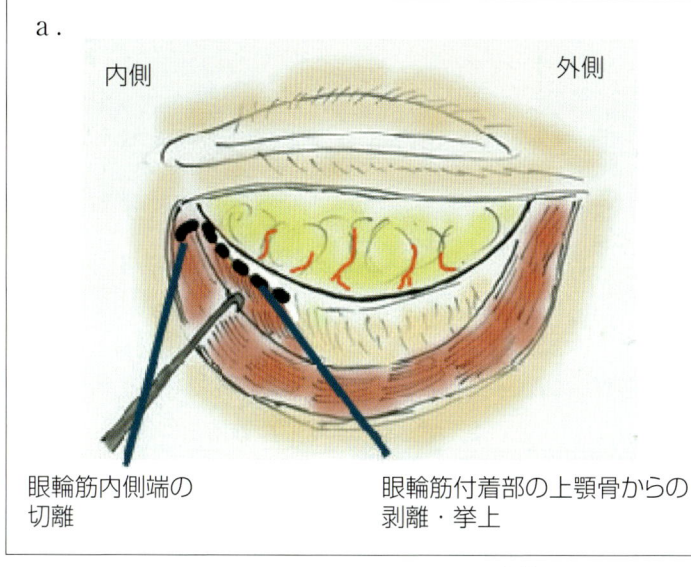

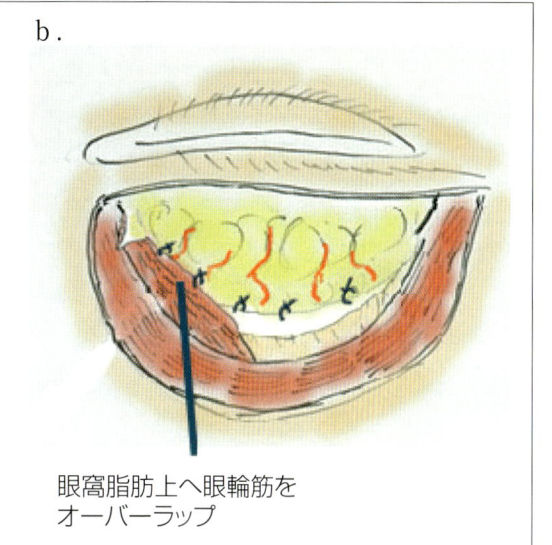

図 4. 眼輪筋オーバーラップ法のシェーマ
a：眼窩下縁内側1/3の上顎骨部分に付着する眼輪筋を剥離挙上し，緊張を減じるため内側端を一部切離する．
b：眼輪筋下に眼窩脂肪を移動させその上に眼輪筋をオーバーラップして縫合する．
(小室裕造：下眼瞼の除皺術．形成外科．54：S184-S188, 2011. より引用)

斜筋を損傷しないよう注意し愛護的に脂肪を引き出す．内側と中央コンパートメントの眼窩脂肪は眼窩脂肪量が極端に多い例を除き，極力切除せず移動させるようにしている．外側のコンパートメントは頬瞼溝が目立つ症例では用いるがその他の場合は必ずしも必要なく手を加えないことも多い．引き出された脂肪組織を眼窩隔膜とともに内側は眼輪筋付着部に，中央から外側は骨膜に縫合固定する．眼窩隔膜は強く尾側に牽引して縫合すると眼瞼の外反につながるのでその加減には注意を払う．眼窩脂肪が多い症例では適宜脂肪組織の切除を行った後，同様の処置を行う(図3)．

2．眼輪筋オーバーラップ法

Tear trough deformity が強い症例や眼窩脂肪量が少なく十分な augmentation ができない場合に適応としている．眼窩内側の眼輪筋上顎骨付着部を広く剥離挙上する．挙上した眼輪筋弁の鼻側で7～8 mm 減張切開を加えることで筋弁の可動性を高めておく．この下に眼窩隔膜および脂肪を敷きつめるよう縫合し，その上に眼輪筋をオーバーラップさせ縫合する(図4)．

3．外眼角の形成

下眼瞼形成術の合併症として下眼瞼の下方牽引 (lower lid retraction)があり，重度の場合，下眼瞼外反を引き起こす．特に高齢者で下眼瞼のサポートが弱い症例では容易にこうした合併症を生じるので fat repositioning で眼窩隔膜や脂肪組織の縫合により下眼瞼が強く牽引された，あるいは小じわの改善のため皮膚を多めに切除した際などには何らかの外眼角形成を行う必要がある．通常は下眼瞼外側の眼輪筋下に存在する外眥靱帯につながる retinaculum をタッキングするか外眼角の骨膜に縫合する canthoplasty[13)14)] で十分である(図5)．他に canthotomy を行い tarsal strip を作成し骨膜に固定する方法などがある[15)]．

眼輪筋の処理として眼輪筋を外上方へ引き上げ余剰部分を切除し外眼角部で縫合するか，余剰眼輪筋を内側から切離し索状の筋弁とし外眼角部で上方に引き上げ眼窩外側の骨膜に縫合することなどを行う．しかし眼輪筋の処理のみで下眼瞼の牽引・外反を防止するまでの効果は少なく下眼瞼の緊張を得るには外眼角の形成が必要である．

4．経結膜 fat repositioning

比較的若年で小じわがない症例や皮膚切開に抵抗のある患者では経結膜アプローチで行う．
Fornix に近い部位の結膜に牽引糸をかける．

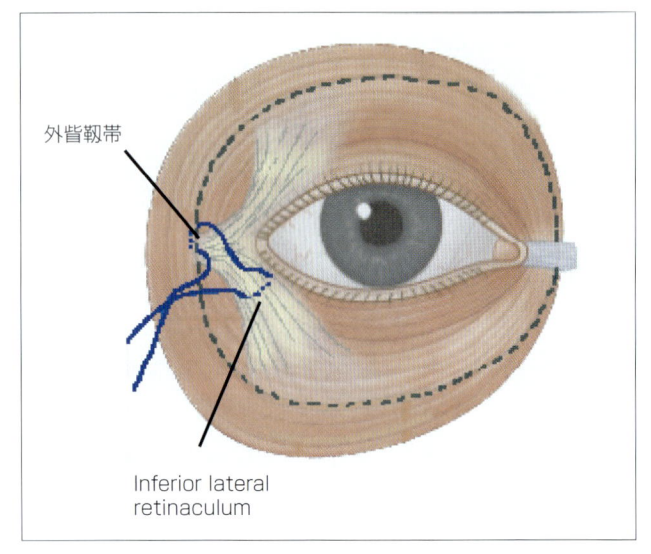

図5. 外側の retinaculum のタッキング縫合による下眼瞼の引き締め

眼窩縁を牽引しながら瞼板下縁に近い部位で結膜を横切開する．切開幅は涙点の位置から外側まで広く行った方がよい．切開には針状のモノポーラ電気メスを用いると出血が少ない．眼輪筋と眼窩隔膜の間を剝離して眼窩下縁に達したら骨膜上を剝離し脂肪を移動させるスペースをつくる．以下隔膜を切開してからの操作は経皮アプローチと同様である．ただし脂肪組織の固定はやや難しく，確実に針糸をかけるには剝離範囲を広くとる必要がある(図6)．

症例

症例1：53歳，女性

下眼瞼のふくらみと目のクマの改善を主訴に来院した．高度の baggy eyelids を認め下眼瞼の弛緩を伴っていた．経皮 fat repositioning および眼輪筋オーバーラップ法で対応することとした．

手術：睫毛下切開より眼輪筋下に剝離し眼窩下縁まで剝離した．眼窩下縁で内側は眼輪筋を上顎骨から剝離し減張切開を加え外側は骨膜上で orbicularis retaining ligament を剝離してポケットを作成した．眼窩隔膜を切開し隔膜と眼窩脂肪を骨膜上に 5-0 吸収糸で4か所縫合固定した．内側では眼輪筋弁を眼窩隔膜上に縫合固定した．外眼角部で retinaculum のタッキングにより下眼瞼の引き締めを行った．皮膚は最大で幅5 mm 切除して縫合した．

結果：術後6か月の時点で，張りのある下眼瞼が獲得されている(図7)．

症例2：55歳，女性

下眼瞼の baggy eyelids の修正を希望し来院した．

手術：経皮的アプローチにて眼窩脂肪の移動

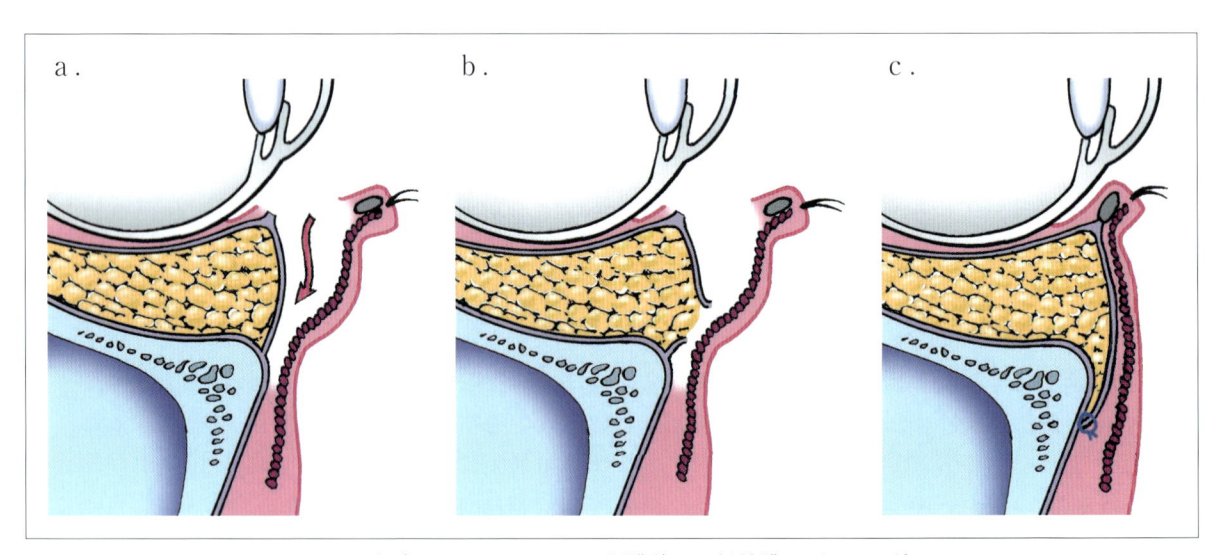

図6. 経皮 fat repositioning，隔膜前での経結膜アプローチ法
　a：瞼板に近い部位で切開し隔膜前を剝離する．
　b：眼窩下縁で隔膜を切開する．
　c：隔膜および眼窩脂肪を骨膜に縫合固定する．
(小室裕造：経皮アプローチ・経結膜アプローチによる Hamra 法の適応とコツ．形成外科．55：489-498, 2012. より引用)

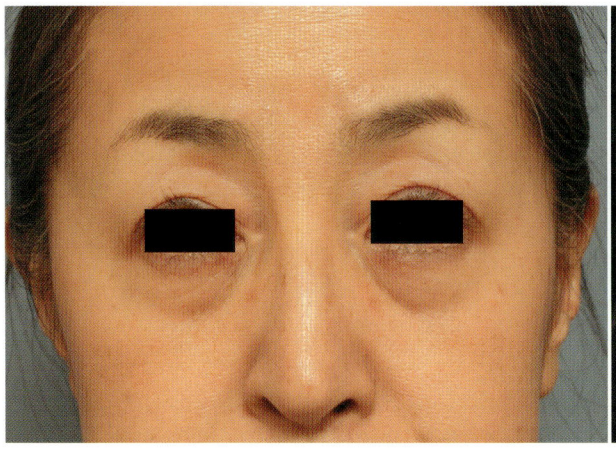

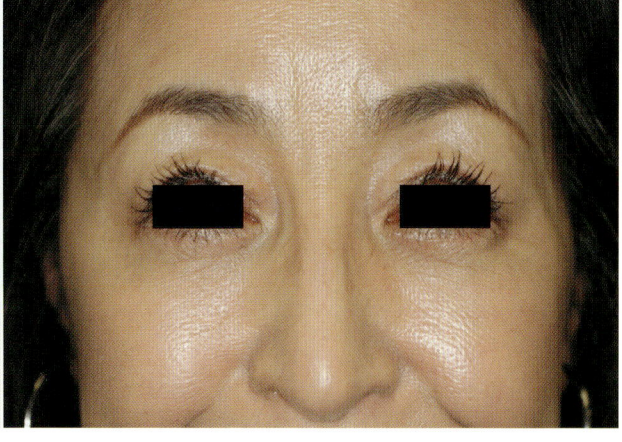

a|b　図 7. 症例 1：経皮 fat repositioning および眼輪筋オーバーラップ法による形成術例（53 歳，女性）
　　　a：術前．Baggy eyelids が顕著である．
　　　b：術後 6 か月の状態．フラットで張りのある下眼瞼が獲得されている．

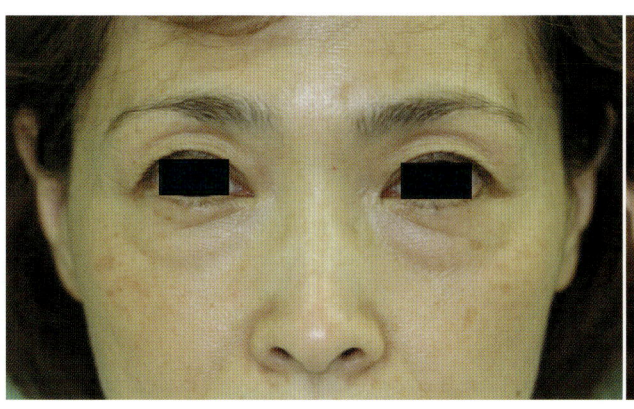

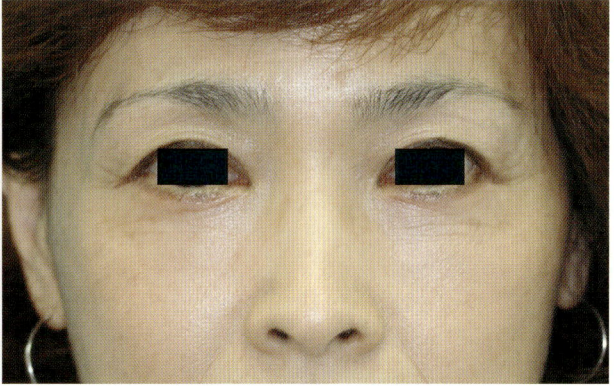

a|b　図 8. 症例 2：経皮 fat repositioning による形成術例（55 歳，女性）
　　　a：術前．軽度の baggy eyelids および皮膚の弛緩を認める．
　　　b：術後 1 か月の状態．フラットな下眼瞼が得られた．

を行った．内側と外側のコンパートメントを開放し眼窩脂肪を移動し眼窩隔膜とともに縫合固定した．Retinaculum のタッキングにより下眼瞼の引き締めを行っている．皮膚は最大幅 4 mm 切除した．

　結　果：術後 1 か月であるが平坦な下眼瞼が得られた（図 8）．

　症例 3：48 歳，女性

　20 歳代より下眼瞼のふくらみが気になっていたとのことで来院した．高度の baggy eyelids を認めた．

　手　術：皮膚のたるみ，小じわはまだ目立たないので経結膜アプローチにより内側，中央，外側のコンパートメントの眼窩脂肪移動を行った．眼窩脂肪の切除は行っていない．

　術　後：術後 2 か月の時点で tear trough deformity は改善している（図 9）．

まとめ

　下眼瞼の tear trough および lid/cheek junction の溝を手術により立体的に改善することで非常に大きな若返り効果が得られる．特に fat repositioning は有用な術式であり経皮的あるいは経結膜的アプローチを使い分けることで患者のニーズに応えることができる．手術に際してはダウンタイムを含めた術後の経過，合併症につきよく説明しておく必要がある．

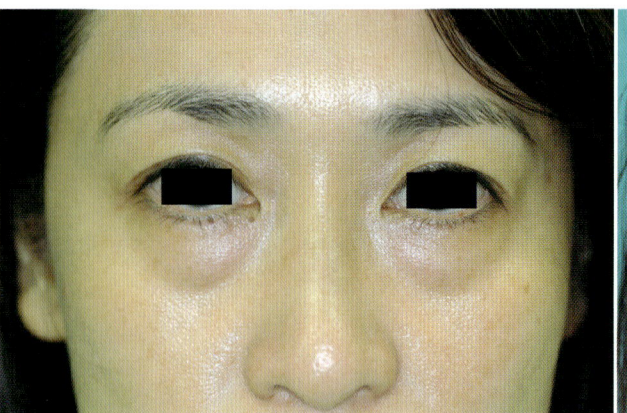

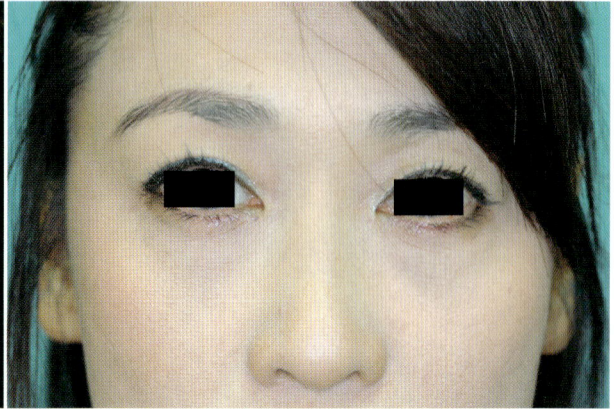

図 9. 症例 3：経結膜 fat repositioning による形成術例（48 歳，女性）　　a｜b
　　 a：術前．若年より下眼瞼の脂肪のふくらみが強い症例
　　 b：術後 2 か月の状態

引用文献

1) Rees, T. D.：Blepharoplasty. Aesthetic Plastic Surgery(2nd ed). Rees, T. D., La Trenta, G. S., ed.. Vol 2, pp 540-594, WB Saunders Co, Philadelphia, 1994.
   Summary　下眼瞼除皺術について基本的な事項が記述されている．美容外科医必読の書．
2) Haddock, N. T., Saadeh, P. B., Boutros, S., et al.：The tear trough and lid/cheek junction：anatomy and implications for surgical correction. Plast Reconstr Surg. 123：1332-1340, 2009.
   Summary　下眼瞼の解剖がきれいなイラストとともに紹介されている．
3) Zarem, H. A., Resnick, J. I., Stuzin, J. M.：Expanded applications for transconjunctival lower lid blepharoplasty. Plast Reconstr Surg. 103：1041-1045, 1999.
4) Seckel, B. R., Kovanda, C. J., Cetrulo, C. L. Jr., et al.：Laser blepharoplasty with transconjunctival orbicularis muscle/septum tightening and periocular skin resurfacing：a safe and advantageous technique. Plast Reconstr Surg. 106：1127-1141, 2000.
5) Sachs, M. E., Bosniak, S. L.：Correction of true periorbital fat herniation in cosmetic lower lid blepharoplasty. Aesthetic Plast Surg. 10：111-114, 1986.
6) Loeb, R.：Fat pad sliding and fat grafting for leveling lid depressions. Clin Plast Surg. 8：757-776, 1981.
   Summary　Fat repositioning 法の基本となる術式が報告されている．
7) Hamra, S. T.：The zygorbicular dissection in composite rhytidectomy：An ideal midface plane. Plast Reconstr Surg. 102：1646-1657, 1998.
   Summary　Loeb の fat sliding 法をリファインした下眼瞼形成術が報告されている．
8) Goldberg, R. A.：Transconjunctival orbital fat repositioning：transposition of orbital fat pedicles into a subperiosteal pocket. Plast Reconstr Surg. 105：743-748, 2000.
9) Kawamoto, H. K., Bradley, J. P.：The tear "TROUGH" procedure：transconjunctival repositioning of orbital unipedicled fat. Plast Reconstr Surg. 112：1903-1907, 2003.
10) 小室裕造：下眼瞼形成—Hamra 法を用いて—．フェイスリフト実践マニュアル．PEPARS. 8：43-49, 2006.
11) 小室裕造：下眼瞼の除皺術．形成外科．54：S184-S188, 2011.
    Summary　眼輪筋を剝離挙上する眼輪筋オーバーラップ法を取り上げた．
12) 小室裕造：下眼瞼加齢性変形の治療　経皮アプローチ・経結膜アプローチによる Hamra 法の適応とコツ．形成外科．55：489-498, 2012.
13) Steven, F.：Algorithm for canthoplasty：the lateral retinacular suspension：a simplified suture canthopexy. Plast Reconstr Surg. 103：2042-2053, 1999.
14) Jelks, G. W., Glat, P. M., Jelks, E. B., et al.：The inferior retinacular lateral canthoplasty：a new technique. Plast Reconstr Surg. 100：1262-1270, 1997.
15) Anderson, R. L., Gordy, D. D.：The tarsal strip procedure. Arch Ophthalmol. 97：2192-2196, 1979.

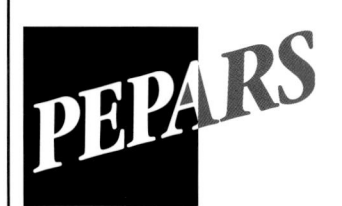

◆特集／ここが知りたい！顔面のRejuvenation―患者さんからの希望を中心に―

C. 下眼瞼
下眼瞼のちりめんじわ・眼瞼のくすみに対する治療戦略

岩城佳津美*

Key Words：下眼瞼のちりめんじわ(fine wrinkles of lower eyelid)，眼瞼のくすみ(skin dullness of eyelid)，眼瞼のくま(dark eye circle)，ビタミン A(レチノール)(vitamin A(retinol))

Abstract 眼瞼はその皮膚の性状から「小じわ・くすみ」が発生しやすい部位であり，美容的にも目立つ場所であることから，改善を希望する患者は少なくない．「小じわ・くすみ」の成因・程度を正確に診断し，それに適した治療を患者の希望を取り入れつつ，複数組み合わせてゆくことがポイントである．筆者は「小じわ・くすみ」の両方に効果が期待できる高濃度レチノール外用剤を治療の柱とし，さらに個々の症例に応じて適した治療を，そこに肉付けしていくような感覚で治療を組み立てている．特に「くすみ」は単独の成因ではない場合がほとんどなので，それを正確に見極め，治療を適切に組み合わせることが患者の満足度を上げるポイントである．さらにメラニンの過剰産生やしわ発生の原因となる紫外線の防御や保湿ケアなど，皮膚を健康に保つスキンケア指導が重要なことは言うまでもない．

はじめに

眼瞼の皮膚は体の中で最も薄く，皮脂の分泌も少ないためバリア機能が低く，乾燥や紫外線など外的環境因子の影響を受けやすい．さらにメイクや掻破などによる物理的刺激も加わる機会が多く，光老化・色素沈着などの変化が生じやすい．整容的にも目立つ部位であり，眼瞼周囲の「小じわ・くすみ」を気にして来院する患者は少なくない．「小じわ・くすみ」の成因と程度に応じて，適宜複数の治療を組み合わせてゆくことがポイントである．

下眼瞼のちりめんじわについて

下眼瞼のしわの主な成因として，皮膚の乾燥，紫外線の影響による弾力線維の変性，コラーゲンの変性や減少，表情筋(眼輪筋)の収縮，皮下脂肪組織の減少などが挙げられる．いわゆる「ちりめんじわ」と呼ばれる浅いしわは表皮の関与が大きく，組織学的には主に表面(角層)から真皮乳頭層までの変化である[1]．したがって，下眼瞼の「ちりめんじわ」を改善するためには，乾燥を防ぎ，角層～表皮の機能を正常化させ，真皮浅層のコラーゲンを増加させるような治療が必要となる．またしわの予防として保湿スキンケア，紫外線対策指導も重要である．

1. 下眼瞼ちりめんじわの治療法

高濃度レチノール外用剤を治療の柱とし，さらにしわの程度や患者の希望に応じて，複数の治療法を組み合わせている．

A. 外用剤
1) 高濃度ビタミンA(レチノール)外用剤

ビタミンA酸(レチノイン酸)が，皮膚の光老化の改善に有効であることは広く知られているが，落屑・紅斑・ひりつきなどの不快症状が高率に起こりやすく，デリケートな目元には使いづらい局面がある．一方，レチノールはレチノイン酸に比べて刺激が少なく，作用は緩徐(レチノイン酸の1/100程度[2])であるが，高濃度・長期の使用

---

* Katsumi IWAKI，〒617-0823 長岡京市長岡1-1-11 コンフォートセブン2階 いわきクリニック形成外科・皮フ科，院長

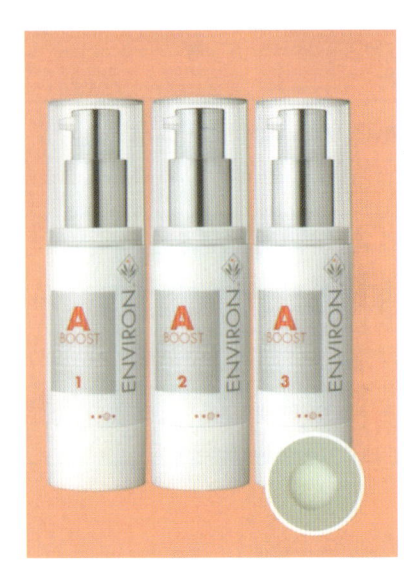

図 1.
高濃度ビタミン A 外用剤『A-ブースト
A-BOOST　1・2・3』(エンビロン社製)

により，レチノイン酸と同等の効果が期待できる[3)4)]．レチノイン酸を継続的に外用すると，① 表皮角化細胞増殖促進作用により表皮が肥厚し，compact で滑らかな角層が形成される[5)]，② 表皮および角質層のヒアルロン酸が増加する[5)]，③ 真皮においてコラーゲンの産生が促進される[6)]．これらの作用により，皮膚に張りが出て「しわ」改善効果が得られる．筆者は高濃度ビタミン A(レチノール)外用剤として，エンビロン社製の『A-BOOST(A-ブースト)』を治療に取り入れている(図1)．『A-BOOST』は，レチノールとプロビタミン A(酢酸レチノール・パルミチン酸レチノール)が配合されており，いずれも表皮角化細胞内でレチノイン酸に代謝されて，生物学的活性を発揮する．その配合比率の違いにより 1・2・3 と 3 種類の製品が発売されている．効果は，レチノール＞酢酸レチノール＞パルミチン酸レチノールとなり，A BOOST 1→2→3 の順にレチノールの配合比率が高くなるが，刺激性も強くなる．配合濃度・比率は非公表となっているが，数あるレチノール配合外用剤を試してみたところ，唯一この製品だけが使用開始数日で高率に落屑を生じるため，かなり高濃度のレチノールが配合されていると推測される．レチノイン酸外用剤と比して刺激症状が少なく，デリケートな目元や肌の弱い患者でも使い易い．

a）使用法

化粧水のあと，朝・夕 2 回適量を皮膚に塗布する．落屑などの刺激症状がみられた場合は，夜のみ，あるいは 1〜2 日おきに使用頻度を調整する．刺激症状がみられなくなれば，1 から 2，3 へとレチノールの配合比率が高い製品にシフトしてゆく．使用中は皮膚が乾燥するため十分に保湿を行う．また日中は必ずサンスクリーンを使用する．

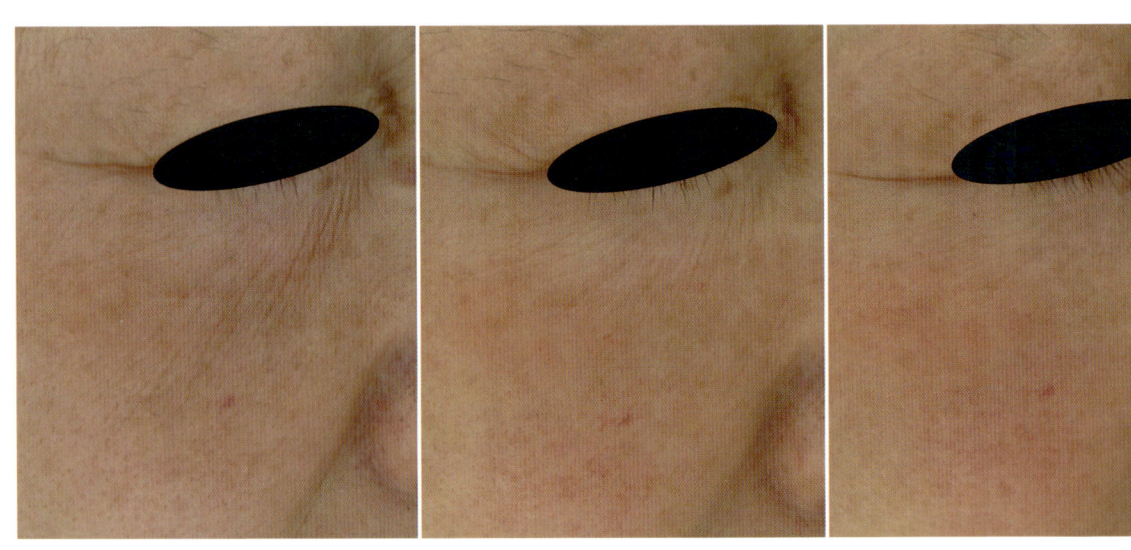

図 2. 高濃度ビタミン A 外用剤による小じわの治療例(ビタミン C(APPS)配合化粧品・保湿剤併用)　a|b|c
a：治療前
b：A-BOOST 使用 3 か月後．小じわが目立たなくなってきている．
c：A-BOOST 使用 6 か月後．小じわがほとんど目立たなくなっただけでなく，目元に張りも出ている．

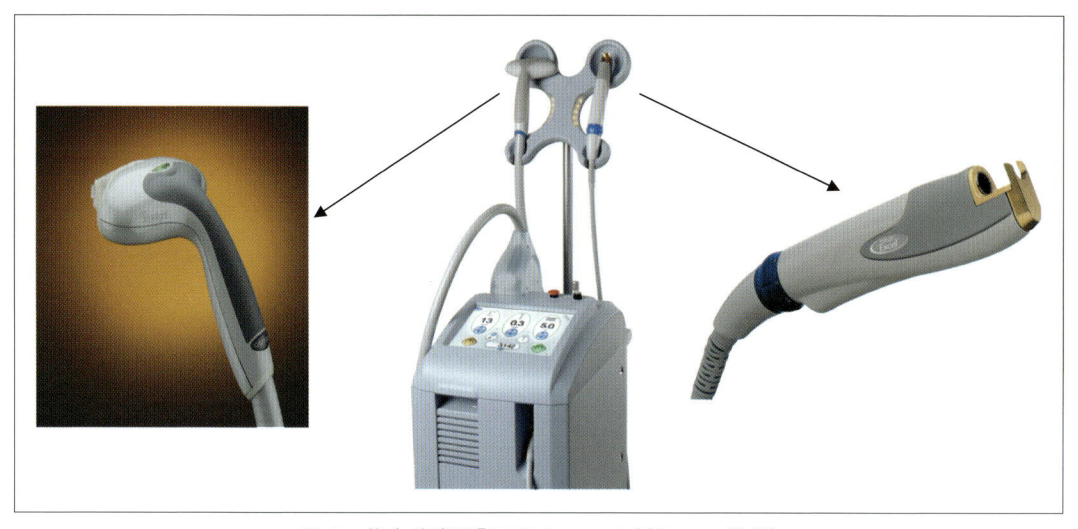

図 3．複合治療器「XEO システム」(Cutera 社製)
左：IPL 治療器 LimeLight™ハンドピース，右：Long-pulsed Nd-YAG laser ハンドピース

b）効果と副作用

使用開始 1 か月以内に使用者の 50〜80%（筆者調べ）に軽度落屑や軽度紅斑が生じるが，レチノイン酸に比べると irritation が少なく，眼瞼周囲でもほとんど脱落者なく使用できる．小じわに対し，十分な改善効果を得るには 3〜6 か月程度の期間を要するが，長期使用によりレチノイン酸と遜色ない効果が期待できる（図 2）．

2）その他の抗しわ外用剤

高濃度レチノールの補助的外用剤として，抗しわ効果が期待できるビタミン C（VCIP or APPS），EGF（ヒトオリゴペプチド-1），FGF-1（ヒトオリゴペプチド-13），コエンザイム Q10 などを配合したスキンケア化粧品（OEM）の併用を推奨している．

3）保湿剤

乾燥時に目立つ小じわは，保湿剤で改善と予防が可能である．特にレチノール使用時は角質の剝離に伴い皮膚が乾燥するため，保湿ケア指導は重要である（セラミド，ヒアルロン酸，アミノ酸，ワセリンなど）．

4）外用剤〜補足事項

抗しわ成分や保湿成分は外用剤として皮膚に塗布するだけでなく，イオン導入や超音波導入，エレクトロポレーションによる経皮導入[7]などにより，より高い効果が期待できる．

B．レーザーおよび光治療

1）光治療（IPL）

a）使用機器

IPL 治療器 LimeLight™（Cutera 社製）を使用している．LimeLight は発振波長 520〜1100 nm，特に 520〜590 nm の波長帯が強く発振される．スポットサイズ 1×3 cm，パルス幅は自動調整される（図 3）．

b）照射方法と作用機序

約 4〜6 週ごとに 5〜10 回程度の照射を必要とする．広い波長帯の光を発振できる光治療器（IPL）は，真皮への熱刺激（真皮コラーゲンの熱変性・毛細血管壁を介した熱影響によるケミカルメディエーター放出・メラニンを介した真皮上層への熱作用など）によりコラーゲンの生成を促進，小じわが改善する[8)9)]．しかしながら「しわ治療」として単独で用いるにはその効果は弱く，IPL の主たる効果（しみ・毛細血管拡張・肌理・くすみの改善など）の随伴効果のひとつとして捉えている．筆者はしわ治療を唯一の目的として IPL を単独で使用することはなく，複合治療におけるひとつのツールとして用いている．

2）Non-ablative laser therapy

a）使用機器

スキンリジュビネーション効果の得られる non ablative な治療器は多機種あるが，筆者は Long-

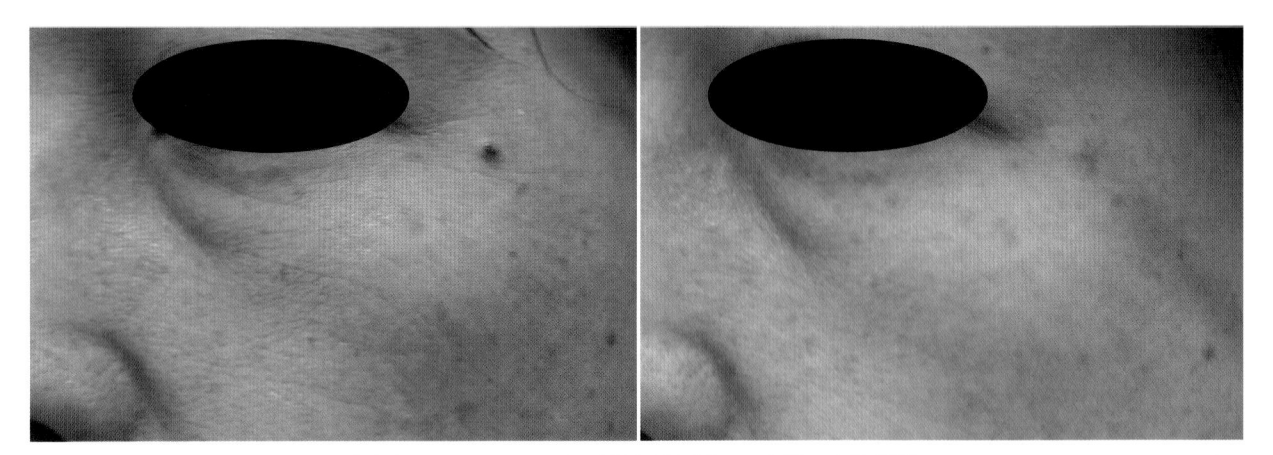

図 4．IPL＋Long-pulsed Nd-YAG laser を用いた治療例　　a｜b
　a：治療前
　b：IPL（A モード・8 J/cm²）＋Long-pulsed Nd-YAG laser による Genesis 照射（1 か月毎に 6 回治療）．小じわの改善に加え，スキントーンや肌理も改善している．

pulsed Nd-YAG laser（波長 1064 nm）（Cutera 社製）を使用している（図 3）．

b）照射方法と作用機序

スポットサイズ 5 mm・パルス幅 0.3 ms・15～16 J/cm²・10 Hz の設定で，ハンドピースを皮膚から 2～3 cm 浮かせ，スピーディにまんべんなく反復的に皮膚を照射し，真皮上層部を徐々に加熱する（この照射方法は Genesis（ジェネシス）と呼ばれている）．この際，表皮の温度が上昇しすぎないように照射部の皮膚を時々触診し，安全を確認しつつ照射するのがコツである．下眼瞼のみの照射の場合，片側で 500 S 程度の照射が必要である．照射後は一過性の軽度紅斑と熱感を生じるが，術直後より通常のスキンケア・メイクが可能で，痛み・副作用もほとんどなく安全性の高い治療である．ヘモグロビンをターゲットとし，毛細血管壁を介した熱影響によるケミカルメディエーター放出により，真皮上層部のコラーゲン新生と再構築を促進する[10]．0.3 ms のパルス幅は，真皮上層部の毛細血管系を優先的に加熱するのに適しているとされる[11]．また，1064 nm の波長は若干水分にも吸収され，真皮上層をまんべんなく加熱することができる．ある程度の効果を得るには繰り返しの照射が必要で，通常 2～4 週間隔・5～10 回程度の治療を要する．IPL と同様「しわ治療」として単独で用いるにはその効果は不十分で，複合治療の一環として取り入れている（図 4）．

3）Ablative fractional resurfacing

a）使用機器

ⅰ）フラクショナル炭酸ガスレーザー ENCORE™（日本ルミナス社製）

発振方式がウルトラパルス，ピーク出力が 240 W と，既存の炭酸ガスレーザー装置の中で最も周辺組織への熱損傷を少なく ablation が可能な装置である．Fractional resurfacing 用として，スポットサイズを大きく（1.3 mm）浅く（基底層まで）ablation できる CPG ハンドピースと，スポットサイズを小さく（0.12 mm）深く（真皮網状層まで）ablation できる Deep FX ハンドピースの 2 種類がある．CPG ハンドピースを用いた施術を Active FX，Deep FX ハンドピースを用いた施術を Deep FX，両方のハンドピースを用いた施術を Total FX と呼ぶ．いずれも照射パターン・密度・照射エネルギーを選択でき，多彩な施術が可能である（図 5-a, b）．

ⅱ）フラクショナルバイポーラ RF 治療器 eMatrix™（Syneron Candela 社製）

照射チップには直径 0.4 mm のピン電極が 64 個（1.7 mm 間隔・8×8 個）配列されており，点状に RF を照射することができる．フラクショナルレーザーが逆円錐型の加熱であるのに対し，eMatrix™ は円錐型の加熱が特徴で，表皮の損傷が少ない割に，広い真皮加熱ができる．照射エネルギーによって，表皮のみのマイルドな ablation

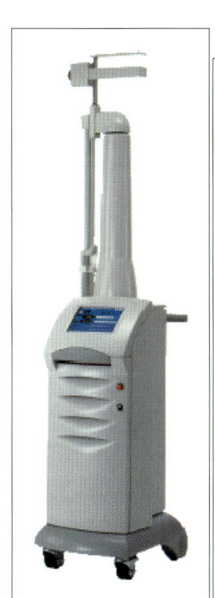

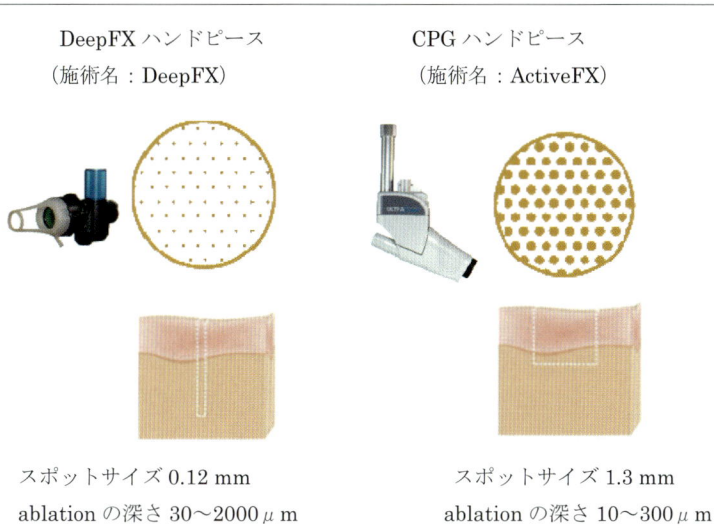

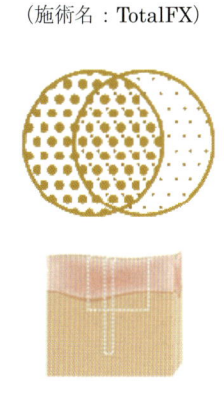

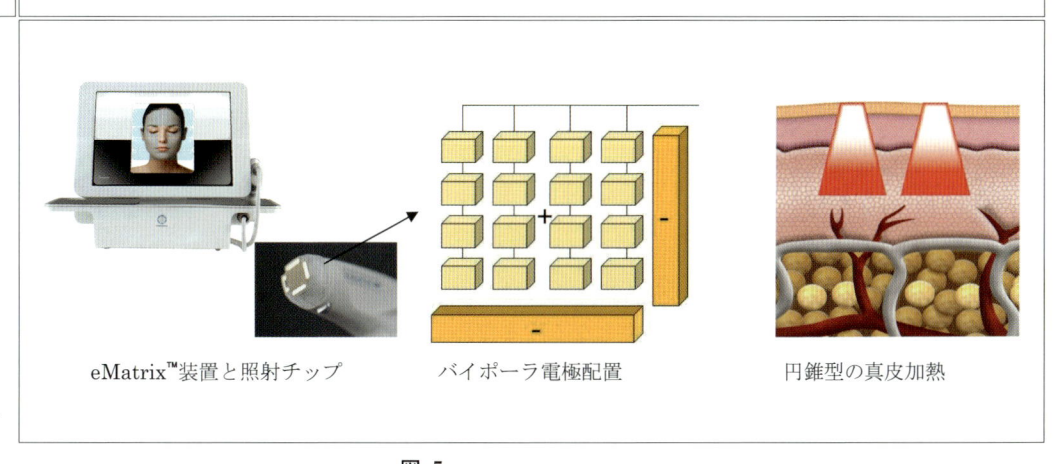

図 5.
a：炭酸ガスレーザー　ENCORE™（波長 10600 nm, 波形 ultrapulse）
b：ENCORE ハンドピースの種類と施術の特徴
c：eMatrix™装置と施術の特徴

から，真皮上層まで（最大 0.6 mm）の ablation が可能[12]である（図 5-c）．

b）照射方法と作用機序

Ablative fractional resurfacing は，皮膚にレーザーや RF を微細な点状に照射し，周辺に健常組織を残しながら表皮から真皮に及ぶ円柱〜円錐型の熱凝固を生じさせ皮膚の再構築を誘導，光老化の諸症状を改善する治療法である．Full resurfacing と比して，凝固部位の周辺に健常組織を残すことによって創傷治癒が早くなるため，色素沈着，紅斑などの副作用のリスクが格段に減少し，安全性の高い施術である．しわの改善には，真皮にまで及ぶ熱損傷を与えることが必要である．治療はしわに沿っての照射ではなく，しわの気になる部位を含み，少し広めにマージンをとった面全体に照射する．ENCORE™の場合は 3〜4 か月間隔で 3〜5 回，eMatrix™の場合は 1〜2 か月間隔で 3〜5 回の照射を必要とすることが多い．いずれも点状の痂皮ができ，約 1 週間程度で脱落する．ダウンタイムを要するが，いわゆる「小じわ」レベルのしわには非常に良い効果が期待できる．大まかな使い分けの目安は，深いしわ＝深達度の高い ENCORE™，浅いしわ＝eMatrix™であるが，患者の肌の状態やその他の主訴などをその都度考慮

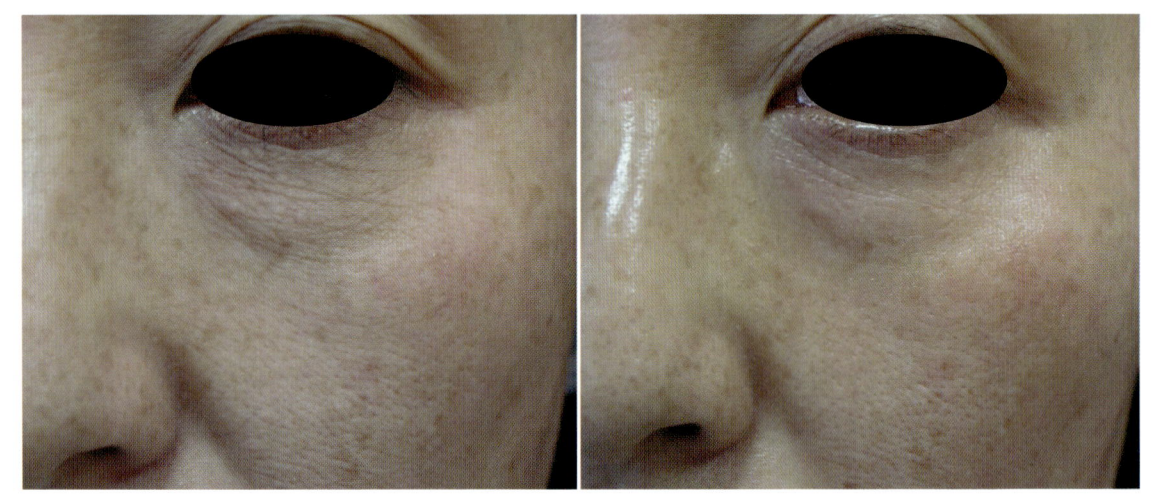

図 6. 炭酸ガスレーザーによる fractional ablation 治療例　　　　a｜b
a：治療前
b：Total FX 治療(図 5-b 参照)を 3 か月ごとに 3 回施術．最終照射より 6 か月後．小じわ
　レベルの浅いしわはほぼ消失し，皮膚に張りが出ている．

して選択している．いずれもたるみを伴ったしわ
には，十分な効果が得られにくい(図 6)．

C．その他

　表情筋の収縮によるしわが強く出る場合はボツ
リヌストキシン注射の併用が必要となる．また，
深くくっきり刻まれたしわには，フィラー(アテ
ロコラーゲン・ヒアルロン酸)の併用がより効果
的である．日常生活の注意点として，光老化の主
たる原因となる紫外線，急激な体重減少(皮下脂
肪の減少，皮膚のたるみなどにより，しわを増や
す要因となる)は避けるべきである旨，併せて指
導が大切である．

眼瞼のくすみ(くま)について

　「くすみ」という用語は一般的に広く認知されて
いるが，医学的に明確な定義はない．日本化粧品
工業連合会によると，「肌のくすみは，ある特定の
現象である．顔全体または眼のまわりや頬などの
部位に生じ，肌の赤みが減少して黄みが増し，ま
た肌の'つや'や透明感が減少したり，皮膚表面の
凹凸などによる影によって明度が低下して暗く見
える状態で，境界は不明瞭である」と定義されて
いる．「くすみ」の程度はびまん性のメラニン沈着
程度と相関する[13]ことがわかっている．他に「くす
み」の原因として，血行不良による肌色の赤味の
低下[14]，皮膚の弾力性低下により生じる皮膚表面
の凹凸による影[14]，角質の肥厚による透明性の低
下[14]などが挙げられる．さらに下眼瞼の一部が青
〜黒味がかって見える状態のことを一般的に「く
ま」と呼ぶが，これも医学的に明確な定義はなさ
れていない．びまん性色素沈着に加え，下眼瞼皮
下組織の減少や皮膚のたるみで生じる物理的な凹
みによる影，および血行不良が原因の青みがかっ
た色調の 2 つがいわゆる「くま」の主な原因である
と考えられる．通常，これらの要因が複数合わさっ
て目元がくすんで見える場合が多い．

1．眼瞼のくすみ(くま)の治療法

　くすみの成因に応じて，主に以下の方法を組み
合わせて治療を行っている．

A．びまん性メラニン沈着型のくすみに対する治療

　びまん性メラニン沈着の成因として，① 光老
化，② アトピー性皮膚炎，接触性皮膚炎など慢性
的な皮膚炎症状による炎症性色素沈着，③ アレル
ギー性結膜炎などの掻破や，メイク用品などによ
る日常慢性的な摩擦が原因で生じる色素沈着など
が考えられる．

1) 外用剤

a) 高濃度ビタミン A (レチノール)外用剤

　レチノイン酸の表皮メラニン排出促進作用[2]に

図 7. Genesis 照射による「くま」治療例
a：照射前．左下眼のみ（図の点線丸印）に Genesis を 500 S 照射した．
b：照射翌日．照射側のみ著明に「くま」が改善している．効果は数日間持続する．

より，色素沈着が改善する．使用法は先述（p. 55「下眼瞼のちりめんじわについて；1）高濃度ビタミン A（レチノール）外用剤」の項参照）の通り．

b）ハイドロキノン外用剤

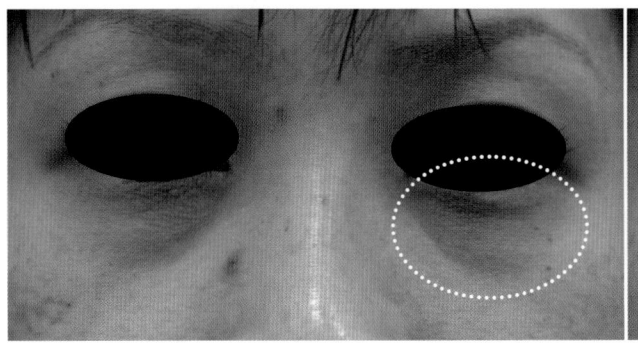

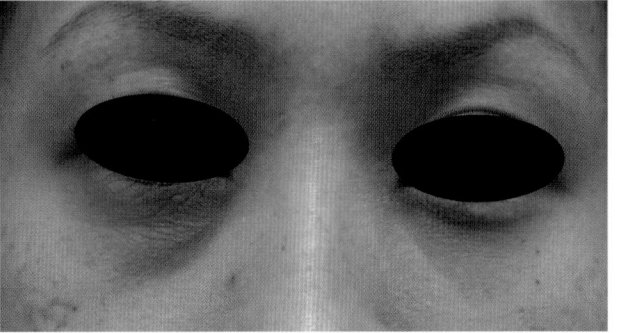

5％のハイドロキノンクリームを使用している．レチノールでメラニンの排出を促進し，ハイドロキノンがメラニンの産生を抑えることにより相乗効果が期待できる[2]．

c）その他美白外用剤

補助的外用剤として，ビタミン C（VCIP or APPS）配合化粧品の併用を推奨している．

2）内服治療

メラニン生成抑制作用のあるトラネキサム酸を 1 日 750 mg～1500 mg（分 3）と，ビタミン C および E を併せて服用する．通常 3～6 か月の服用が必要となる．

3）光・レーザー治療

IPL 照射（p. 57「下眼瞼のちりめんじわについて；1）光治療（IPL）」の項参照）や，Genesis 照射（p. 57「下眼瞼のちりめんじわについて；2）Non-ablative laser therapy」の項参照）により表皮メラニンの排出が促進される[13)15)]が，眼のきわや上眼瞼への照射は不可である．メラニンが真皮まで落ち込んでいる場合は，真皮性のあざ治療に準じた Q スイッチレーザー照射が必要になるが，さらに色素沈着を誘発してしまう副作用も起こり得るので，保存的治療を十分に行ったのち，適応は慎重にしなければならない．

4）その他

これらの治療法に加えイオン導入や超音波導入，エレクトロポレーションによる経皮導入[7)]などにより，美白剤（ビタミン C 誘導体，トラネキサム酸など）を導入すると，より早期により高い改善が期待できる．また，原因となる皮膚炎のコントロール，紫外線の防御，ゴシゴシ擦らない・掻かないなど，基本的なスキンケア指導も重要である．

B．うっ血（静脈環流不全）型のくすみ（くま）に対する治療法

青味がかった「くま」が目立つ部位では皮膚表面血流の遅滞とヘモグロビン酸素飽和度の減少が生じている[14)]．したがって，血行を促進するような治療が有効である．

1）レーザー治療

Long-pulsed Nd-YAG laser による Genesis 照射（p. 57「下眼瞼のちりめんじわについて；2）Non-ablative laser therapy」の項参照）が有効である．「くま」の目立つ下眼瞼周辺に 500 S 程度照射すると，翌日には著明な改善が得られる．しかしながら効果は数日しか持続しない．真皮上層部の加熱による温熱刺激で血行が一時的に改善するためと考えられる．したがって，定期的な反復照射が必要となる（図 7，図 4-a, b）

2）その他

血行を促進するマッサージ，血行促進作用のあるビタミン E 誘導体配合化粧品，睡眠不足を避けるなどの生活指導を併用療法として取り入れている．

C．皮膚の弾力性低下や角質の肥厚によるくすみに対する治療法

高濃度レチノール外用剤を中心に，ちりめんじ

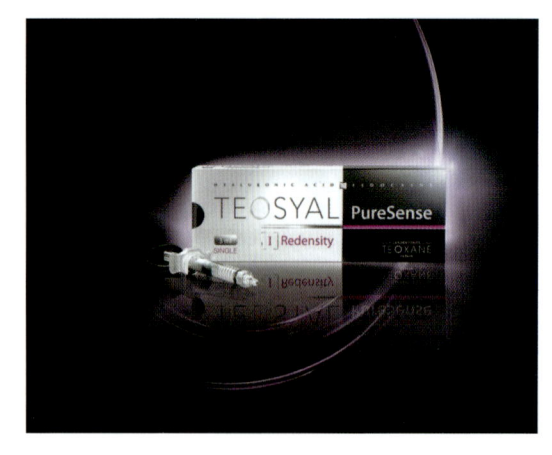

図 8.
LIGHT FILLING™ Redensity[Ⅰ]
非架橋ヒアルロン酸が 15 mg/ml, アミノ酸(グリシン, リジン, スレオニン, プロリン, イソロイシン, ロイシン, バリン, アルギニン), 抗酸化物質(グルタチオン, N-アセチル-L-システイン, アルファリポ酸), ミネラル(亜鉛, 銅), ビタミン B$_6$, リドカイン 0.3%が含有されている.

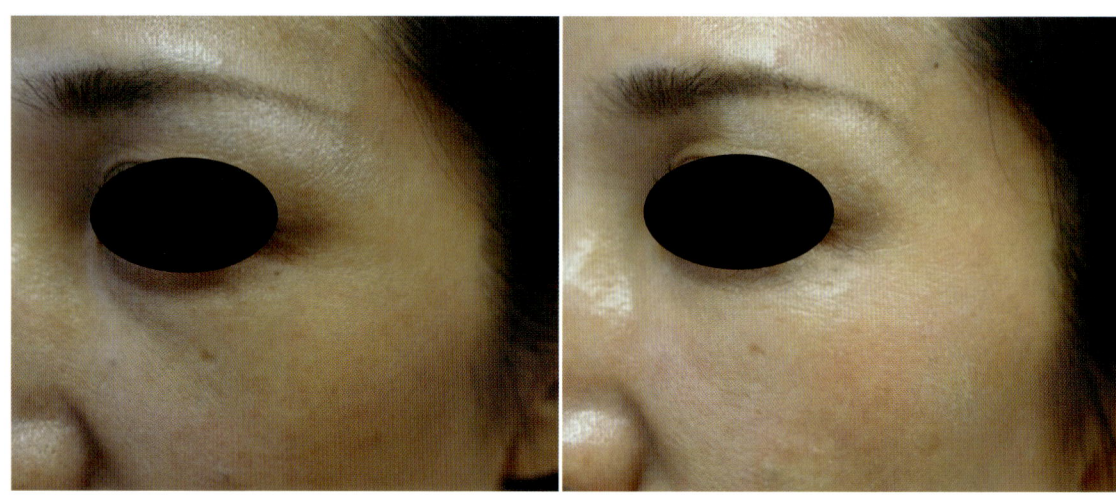

図 9. Redensity[Ⅰ]を使用した下眼瞼「くま」の治療例　　a|b
a：治療前. 下眼瞼内側のくぼみが目立つ.
b：Redensity[Ⅰ]を 0.5 ml, 2 週間ごとに 4 回注入し 3 か月後. くぼみが改善することで, 黒味がかった「くま」も改善し, 皮膚に張りが出ている.

わの治療法に準じて治療を行う(p.55「下眼瞼のちりめんじわについて」の項参照).

D. 物理的な凹み(影)によるくすみ(くま)の治療法

皮下組織の減少や眼輪筋の弛緩, 皮膚のたるみによって, 下眼瞼内側, 眼窩下縁に沿って円弧上の凹みができ, その部位が影となり「くま」が目立ってくる. 物理的にくぼみを挙上するような治療が必要である.

1) フィラー注入

a) LIGHT FILLING™ Redensity[Ⅰ] (TEOXANE 社製)

近年発売された Redensity[Ⅰ]は, 非架橋ヒアルロン酸とスキンリジュビネーションに有効な皮膚の常在成分が配合された新しいコンセプトの注入剤である. 非架橋ヒアルロン酸(15 mg/ml), アミノ酸 8 種, 抗酸化物質 3 種, ミネラル 2 種, ビタミン B$_6$ と疼痛緩和目的のリドカインが 0.3%含有されており, 真皮から皮下組織浅層に繰り返し注入することにより, 皮膚の水分量増加・皮膚の再構築と細胞の再生・皮膚の抗酸化保護効果が期待できる.「くま」の目立つ部位に片側 0.5 ml ずつ, 2～3 週間ごとに 3～5 回, 30 ゲージのマイクロカニューレ針を使用し注入する. 注入後はならしもみをし, しこりが残らないように均等に拡散させる. 3～5 回注入後は, メンテナンスとして 2～3 か月ごとに注入を繰り返すことにより効果が維持できる. 局所のボリュームアップを目的とした

通常のヒアルロン酸フィラーと異なり，過剰に膨らみ過ぎたり，凸凹になるリスクが少なく，自然な下眼瞼のくぼみの改善が得られる(注：注入直後から2～3日は，若干ふくらみが気になることがある．その旨，必ず説明しておく必要がある)(図8, 9)．

b) 通常のフィラー(ヒアルロン酸・アテロコラーゲンなど)

くぼみの程度が大きい場合は，Redensity[Ⅰ]に加えボリュームアップを目的とした通常のフィラーを少量併用する場合もある．

まとめ

眼瞼周囲のちりめんじわ・くすみ(くま)には，主に高濃度レチノール外用剤を柱として，そこに成因・程度に応じた治療をさらに肉付けしていくような感覚で，治療を組み立てている．高濃度レチノール外用剤は使用法も簡便で，その作用機序から小じわ・くすみの両方に効果が期待できるため，眼瞼全体のRejuvenation治療の土台として汎用している．特にくすみ(くま)は，単独の成因ではない場合がほとんどなので，それを正確に見極め，複数の治療を適切に組み合わせることが患者の満足度を上げるポイントである．

文献

1) 今山修平ほか：しわ―しわは消せるか？．皮膚科診療プラクティス5スキンケアの実際．宮地良樹ほか編．66-71, 文光堂, 1999.
2) 吉村浩太郎：トレチノイン療法．Aesthetic Dermatology. **19**：11-20, 2009.
3) Yoshimura, K., et al.：Effects of all-trans retinoic acid on melanogenesis in pigmented skin equivalents and monolayer culture of melanocytes. J Dermatol Sci. **27**(S1)：68-75, 2001.
4) Fernandes, D.：Retinyl palmitate, the ideal form of vitamin A for photoageing. Aesthetic Dermatology. **19**：1-10, 2009.
5) Kligman, A. M., et al.：Topical tretinoin for photodamaged skin. J Am Acad Dermatol. **15**：836-859, 1986.
6) Griffiths, C. E., et al.：Restoration of collagen formation in photodamaged human skin by tretinoin(retinoic acid). N Engl J Med. **329**：530-535, 1993.
7) 宮田成章：エレクトロポレーションによる経皮導入治療．美容外科．**33**(2)：42-48, 2011.
8) 根岸 圭ほか：IPL：LimeLight™. Visual Dermatology. **6**(4)：378-379, 2007.
9) 船坂陽子：光老化を光で治す．アンチ・エイジ医．**2**(2)：37-41, 2006.
10) Schmults, C. D., et al.：Non-ablative facial remodeling：erythema reduction and histologic evidence of new collagen formation using a new 300 microsecond, 1064-nm Nd：YAG laser. Clinical Paper. Cutera, Inc., 2004.
11) Groot, D., et al.：Non-ablative skin therapy with CoolGlide Vantage sub-millisecond 1064 nm laser treatment. Clinical Paper. 1-4, Altus Medical, Inc., 2002.
12) 秋田浩孝：高周波(RF)―新たな治療展開(1)：モノポーラ型，フラクショナル型RF機器．MB Derma. **192**：67-74, 2012.
13) 佐藤英明ほか：くすみ．美容皮膚科学．宮地良樹ほか編．604-612, 南山堂, 2009.
14) 舛田勇二：しわ・たるみ・くすみ・くま対応化粧品．美容皮膚科学．宮地良樹ほか編．340-347, 南山堂, 2009.
15) 須賀 康：Intense Pulsed Light(NatuLight®)を使用した光治療．光老化皮膚．川田 暁編．35-53, 南山堂, 2005.

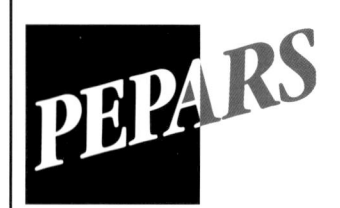

◆特集/ここが知りたい！顔面のRejuvenation―患者さんからの希望を中心に―

D. 顔面・頚部
軟部組織のボリュームの減少が著しい中顔面のたるみに対する治療戦略

飯田秀夫[*1]　広比利次[*2]　田中真輔[*3]

Key Words：顔面若返り(facial rejuvenation)，中顔面(midface)，脂肪萎縮(fat atrophy)，脂肪再配置(fat repositioning)，脂肪注入(fat injection)，フェイスリフト(face lift)，augmentation

Abstract　加齢に伴う顔面の変化は，軟部組織の下垂，軟部組織の減少，骨格の減少の3つが挙げられる．フェイスリフトは下垂した軟部組織を引き上げてtighteningを行うことができるが，減少した軟部組織を補う効果は少なく，フェイスリフト単独ではこけた顔に対する若返り効果は限定的なものとなる．中顔面の軟部組織の萎縮が明らかな顔，特に頬から口角にかけてのこけが著しい顔に対しては，脂肪注入などによる積極的なaugmentationを併用し，立体的で滑らかな形になるようなshapingを行う必要がある．

　顔面の若返り手術を行う際には，どのような加齢変化がどこに起こっているのかをまず適切に評価し，それに基づいた術式を選択することが重要である．

はじめに

　顔面の若返り手術のなかで代表的なものがフェイスリフトである．スレッドリフトやフィラーよりも侵襲が大きいものの，効果と持続性の面では最も優れた治療法である．しかし，あらゆるしわやたるみに有効な訳ではなく，特に中顔面の軟部組織が萎縮した，いわゆる"こけた顔"に対しては効果が出難く，若々しい顔つきとはならないこともある[1]．本稿では，加齢による顔面の変化のメカニズムを分析するとともに，これを基にしてフェイスリフトで対応可能なのはどの程度までの萎縮であるのか，あるいは他の治療を併用しなければならないのはどのような場合であるかを述べる．

加齢による顔の変化

　顔面の形態は重力や紫外線などの影響を受け，加齢とともに変化していわゆる"老けた顔"となる．加齢に伴う変化のメカニズムとしては，1)軟部組織の下垂，2)軟部組織の減少，3)骨格の減少，の3点が挙げられる[1)2)]．

1. 軟部組織の下垂

　若年者では顔面の軟部組織はretaining ligamentによって支持され，下床の骨と密着している．これにより頬骨隆起から耳下腺前にかけてのハイライトと頬骨下部の影が形成され，立体的な頬と逆三角形の下顎ラインが作られる．また，隣接する脂肪体(fat pad)は互いに密着しているので，滑らかな立体感にあふれた若々しい顔つきを保っている．しかし，加齢とともにretaining ligamentの支持が弱くなり，軟部組織，特に脂肪体の下降が生じてくる．頬脂肪体の下降により頬骨隆起のハイライトは減弱し，頬全体が平坦な印象となる．さらにjowlの脂肪体の下垂が加わることでシャープな下顎ラインがぼやけ，逆三角形の

[*1] Hideko IIDA，〒150-0022　東京都渋谷区恵比寿南1-7-8 恵比寿サウスワン2階　リッツ美容外科東京院，院長
[*2] Toshitsugu HIROHI，セレスティアルクリニックTOKYO，院長
[*3] Shinsuke TANAKA，リッツ美容外科東京院，副院長

輪郭から，丸顔，そして四角い顔つきへと変化する．
　また，脂肪体の下垂は一様に起こる訳ではない．脂肪体は retaining ligament によって支持されるとともに互いに区分されている[3]．境界となる retaining ligament 周辺は骨との癒着が強いために下垂は軽度であるが，脂肪体中央部は支持が弱いために下垂はより高度となる．この構造的な下垂の程度差により，脂肪体それぞれの境界は明瞭となってきて，滑らかで立体感のある顔から平坦で凹凸感の強い顔つきとなる．さらに弾力性の低下による皮膚の伸びが加わり，頬瞼溝，tear trough，jowl など，加齢に特徴的な深いしわが形成される．

2．軟部組織の減少

　中年以降になると軟部組織，特に脂肪体の萎縮が全般的に起こる．脂肪体はもともと張りのある丸みを帯びた形をしているが，萎縮により薄く平らな形状となるため，顔面の立体感はぼやけてくる．さらに下垂による移動が加わることで，顔面の平坦感が強調される．また，萎縮が進むと顔面骨の輪郭が浮き出てやつれた印象が加わる．軟部組織の萎縮による変化は，頬，耳下腺前部，上眼瞼，眼窩下縁，おとがい横などでしばしば認められる．

3．骨格の変化

　加齢による骨の吸収が上顎骨，おとがい，下顎角，眼窩下縁を中心に認められる．特に歯の脱落により上・下顎骨は萎縮が著明となり，口唇，下顎，おとがいのたるみが強調される．

　老け顔はこれらの変化が様々な程度で入り混じって形成される．よって，顔面の若返り手術の際には，どの部位にどのような変化が起きているかを評価し，それに基づいた手術計画を立てることが重要である．加齢によって変化した脂肪体の位置・体積を元に戻し，萎縮した骨格を骨切り，もしくは人工物などで復元する．これにより，平坦で凸凹の強い老けた顔つきから，頬のハイライトとシャープな下顎のラインを作り，滑らかで立体感のある，ふくよかな顔貌に戻すことが若返り手術のゴールとなる．

フェイスリフトの効果と限界

　フェイスリフトは顔面若返り手術の中で代表的なものであり，耳前部の切開から頬，下顎，頸部を剥離し，下垂した軟部組織の引き上げ，余剰皮膚の切除を行うのが基本的な術式である．下垂した jowl の脂肪体やゆるんだ広頸筋を引き上げて元の位置に固定するので，下顎部，頸部など顔面下 1/3 のたるみに対しては効果が高いものの，法令線などの中顔面に対しては効果が及びにくい．この欠点を改善するために，様々な工夫がなされてきた[4]．表情筋は側頭頭頂筋膜から広頸筋に至る連続した膜様組織である superficial musculoaponeurotic system（以下，SMAS）に覆われているが，SMAS を剥離する層，範囲などを変えることで効果の程度，持続性を上げようというもので，limited SMAS 法，lateral SMASectomy，extended SMAS 法，composite rhytidectomy，MACS-lift などが発表されている．

　SMAS を剥離する範囲や引き上げる方向によって軟部組織の移動量や方向は変化する．加齢のメカニズムの項で述べたように，顔面の若返りのためにはたるんだ軟部組織を引き上げて張りをもたせるだけでなく，滑らかで立体感のある形を作らなければならない．SMAS 処理もこの点を踏まえて工夫する必要がある．

1．中顔面の軟部組織量に応じた SMAS 処理法

　SMAS の剥離範囲や引き上げ方向は，術前の頬骨上（malar）の軟部組織量と頬部（submalar）の組織量とのバランスで調整する[1)5)]．すなわち，頬骨上の組織量が少なく，頬部の組織量が多い縦長で平坦な顔に対しては，頬骨上に軟部組織をしっかりと移動させてハイライトを作るのがポイントとなる．そのためには，SMAS の剥離は外眼角よりも内側にまで広めに剥離し，内・下方に下垂した頬脂肪体が上・外側方向に移動するよう，法令線と垂直方向に引き上げ固定する．これにより，頬

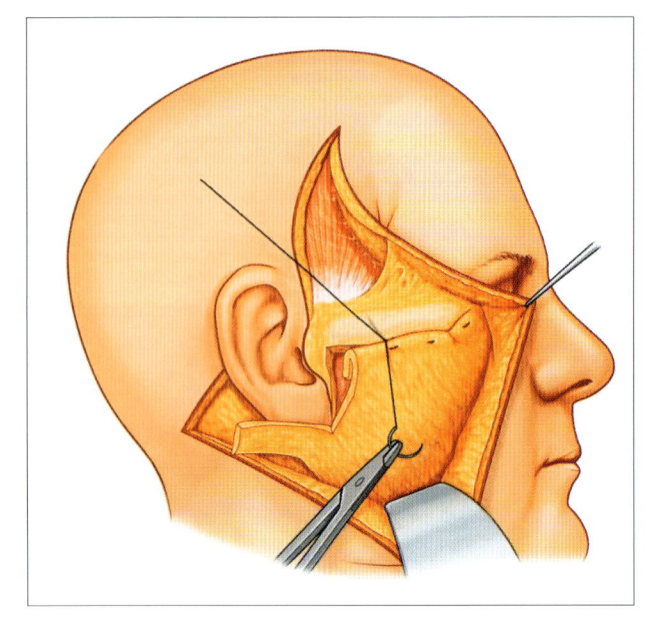

図 1. 余剰 SMAS の折り返し
(Stuzin, J. M., et al.：Refinements in face lifting：enhanced facial contour using Vicryl mesh incorporated into SMAS fixation. Plast Reconstr Surg. 105：290-301, 2000. より引用)

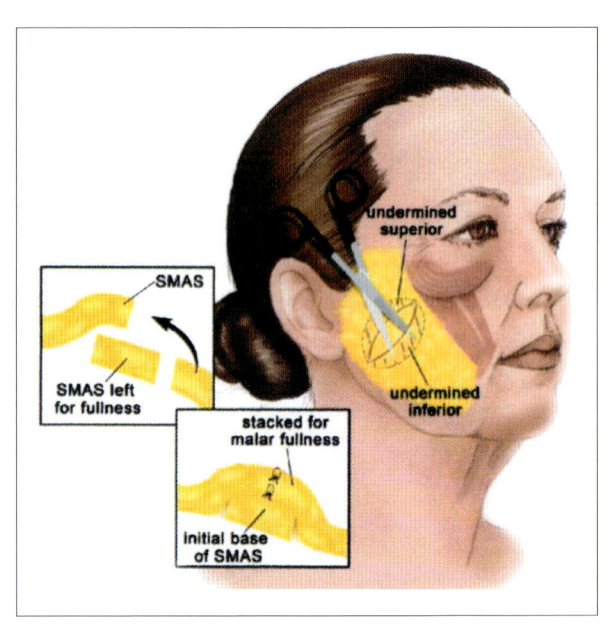

図 2. SMAS-stacking 法
(Rohrich, R. J., et al.：The individualized component face lift：developing a systematic approach to facial rejuvenation. Plast Reconstr Surg. 123：1050-1063, 2009. より引用)

骨部(malar)と頬部(submalar)のコントラストがはっきりする．一方，頬骨上の組織量が比較的保たれている時は，頬骨(malar)上への軟部組織の移動は頬部(submalar)の厚みを減らす程度にとどめ，下顎の輪郭をしっかりと出すことを重視する．SMAS の剝離は外眼角までとし，jowl の脂肪体，広頸筋を垂直方向に引き上げて耳下腺上へ移動させることでシャープな顎のラインを作る．

軟部組織の萎縮が認められる例も，SMAS 処理を工夫することで対応できる．通常，SMAS 弁を引き上げて固定した後，余った SMAS 弁は切除するが，組織量を増やす方法として，余剰 SMAS 部分を内側に折り返してから固定する[6]（図 1），あるいは lateral SMASectomy に際して通常切除する部分を残し，その上で挙上した SMAS を縫縮して厚みを持たせる SMAS-stacking 法[5]（図 2）などが報告されている．

2．SMAS 処理での限界

以上のような SMAS 処理の工夫で軟部組織の shaping が可能となるが，萎縮の程度，部位によっては限界もある．SMAS は耳下腺上で最も厚みがあるが，それより内側では急激に薄くなる．その

ため，耳下腺上での SMAS による augmentation は可能であるが，それより内側での augmentation は困難であり，効果も乏しい．また，SMAS は最も厚い部分でも数 mm ほどであるので，耳下腺上であっても大幅なボリュームアップは期待できない．

そもそもフェイスリフトの本質は下垂した軟部組織の repositioning であり，引き上げられた軟部組織は当然薄くなってしまう．これは augmentation とは逆の効果であり，軟部組織の shaping という面からは両立が難しい[2]．引き上げのみを過度に行うと，頬骨の突出と耳下腺部の凹み感が目立ち顔面全体が突っ張った，いわゆる"フェイスリフト顔"となり奇異な印象を与える．

図 3 はフェイスリフトのみでは改善が不十分であった例である．頬部，下顎のたるみを改善させるために SMAS-stacking 法によるフェイスリフトを行った．術後は法令線は浅くなり，耳下腺部の凹みはある程度の改善が見られる．しかし，頬部から口角にかけての強い凹みは残存しており，軟部組織の shaping の面からは著明な改善が認められない．そのため，パーツでは改善しているも

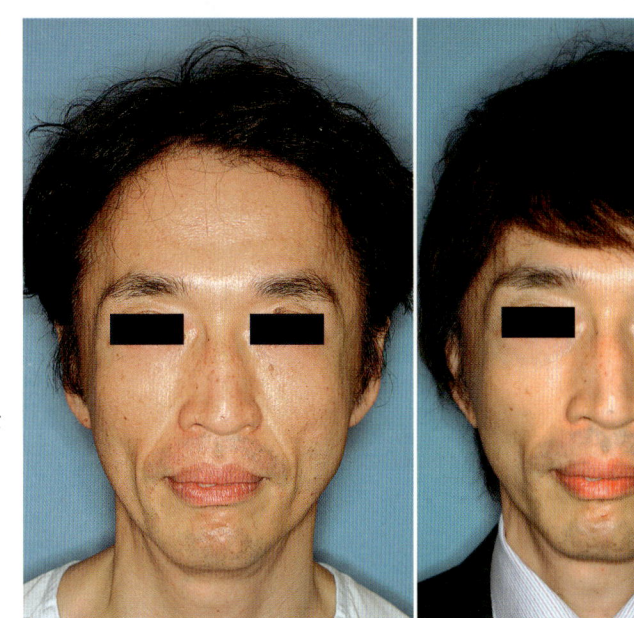

図 3.
50 歳, 男性 SMAS-stacking 法によるフェイスリフト
頬部の凹みが改善しておらず, 若返りは不十分である.
　a：術前
　b：術後 6 か月

のの, 全体的には若々しい印象とはなっていない.
　以上のことから, 顔面下 1/3 の軟部組織の下垂が主体のたるみに対しては, フェイスリフト単独で十分に改善が期待できる. しかし, 中顔面前面, すなわち頬部から口角にかけての軟部組織の萎縮が加わった症例に対してはフェイスリフト単独での改善は困難であり, 脂肪注入などによる積極的な augmentation が必要となる. また, 耳下腺部の軟部組織が萎縮した症例では, ある程度まではフェイスリフト単独で改善が可能ではあるが, 萎縮が高度な症例では注入療法の併用が望ましいと言える.

脂肪注入による rejuvenation

　軟部組織の augmentation としては, 1) ヒアルロン酸注入, 2) 脂肪注入, が代表的な方法である. ヒアルロン酸は手軽ではあるが, 吸収されるため定期的な注入が必要である. また, 脂肪よりも硬いために表情が固く不自然になることがある. 一方, 脂肪注入は一旦生着すれば吸収されることはなく, もともとの脂肪と同等のやわらかさを有するために自然な表情を再現しやすい. これらの点から脂肪注入はヒアルロン酸よりも優れた方法であると考えられる. 欠点として生着率が不安定であり, 信頼性が高くない点が以前より指摘されていたが, 血管新生が起こりやすいよう血流の豊富な層に少量ずつ注入する[7], あるいは自己脂肪由来幹細胞(adipose derived stem cell)を加える[8)9)] などの工夫をすることにより, 従来よりも生着率を向上させることができるようになった.

1. 吸引手技

　主に大腿内側, もしくは腹部より吸引する. 脂肪細胞へのダメージを抑えるため, 吸引圧は -0.9 気圧を超えないようにし, 空気への曝露も最小限となるようにする. 吸引した脂肪の洗浄については様々な意見があるが, 脂肪細胞の周辺に含まれる自己脂肪由来幹細胞を温存させるため, 血液の混入が著明でない限り生理食塩水などによる洗浄は行わず, ネットによるろ過のみにとどめている.
　必要に応じて吸引脂肪の一部から自己脂肪由来幹細胞を抽出して stromal vascular fraction とし, 注入細胞と混合することで自己脂肪由来幹細胞に富んだ脂肪を作製する.

2. 注入手技

　注入部位のデザインは非常に重要である. 術前に自然光のもとで座位とし, 凹んで影ができる部分をマークする. 採取した脂肪は 1 ml の注射器に入れ, 18 ゲージ輸血針を用いて注入する. 下床に骨がある部位では, まず骨膜上に注入し, 自然なふくらみを作製してから表情筋内, 皮下へと順

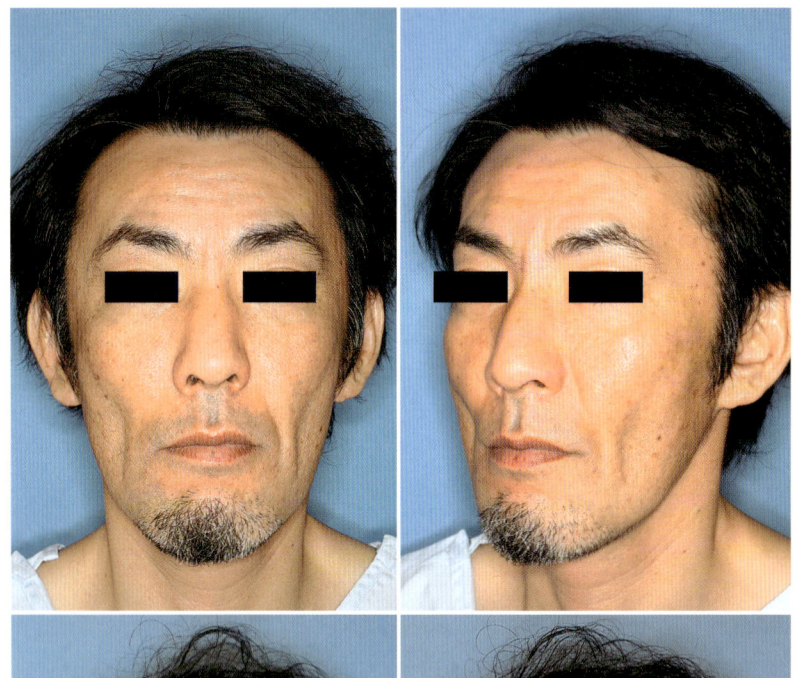

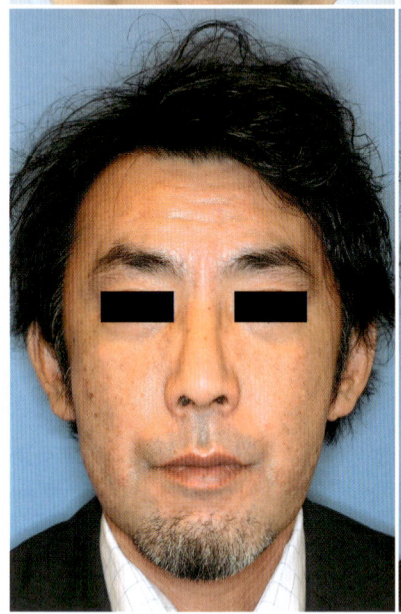

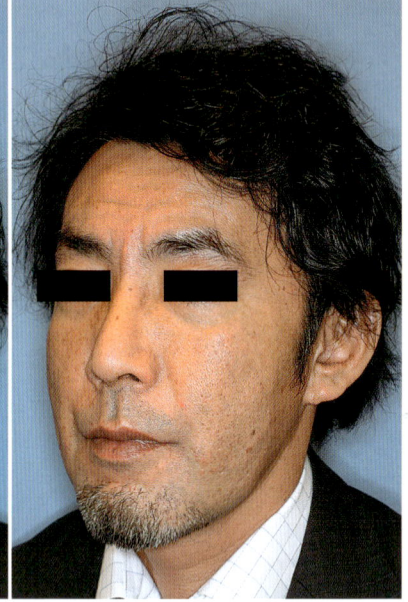

図 4.
症例 1：49 歳，男性．頬部への脂肪注入
2 回にわたり合計 58 ml の脂肪を注入した．
　a，b：術前
　c，d：術後 9 か月

に浅い層に注入する．浅層への注入は，効果は大きいものの表面の凹凸が生じやすくなるため注意が必要である．凹凸が生じた時は指でよく揉みほぐす．

いずれの層でも極少量（0.05 ml 以下）をワンショットとし，移動させながら細かく注入することが重要である．これにより新生血管を誘導しやすくなり，生着率の向上につながる．

注入量は吸収を考慮し，必要量の 5 割増しを目安としている．凹みが強い症例には複数回の注入を計画し，生着量，形状をみながらタッチアップを重ねて完成させる．フェイスリフトと併用する時は，術前にデザインした場所や深さへの正確な注入が可能であることから，フェイスリフトの前に脂肪注入を行う[10]．

症　　例

中顔面の萎縮が著しいために脂肪注入を行った症例を供覧する．

症例 1：49 歳，男性（図 4）

頬のこけによる老け顔の改善を希望．両頬部に著明な凹みを認め，やつれた印象が強い．しかし，

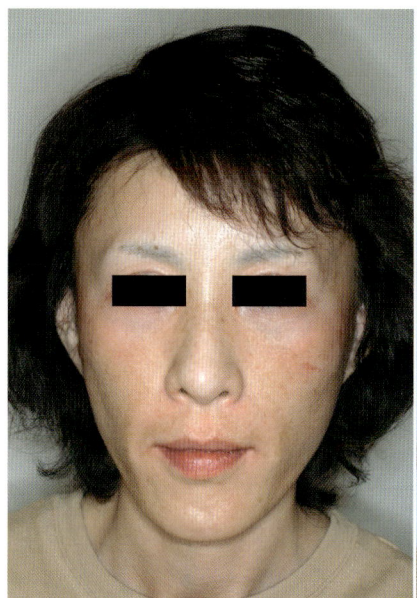

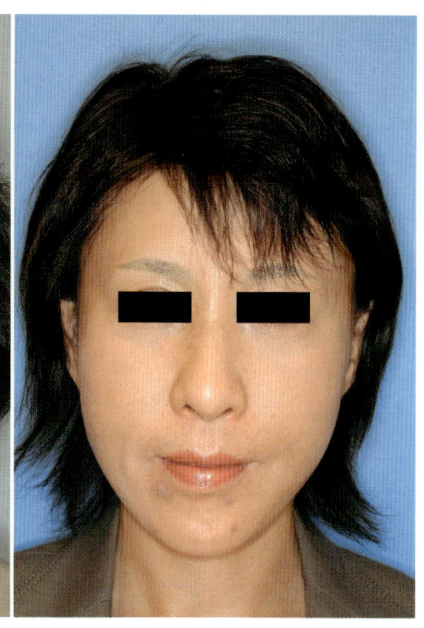

図 5.
症例 2：45 歳，女性
頬部，こめかみへの脂肪注入
4 回にわたり，合計 137 m*l* の
脂肪を注入した．
　a：術前
　b：術後 6 か月

軟部組織の下垂は全体的に軽度であり，下顎ラインは比較的保たれているために脂肪注入のみを行った．初回は右頬に 19 m*l*，左に 16 m*l*，3 か月後に再度右に 15 m*l*，左に 8 m*l* を注入した．術後は頬の凹みは改善し，法令線も目立たなくなり，若々しい印象となった．

症例 2：45 歳，女性（図 5）

1 年ほど前にフェイスリフトを行いしわは改善したものの，険しい顔つきとなったために来院した．下顎部のラインはきれいに出ているが，全体的に軟部組織は薄く平坦な印象である．そのため，頬骨が浮き出てしまい，こめかみ，頬が陰になっている．頬部全体とこめかみに合計 4 回，137 m*l* の脂肪注入を行った．全体的に丸みを帯びた滑らかな顔つきとなり，若々しくおだやかな印象となった．

まとめ

フェイスリフトは下垂した軟部組織の repositioning を行うことで若々しい顔を作るが，augmentation 効果は限定される．口角から頬にかけて萎縮が見られる症例，あるいは耳下腺部の萎縮が高度な症例に対しては脂肪注入などによる augmentation を併用する．どのような加齢メカニズムが起こっているかを的確に診断し，それに応じた手術計画を立てることが重要である．

文　献

1) Stuzin, J. M.：Restoring facial shape in face lifting：the role of skeletal support in facial analysis and midface soft-tissue repositioning. Plast Reconstr Surg. 119：362-376, 2007.
　Summary　加齢のメカニズム，それに応じたフェイスリフトの工夫を述べている．
2) Ramirez, O. M.：Full face rejuvenation in three dimensions：a "face-lifting" for the new millennium. Aesthetic Plast Surg. 25：152-164, 2001.
　Summary　若返り手術では，tightening だけでなく，augmentation が重要であることを明らかにしている．
3) Rohrich, R. J., et al.：The fat compartments of the face：anatomy and clinical implications for cosmetic surgery. Plast Reconstr Surg. 119：2219-2227, 2007.
　Summary　Cadavar を用いて ligament が fat pad を区分けしていることを示した．
4) 広比利次：Face-Lifting の適応と手術法の選択．形成外科．52：39-50，2005．
5) Rohrich, R. J., et al.：The individualized component face lift：developing a systematic approach to facial rejuvenation. Plast Reconstr Surg. 123：1050-1063, 2009.
　Summary　術前の顔の形態の評価法と，それに応じたフェイスリフト時の SMAS 処理の方法に

ついてを解説.

6) Stuzin, J. M., et al. : Refinements in face lifting : enhanced facial contour using Vicryl mesh incorporated into SMAS fixation. Plast Reconstr Surg. **105** : 290-301, 2000.
7) Coleman, S. R., et al. : Structural fat augmentation of the face and hands. Aesthetic plastic surgery : expert consult. Aston, S. J., et al.. 861-864, Saunders, 2009.
8) Yoshimura, K., et al. : Cell-assisted lipotransfer (CAL) for cosmetic breast augmentation ; supportive use of adipose-derived stem/stromal cells. Aesthetic Plast Surg. **32** : 48-55, 2008.
9) 田中真輔ほか：自己脂肪由来幹細胞を加えた脂肪移植術．形成外科．**55**：891-898，2012.
10) Marten, T. J. : Combined face lift and facial fat grafting. The art of aesthetic surgery : principle and techniques. Nahai, F.. 1621-1674, Quality Medical Pub, 2011.

本邦初！PRP療法入門書！！

多血小板血漿（PRP）療法入門

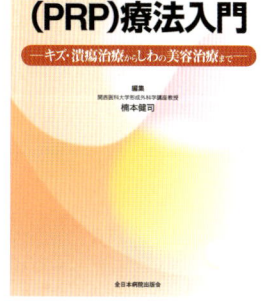

―キズ・潰瘍治療からしわの美容治療まで―

編集　楠本　健司　関西医科大学形成外科学講座教授

84頁　オールカラー　定価　4,725円

● 「基本編」、「基礎編」、「臨床編」の三部構成で、「基礎編」で、PRP療法の基礎的な理論を詳述した上、「基本編」で、PRPの正しい調整法を豊富な写真で詳しく解説。さらに、「臨床編」として、潰瘍、褥瘡、嚢胞、熱傷からしわの美容医療、そして施術後のドレッシングまでを網羅しました！1冊で、すぐに実践に役立つ入門書です！！

● 豊富なカラー写真や図表を使用して、わかりやすく、詳しく解説！！

PRP療法をこれから始める先生や、もうすでにご診療に取り入れられている先生方も是非手に取っていただきたい、必携書です。

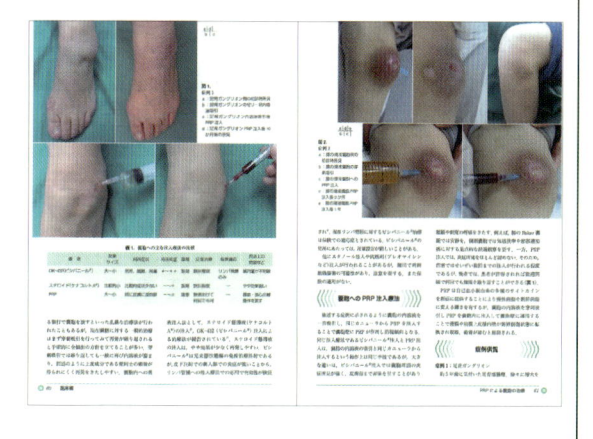

目次

基礎編
- PRPの基礎理論
- PRPの基礎的応用
- PRPの調整原理

基本編
- 各種の潰瘍治療法
- PRP療法の適応と限界
- PRP-F療法
  ―PRPとFGF-2の併用療法の背景と可能性―
- PRP療法の調整法

臨床編
- 足の創傷に対するPRP療法
- 褥瘡に対するPRP療法
- PRPによる嚢胞の治療
- 熱傷創におけるPRP療法
- 美容医療におけるPRP療法
- PRP療法におけるドレッシングや指導

(株)全日本病院出版会

〒113-0033　東京都文京区本郷3丁目16-4-7F
TEL 03-5689-5989　FAX 03-5689-8030
www.zenniti.com

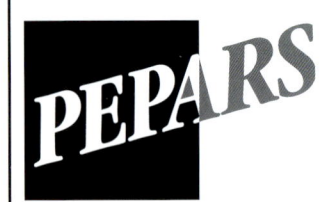

◆特集/ここが知りたい！顔面のRejuvenation—患者さんからの希望を中心に—

D．顔面・頚部
下顔面・頚部のたるみに対する手術のコツ

野平久仁彦[*1]　新冨芳尚[*2]

Key Words：顔面除皺術（face lift），頚部リフト（neck lift），広頚筋正中縫合（platysma plication），SMAS切除（SMASectomy）

Abstract　顔面下部から頚部にかけてのたるみの改善には，SMASectomyなどのSMASの引き上げ術を行い，platysma bandが目立つ場合には，頤下切開による広頚筋正中縫合を組み合わせて行うと効果が高い．Jowlの改善にはmandibular ligamentを切離しSMASの吊り上げを行い，必要に応じて脂肪吸引を加える．皮膚縫合の段階では創縁に緊張がかからない程度の皮膚切除に留めることによって，ゆがみの少ない自然な仕上がりにすることができる．

はじめに

下顔面から頚部にかけてのたるみは，老化した顔貌の改善を希望して来院する患者の中で最も多い訴えのひとつである．高齢になると，襟の高い服を着たりスカーフの着用を好む傾向があるが，頚のたるみを気にすることもその一因である．頚の老化は隠せないと言われる通り，化粧などでカバーできない部分である．そのため外科的治療が大きな役割を担っている．下顎から頚部にかけての改善は，すっきりとした若々しい印象をもたらす．ここでは特に顔面下1/3から頚部にかけてのたるみに対する治療とそのコツについて述べる．

手術の実際

我々がよく行っているのはSMASの処理に関してはSMASectomy[1)]を用い，頚部のたるみの状態によって，頤下切開による広頚筋の正中縫合を合わせて用いている．ここでは手術の実際を図で示しながら解説する．

[*1] Kunihiko NOHIRA，〒060-0061　札幌市中央区南1条西4丁目5 大手町ビル2階　蘇春堂形成外科，院長
[*2] Yoshihisa SHINTOMI，同，理事長

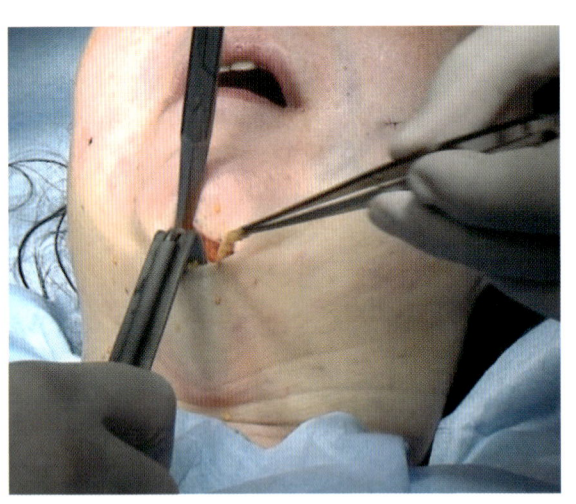

図1．頚部正中での広頚筋前の脂肪切除
頤下切開から頚部正中を剥離し，広頚筋前の脂肪を剪刀で平らに切除する．

A．広頚筋の正中縫合

コツ1：頤頚部角をシャープに出したい時は頚部正中の広頚筋縫合と頚部外側でのSMAS flap吊り上げを行う．中等度の改善で良いならば，頚部正中での広頚筋縫合は行わず，外側のSMAS flapの吊り上げだけを行ってもよい．

我々は頚部正中のひだ（platysma band）が目立つ場合はまず頤下切開から広頚筋の正中縫合[2)]を

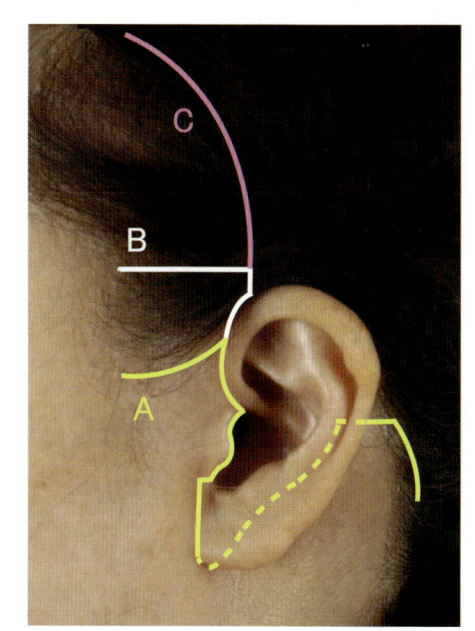

◀図 2.
切開線の選択
もみあげが高い時は A のように毛生え際切開を選択し，もみあげが低い場合は，B や C のようにもみあげ上部水平切開か側頭部切開を選択する．耳介周囲の切開線のデザインは，耳輪脚に沿って下降し，前切痕で角度を変えて耳珠縁から耳珠切痕縁を通り，耳垂前を通ったあと，耳後部は耳介側頭溝に沿い，耳後部皮膚を水平に走行したあと後頭部の毛生え際に沿ったものとする．

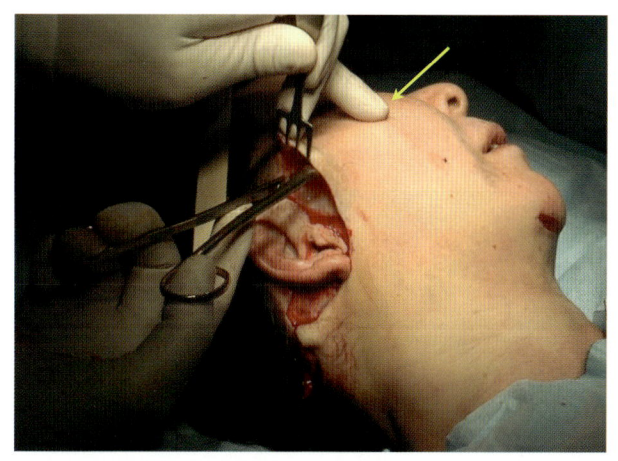

図 3．皮下の剝離
この症例は他医で以前耳前部切開による手術を受けているため，今回も同じ切開から入ることにした．もみ上げの部分は毛生え際切開を行った．皮下剝離は 3 mm 程度の厚さの脂肪をつけ均一の厚さで行う．左の環指(矢印)を皮膚の上にあて，剪刀の先端にカウンターをかけて皮膚の厚さを感じながら行う．

行っている．頤下の切開はすでに存在するしわに沿って切開するか，それより尾側で約 3 cm の切開を加える．皮下に 3 mm 程度の脂肪をつけて，広頚筋のたるみの程度によって甲状軟骨または輪状軟骨のレベルまで頚部正中の皮下剝離を進める．次に広頚筋上の脂肪を剪刀を用いて平に剪除する(図 1)か，扁平なカニューラを用いて脂肪吸引を行う．広頚筋下の脂肪[3]が多い場合には広頚筋下を剝離して脂肪を適度に剪除する．取り過ぎは凹みを作るので注意する．

左右に離開している広頚筋を正中で縫合し，広頚筋のたるみを引き締める．輪状軟骨部では広頚筋を外側に向かって切開する．

B．耳介周囲の切開

コツ 2：もみあげが低い場合は側頭部切開もしくはもみあげ上部水平切開を行い，高い場合はもみあげを上げすぎないために，毛生え際切開を選択する．

コツ 3：耳珠縁切開は耳前部切開に比べて瘢痕が目立たない．

もみあげが低い人の場合は，側頭部に切開を延ばすか，もみあげ上部で水平切開をして余った皮膚は三角形に切り取るが，もみあげが高い人の場合は皮膚を上に引き上げると，もみあげがなくなってしまうので，毛生え際切開を選択する(図 2)．耳介周囲の切開は，耳輪脚に沿って下降し，前切痕から耳珠と珠間切痕の辺縁を通り，耳垂の前に至るラインで行うことが多いが，他医ですでに耳前部切開が行われている場合は同じ切開で入る．皮下剝離は 3 mm 程度の脂肪をつけて，メスか face lift 用の剪刀を用いて行う(図 3)．耳前部から 7 cm 程度剝離する．

耳後部は耳介側頭溝に沿い，耳後部皮膚は水平に入り，さらに毛生え際に沿う切開とする．耳後部皮膚も薄く剝離し，頚部では正中に向かって進み，すでに剝離されている頚部正中の剝離腔とつなげる(図 4)．頤に近い下顎縁で皮下剝離を行い mandibular ligament[4)5)] を切離する(図 5)．

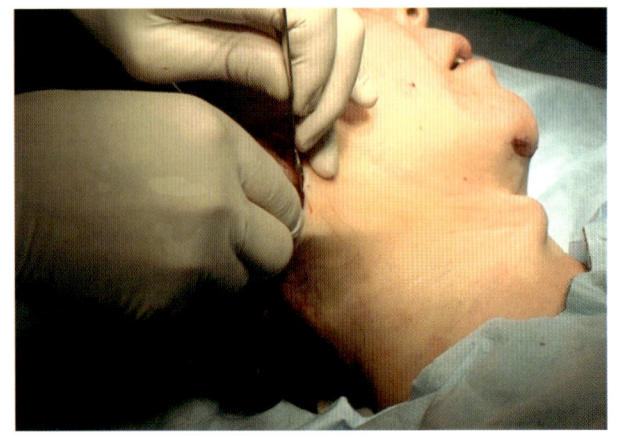

図 4. 頸部の皮下剝離
頸部外側の剝離を進め，すでに剝離してある頸部正中の剝離腔とつなげる．

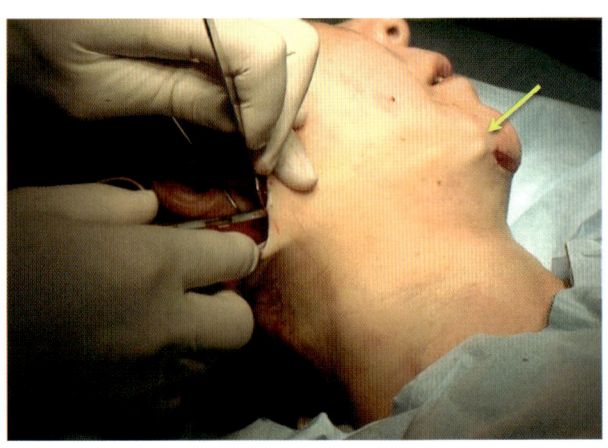

図 5．Mandibular ligament の切離
Jowl を改善するため mandibular ligament（矢印）を切離している．

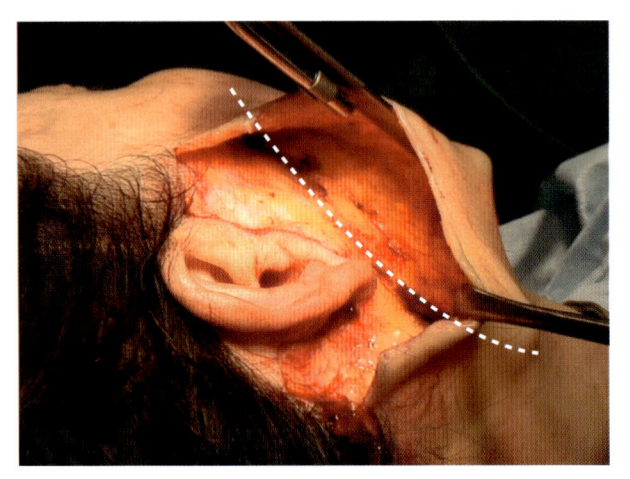

図 6．SMAS の切開
皮下剝離が終了したところ．点線は SMAS の切開予定線

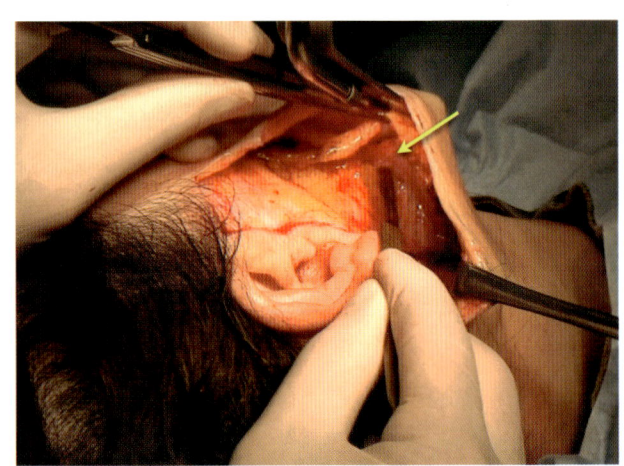

図 7．SMAS 下の剝離
SMAS 下をメスで剝離している．SMAS の裏面に見えるのは広頸筋（矢印）．SMAS の切開縁から正中に向かって 4 cm ほど剝離する．

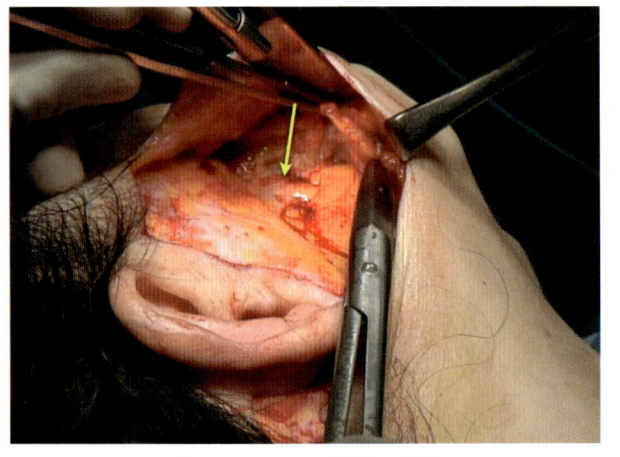

図 8．SMAS の頭側の剝離
頭側へは大頬骨筋（矢印）の前面まで剝離する．

C．SMAS の処理

コツ 4：耳下腺筋膜上で剝離し広頸筋を確認する．広頸筋裏面に沿って剝離をすれば顔面神経を傷つけることはない．

コツ 5：頬骨外側で大頬骨筋を見つけたらその上面を剝離する．

コツ 6：鼻唇溝と jowl が改善するように斜め上方に SMAS を引き上げる．

コツ 7：頤頸部角がシャープになるように SMAS flap を胸鎖乳突筋筋膜に吊り上げ固定する．

頬骨体部外側から耳垂前 2 cm の点を通り頸部

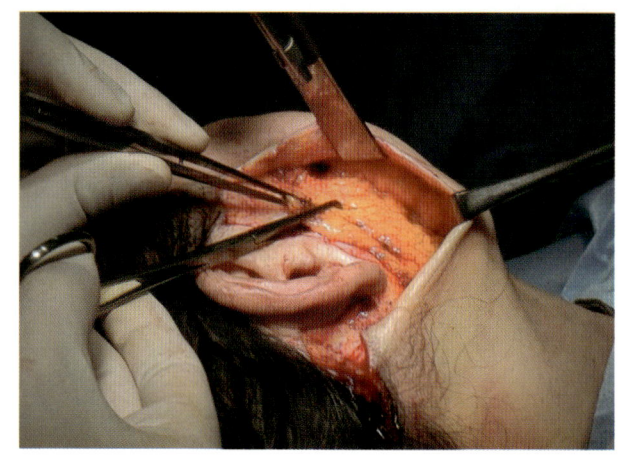

図 9. SMAS の切除幅の決定
SMAS を引き上げ，切除幅を決める．これで 3 cm 幅である．次に剪刀で SMAS に切開を入れる．

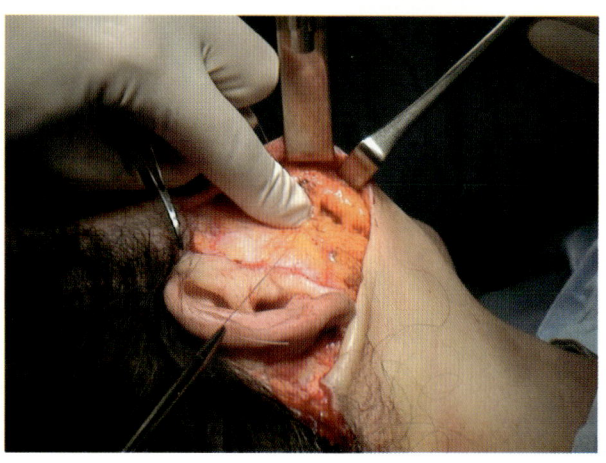

図 10. SMAS の縫合

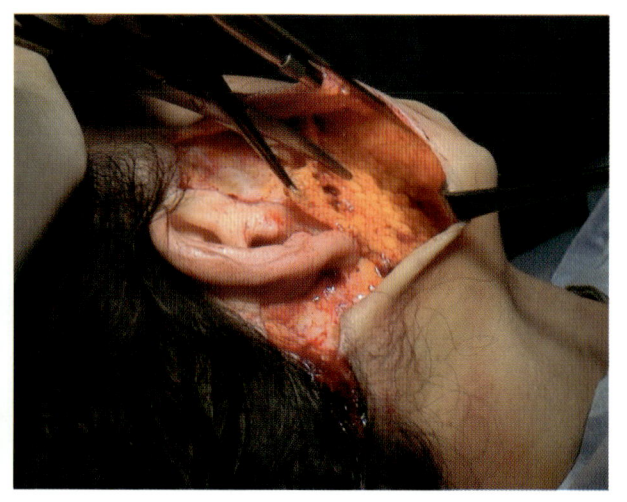

図 11. SMAS flap の作製
SMAS 縫合部から尾側に切開を進め SMAS flap を作製する．

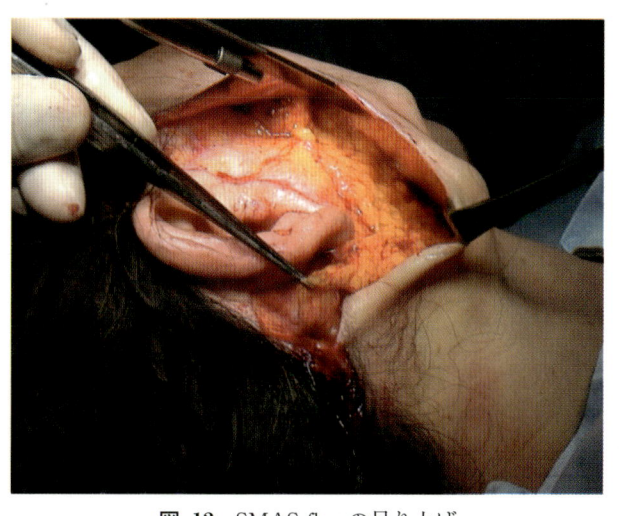

図 12. SMAS flap の吊り上げ
作製した SMAS flap を，頤頸部角が深まるように耳後部まで引き，胸鎖乳突筋筋膜に縫合固定する．

にかけて，SMAS をメスで弧状に切開する（図 6）．そのままメスを用いて耳下腺筋膜上を剝離し，広頸筋外側縁を確認したら，その裏面を 4 cm ほど剝離する（図 7）．頭側では大頬骨筋の前面まで剝離する（図 8）．鼻唇溝と jowl が改善するように斜め上方に SMAS を引き（図 9），約 3 cm の幅でSMAS を切開する．吸収糸で SMAS を縫合（図 10）し，それより尾側では耳前部の SMAS 切開縁に沿って切開を入れ SMAS flap を作製（図 11）して頤頸部角がシャープになるように胸鎖乳突筋筋膜に吊り上げ縫合する（図 12）．余った SMAS は切除する．SMAS は逐次縫合し，頭側では余剰の

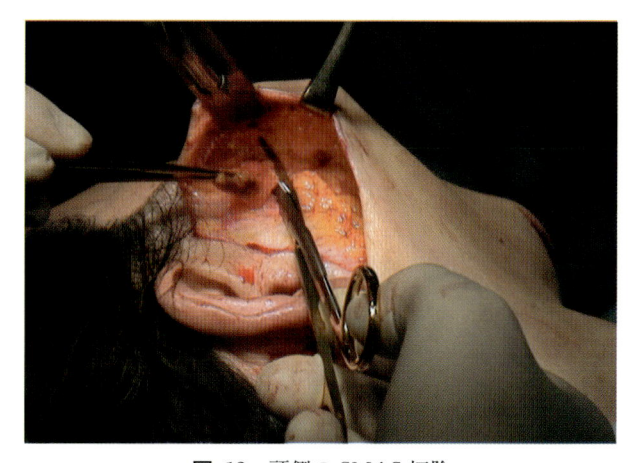

図 13. 頭側の SMAS 切除

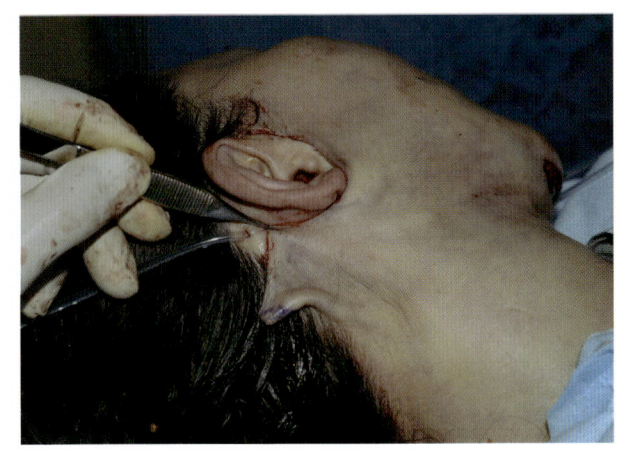

図 14. 誤った皮膚の処理法
耳後部の皮膚を後方に引きすぎると大きな dog ear を生じるので，皮膚をこのように引かない．

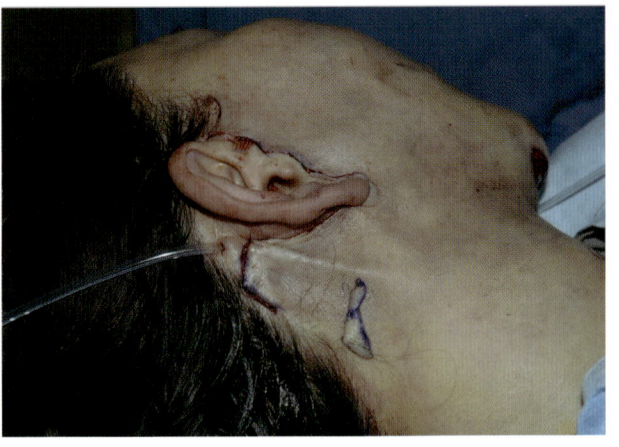

図 15. 耳後部の皮膚切除
皮膚を耳介側頭溝に向かって寄せ，dog ear の処置は後頭部毛生え際の小さな皮膚切除で済む範囲に収める．皮膚縁には緊張をかけない．

SMAS を切除（図 13）した後，下眼瞼外側部で皮膚の盛り上がりができないように，正中側の SMAS をやや外側に向けて縫合する．SMAS 縫合部の凸になった部分は剪刀で平らになるように切除する．

D．皮膚のトリミング

コツ 8：皮膚は引っ張りすぎない．取りすぎない．

SMAS の吊り上げにより皮膚に余剰ができるので，耳前部では軽く斜め上方に皮膚を寄せ，余った皮膚は創縁に緊張がかからない程度の切除に留める．この手術は皮膚に緊張をかけて吊り上げるという考えで行うのではなく，必要な吊り上げは SMAS レベルで行い，皮膚には緊張をかけないで縫合するという心構えが大切である．耳後部の皮膚の処理は，強く上後方に引き上げると創の辺縁で大きな dog ear の処理を行わなければならなくなる（図 14）ので，逆に耳介側頭溝に皮膚を少し寄せて，耳後部毛生え際の dog ear の処理が少なく済むようにする（図 15）．

E．皮膚縫合

コツ 9：縫合は緊張をかけない．

コツ 10：手術終盤では血腫予防のため正常血圧を保つように留意する．

皮膚には緊張がかかっていないので数か所の皮下縫合を行った後は，皮膚はナイロン糸で軽く合わせるだけでよい．毛生え際切開の場合はもみあげ周囲の弯曲部分は，毛髪部からナイロン糸を刺入し，皮弁側の真皮を水平に掛けるマットレス縫合を行うと皮膚の余りが生じないで縫合することができる．特に耳垂は下前方に引き延ばされる pixy 変形を起こしやすいので，皮膚に緊張をかけない．必要に応じて耳垂形成を行い耳垂の丸みができるようにする．

手術の終盤で血圧が上がると，出血し始めるので，血圧は低めに保つことが術後血腫を予防する上で重要である．

頸部には吸引ドレーンを留置し，こめかみの部分にはペンローズドレーンを入れ，翌日には抜去する．

症　例

症例 1：61 歳，女性

術前は高度の頸部皮膚のたるみ，jowl，マリオネットライン，頬部の細かなしわが目立つ（図 16-a）．手術は耳珠縁切開と側頭部切開から入り幅 3 cm の SMASectomy を行い SMAS flap を吊り上げ，頸部のたるみの改善を行った．頸部正中での広頸筋の縫合は行っていない．耳垂形成を行い耳垂に丸みをつけた．頬部，鼻唇溝，マリオネットラインに微小脂肪注入を行い，皮膚の張りを改善した（図 16-b）．皮下組織の萎縮を伴う症例では face lift と脂肪注入の併用[6)~8)]が有効である．

症例 2：56 歳，女性

Jowl と頸部のたるみが目立つ．全体的に皮下

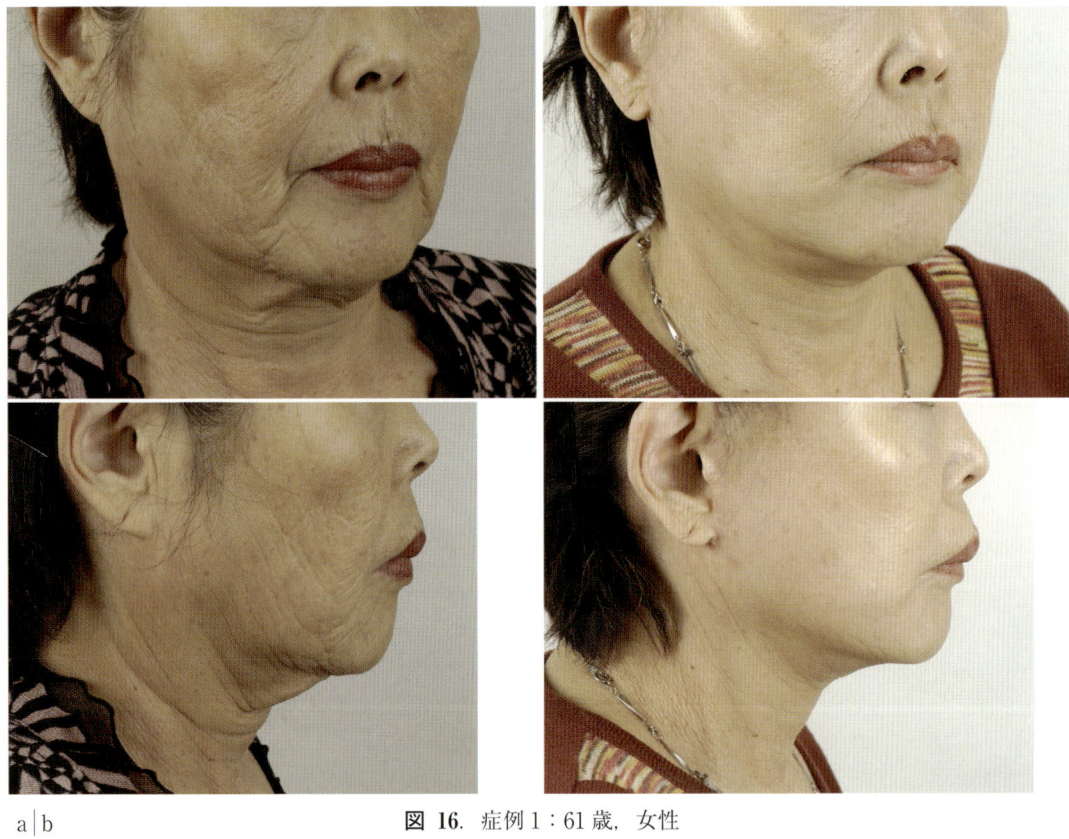

a|b　　　　　　図 16. 症例1：61歳，女性
　　　　　　　　a：術前　　　b：術後1年6か月

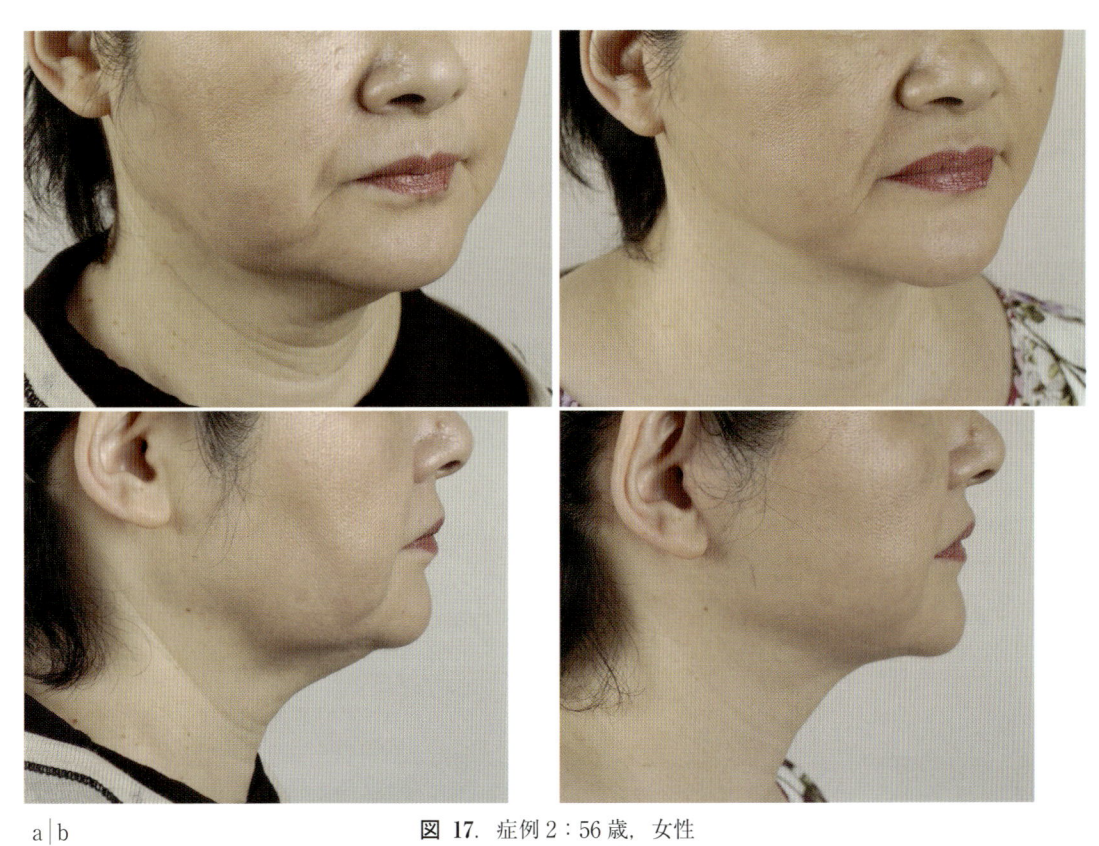

a|b　　　　　　図 17. 症例2：56歳，女性
　　　　　　　　a：術前　　　b：術後6か月

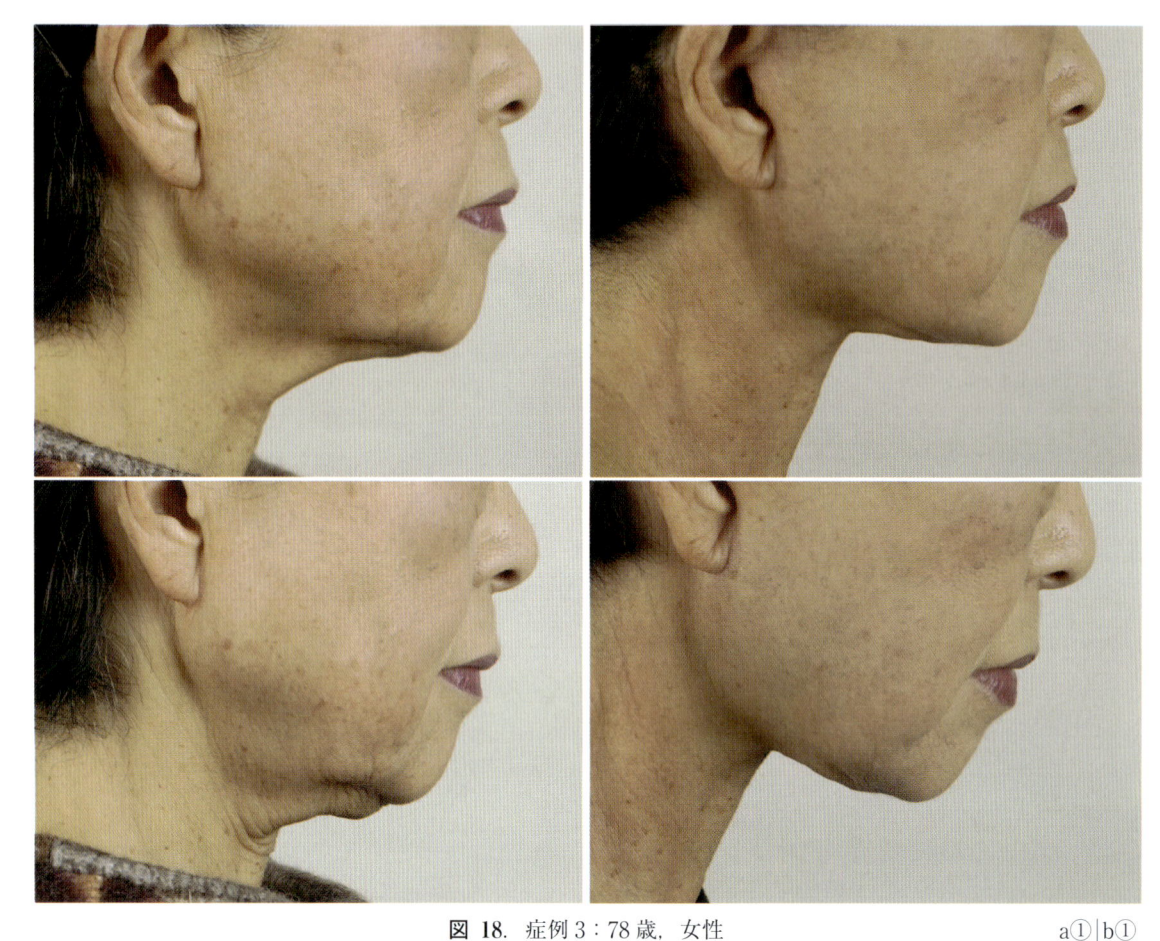

図 18. 症例 3：78 歳，女性
a：術前．② 顎を下げた状態　　b：術後 3 か月．② 顎を下げた状態

| a① | b① |
| a② | b② |

脂肪が厚い(図 17-a). 手術は耳珠縁切開からもみあげ上部の水平切開で行った. 頸部は全体的に脂肪吸引を行い, 頸部正中での広頸筋縫合は行っていない. SMASectomy と SMAS flap の吊り上げを行い, jowl は脂肪吸引を行った(図 17-b).

症例 3：78 歳, 女性

Platysma band が目立つため(図 18-a), 頸部正中切開から広頸筋の正中縫合を行い, SMASectomy と SMAS flap の吊り上げを行った. 術前に顎を下げると目立っていた頸部のたるみは術後ではシャープな頤頸部角になっている(図 18-b).

おわりに

老化顔貌の中で下顔面から頸部にかけてのたるみの改善は最も要望の高い部位のひとつである. 手術は SMASectomy と SMAS flap の吊り上げを行い, platysma band の程度によって頤下切開からの広頸筋の正中縫合を併用することにより改善することができる. 顔のたるみを改善するためには SMAS レベルでの吊り上げを主に行い, 皮膚切除は創縁にかかる緊張がほとんどない程度に留めることが, 自然な仕上がりにするコツである. 組織の萎縮が目立つ症例には脂肪注入の併用により皮膚の張りを改善することも最近の傾向である[9].

参考文献

1) Baker, D. C.：Lateral SMASectomy. Plast Reconstr Surg. 100(2)：509-513, 1997.
   Summary　近年非常にポピュラーになった SMAS リフトの方法.

2) Feldman, J. J.：Neck Lift. Quality Medical Publishing, 2006.
   Summary　頸部リフトに特化した face lift の教科書.

3) Rohrich, R. J., et al.：The subplatysmal supramy-

lohyoid fat. Plast Reconstr Surg. **126**(2)：589-595, 2010.
Summary　広頚筋下の脂肪の解剖について述べている．

4) Furnas, D. W.：The retaining ligaments of the cheek. Plast Reconstr Surg. **83**(1)：11-16, 1989.
Summary　顔面の皮膚を固定する ligament の解剖を示した．

5) Reece, E. M., et al.：The mandibular septum：anatomical observations of the jowls in aging-implications for facial rejuvenation. Plast Reconstr Surg. **121**(4)：1414-1420, 2008.
Summary　Jowl の解剖について詳しく述べている．

6) Guerrerosantos, J.：Simultaneous rhytidoplasty and lipoinjection：a comprehensive aesthetic surgical strategy. Plast Reconstr Surg. **102**(1)：191-199, 1998.
Summary　Face lift に脂肪注入を併用する方法を提唱した．

7) Trepsat, F.：Volumetric face lifting. Plast Reconstr Surg. **108**(5)：1358-1370, 2001.
Summary　組織の増量が効果的であることを示した．

8) Marten, T. J.：High SMAS facelift：combined single flap lifting of the jawline, cheek, and midface. Clin Plast Surg. **35**(4)：569-603, 2008.
Summary　High SMAS 法と脂肪注入法を併用して非常にきれいな臨床結果を出している．

9) 野平久仁彦ほか：顔貌の老化に対する治療戦略—Face lift をめぐる最近の動向—．形成外科．**54**(増)：S2-S6，2011.
Summary　Face lift の最近の動向について概説している．

アトラス

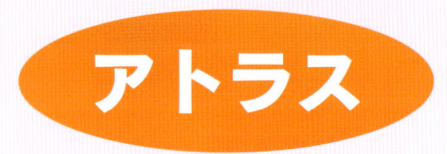

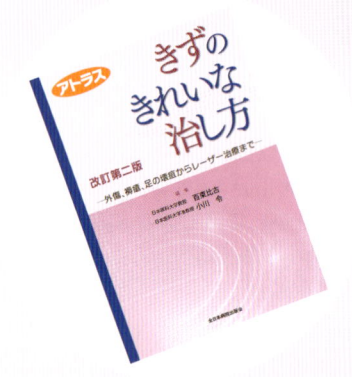

きずの きれいな 治し方

改訂第二版

―外傷、褥瘡、足の壊疽からレーザー治療まで―

編集／日本医科大学教授　百束比古　　日本医科大学准教授　小川　令
2012年6月発行　オールカラー　B5判　192頁　定価5,250円(税込)

「きず」をいかに少なく目立たなくするかをコンセプトとして、オールカラーアトラス形式はそのままに、**詳細な縫合法、褥瘡、瘢痕拘縮**など、内容を**大幅ボリュームアップ**して**大改訂**！
「きず」を診る全ての医師、看護師の方々、是非手にお取り下さい！

1. きずの種類と治り方
 ―きれいなきずになるまでの考え方―
2. きずの保存的な治し方
 ―消毒剤・外用剤・創傷被覆材の種類と使い方―
3. 手術で治す方法
 ―形成外科の縫い方と皮膚移植―
4. 顔のきず・その治し方
 ―新しくできた顔のきずの治療で気をつけること―
5. 指のきずの治療と管理
 ―指の治療で気をつけること―
6. 慢性創傷と治し方(総論)
 ―古いきずを治すには―
7. 褥瘡の治療
 ―とこずれをどう治療するか―
8. 放射線潰瘍
 ―放射線でできた潰瘍はなぜ治りにくいか―
9. 下腿潰瘍
 ―治りにくいのはなぜか、手術はどうやるのか―
10. 足の壊疽
 ―治りにくいのはなぜか、
 どうやって治療するのか、どこで切断するのか―
11. 熱傷・熱傷潰瘍
 ―やけどとその後遺症はどうするか―
12. 瘢痕・瘢痕拘縮
 ―整容と機能の両面から―
13. ケロイドと肥厚性瘢痕
 ―赤く盛り上がったきずあとは何か―
14. きずから発生する重篤な疾患について
 ―ラップ療法など密閉療法によるものを含めて―
15. 美容目的の異物埋(注)入と傷跡
 ―顔面と乳房―
16. 傷跡のレーザー治療
 ―美容外科ではきずにどう対応するか―
17. スキンケアの実際
 ―皮膚をやさしく扱うには―
18. 傷跡のリハビリテーション

コラム　陰圧閉鎖療法(VAC療法)―その理論と実際―
　　　　局所皮弁法の新しい波―穿通枝皮弁とプロペラ皮弁―
　　　　切断指、デグロービング・リング損傷の治療
　　　　消毒の誤解・ラップ療法の功罪
　　　　再生医療と成長因子の知識
　　　　マゴットセラピーについて
　　　　薄い皮弁による整容的再建
　　　　―皮弁は厚いという常識への挑戦―
　　　　産婦人科手術とケロイド
　　　　きれいな刺青の除去

(株)全日本病院出版会　〒113-0033　東京都文京区本郷3-16-4
TEL：03-5689-5989　　FAX：03-5689-8030

おもとめはお近くの書店または弊社ホームページ(http://www.zenniti.com)まで！

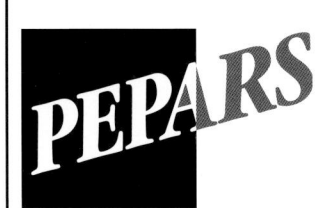

◆特集／ここが知りたい！顔面のRejuvenation─患者さんからの希望を中心に─

D. 顔面・頚部
スレッドリフトの適応・限界・スレッドの選択・合併症回避のコツ

鈴木　芳郎[*]

Key Words：スレッドリフト（thread lift），フェイスリフト（face lift），スーチャーサスペンション（suture suspension），適応（indication），合併症（complication）

Abstract　スレッドリフトによる顔面のRejuvenationが盛んに行われるようになって10数年が経過した．その間にスレッド自体の進化，使用法の工夫がなされるとともに，スレッドリフトに求められる効果についても微妙に変化してきている．今回は，この間のスレッドの変遷に触れながら，現在主に使われているスレッドリフトを大まかに分類し，それぞれが顔のどの部分に適応となり，どのような使用法が効果的であるのか，さらにその効果の限界についても考えてみた．また，最近行われるようになってきたファインスレッドによる顔のRejuvenation法についても論じ，最後に合併症を回避する方法についても言及した．スレッドリフトは適応と使用法を的確に行えば，非常に効果的な顔のRejuvenationの手段になり得るばかりでなく，ラジカルなフェイスリフト手術の補助的手段としても利用価値が高いと考えている．

はじめに

　糸を用いたリフトアップ法は，フェイスリフトの補助的手段として1970年代から少なからず行われてきたことであるが，いわゆるスレッドリフトと呼ばれる特殊な糸を使った引き上げが盛んに行われるようになったのは2000年頃からである．最初は切らないで簡単にできるフェイスリフトとして報告されたわけだが，その後10数年の間に糸の形態や使用方法の変化もさることながら，適応や期待される効果についても微妙に変化しているように思われる．本稿ではこのように少しずつ変化してきたスレッドリフトの現状に触れ，それらの適応と限界，スレッドを選択するうえでの注意点，さらに合併症回避のコツについても言及した．

スレッドリフトの変遷と分類

　いわゆるスレッドリフトと呼ばれる最初の糸は2001年Sulamanidzeらによって報告されたAPTOS糸[1)2)]で，これは双方向性の棘状の返し（cogs）のある特殊な糸を皮下に挿入埋没して，相対する棘の作用によって顔の各部を引き上げるというものであった．その後は，一方向性の棘のある糸を使って組織を吊り上げて何らかの固定を行う引き上げ法[3)〜5)]が出現し，さらにパッチの付いたループ式のゴアテックス糸でメーラーファットを引き上げ側頭筋膜に一端を固定するケーブルスーチャー法[6)7)]，棘の代わりに吸収性のコーンの付いたシルエットスーチャー[8)9)]，伸縮性のあるシリコン製の引っ掛かりを持つスプリングスーチャーが現れる．これらの中には吸収性や非吸収性の素材を使ったものが存在していた．さらにこれをスレッドリフトに含めるかどうかは疑問ではあるが，6-0あるいは7-0程度の細く比較的短い吸収糸（PDO）を皮下に沢山埋め込むだけのショッピングリフトなども最近よく行われるようになって

---

[*] Yoshiro SUZUKI, 〒150-0021　東京都渋谷区恵比寿西 2-21-4　代官山 Parks 2 階　ドクタースパ・クリニック，院長

表1 スレッドリフトの分類

Fixation type (吊り上げ固定型)	結紮して固定するタイプ	Cable-Suture
		WAPTOS
		Silhouette Lift
		Contour Lift
	結紮はしないが使用法の工夫で固定されるタイプ	EZ Lift
		X-tosis
Floating type (挿入埋没型)	引っ掛かりによりかなり強く固定されるタイプ	Spring thread
	引っ掛かりにより軽い固定がなされるタイプ	APTOS
		Happy Lift
	まったく固定されないタイプ	Shopping thread

きている．このように現在は糸の種類も沢山存在するとともに，その糸の使用方法も様々で，さらに様々な部位に様々なデザインで使用されるわけなので，世の中には数限りないスレッドリフト法が存在していると言える．これら沢山のスレッドリフトの適応や選択をまとめて論じるのは極めて困難であるが，全体を大きく二つに分類することで理解の助けになるので分類して示した(表1)．一つはしっかりと一方向に引き上げる目的の吊り上げ型のスレッドリフト，もう一つはそれほど引き上げを重要視することなく，皮膚に張りを出したり引き締め効果を出すなかで幾分の引き上がり効果を期待する挿入埋没型のスレッドリフトである．表内に代表的な方法を列挙したが，それぞれには特徴があり，適応部位，効果なども微妙に違っているので，使用する者はそれらの性質を良く理解し目的に応じて使い分けていかなければならない．

スレッドリフトの適応と限界

スレッドリフトの適応を述べる際に前提となるのは，スレッドリフトに何を求めるかによって適応が大きく異なってくるということである．ラジカルなフェイスリフトに代わり得るものとして取り入れる場合とスキンケアの延長として取り入れる場合では，その適応に関する考え方が全く違ってくる．そもそもスレッドリフトが出始めたばかりの頃は中顔面の軽い組織の下垂の改善が適応であった．しかし，その後徐々に適応が広がり前額，顎のライン，首のRejuvenationなどにも使われ

るようになってくる．しかし基本的に皮膚切除を行わないことが原則であったため，下垂の程度が高度になると効果は出にくくなり適応から外れてきた．ただし，この大雑把な適応も，患者サイドの希望，術者の目指す目的によって大きく変わってくる．たとえば高齢者の高度の下垂の場合にはスレッドリフト単独では効果が出にくく適応とはし難いが，どうしても切開を行うフェイスリフトが受け入れられない患者であればスレッドリフトは一つの選択肢となり得る．またそれほどの引き上げ効果は望めなくとも皮膚に張りが出て引き上がり感が出せれば患者満足が得られるということであれば，その患者に対してはスレッドリフトが良い適応と言える．さらに効果の持続時間を長期に求めるようであれば1回の施術では限界があるが，繰り返して行ったり再引き上げを行って効果を回復するといった方法をとることも可能である．このように，スレッドリフトは，その施術に何をどこまで求めるかによって適応は狭くも広くもなるのが特徴である．したがって術前のインフォームドコンセントで，患者の希望，条件などをしっかりと聞き出し，適応を決めることが極めて大切であると言える．

部位別のスレッドリフトの選択と治療法

スレッドリフトは適応と使い方を選べば顔面のほとんどの部位にRejuvenation効果を発揮することができるが，その選択を間違えるとあまり効果が感じられなかったり短期間のうちに効果が消失してしまう場合がある．さらに，今までの経験からスレッドリフトによって効果の出やすい部位とあまり効果の出ない部位とが存在することもわかってきている．私が一番引き上げ効果を感じて多用しているのは中顔面，特に頬部の挙上に対してであるが，それに比して下顔面においては引き上げ効果は少ないと考えている．さらに，口周囲，頸部，前額についても効果は認められるが，そのためには糸の選択や使用方法に考慮が必要である．これらについて部位別に具体的に述べる．

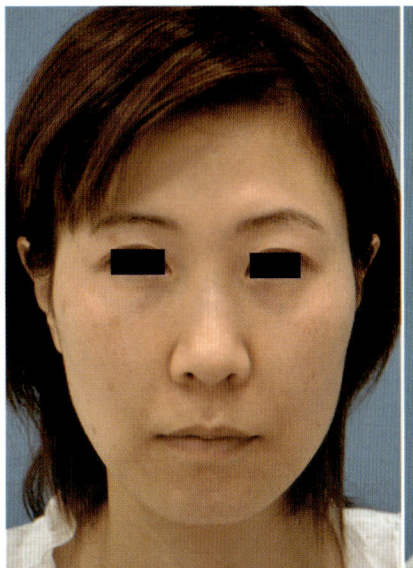

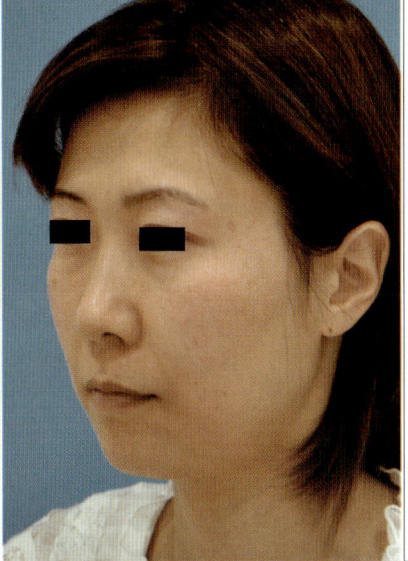

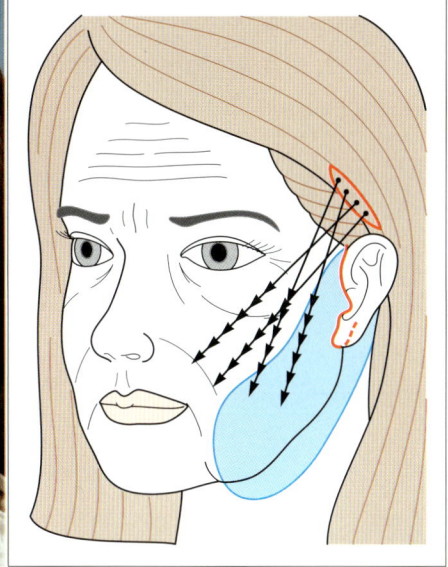

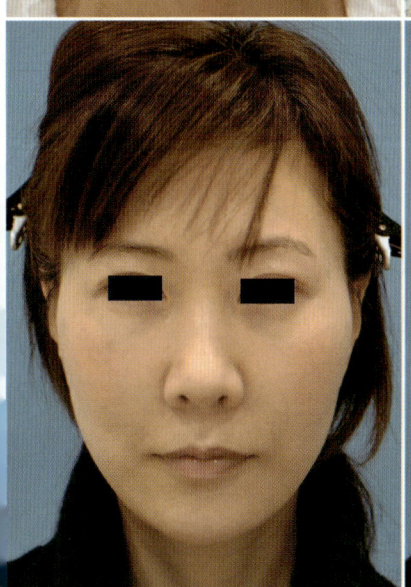

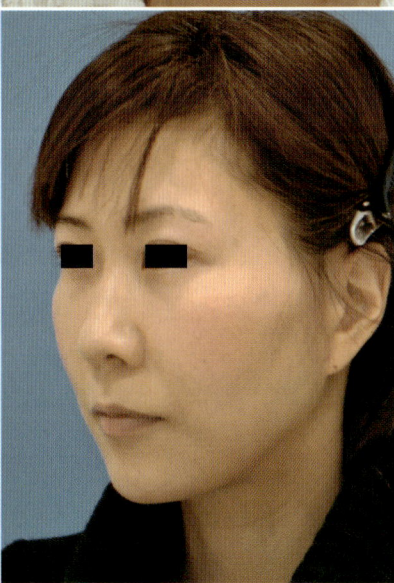

図 1.
中顔面にシルエットリフト(片側 4 本)を使用した症例
　a, b：術前正面, 斜位
　c, d：術後 1 年の正面, 斜位
　e：術式. 下顔面は切開によるフェイスリフトで, 中顔面はシルエットリフトで引き上げを行う(赤線は切開線, 青の部分は剥離範囲).

1. 中顔面

　中顔面の老化は, その部に存在するメーラーファットパッドの下垂と萎縮が大きく関連していることは周知の事実であるが, その脂肪体を引き上げるのにスレッドリフトは非常に有効である. さらに, 使用する糸, 使用方法を使い分けることでその脂肪体を膨隆させたり, 平坦化させたりすることも可能で, 症例に応じたこれらの使い分けが可能である. 中顔面全体を一体として引き上げるためには, コグやコーンの付いた吊り上げ型のスレッド, スプリングスレッドが有用だが, ファットパッドを膨らませるようにして引き上げるにはケーブルスーチャーに代表されるループ式のスレッドが適応となる. また中顔面の Rejuvenation には mid cheek groove を消失させることが重要と考えており, これに対してはケーブルスーチャーが非常に有用である. 全体にコグやコーンのスレッドで引き上げ, groove の改善が乏しければ脂肪注入を追加するといった方法もある. さらに, 引き上げよりも頬部を膨らませることに重点を置く場合には, APTOS や Happy Lift などの挿入埋没型のスレッドも有効である. 挿入埋没型と吊り上げ型のスレッドの併用によりさらに効果を増強することも可能である. このように, 中顔面はスレッドリフトが非常に有効な部位と考えている(図 1).

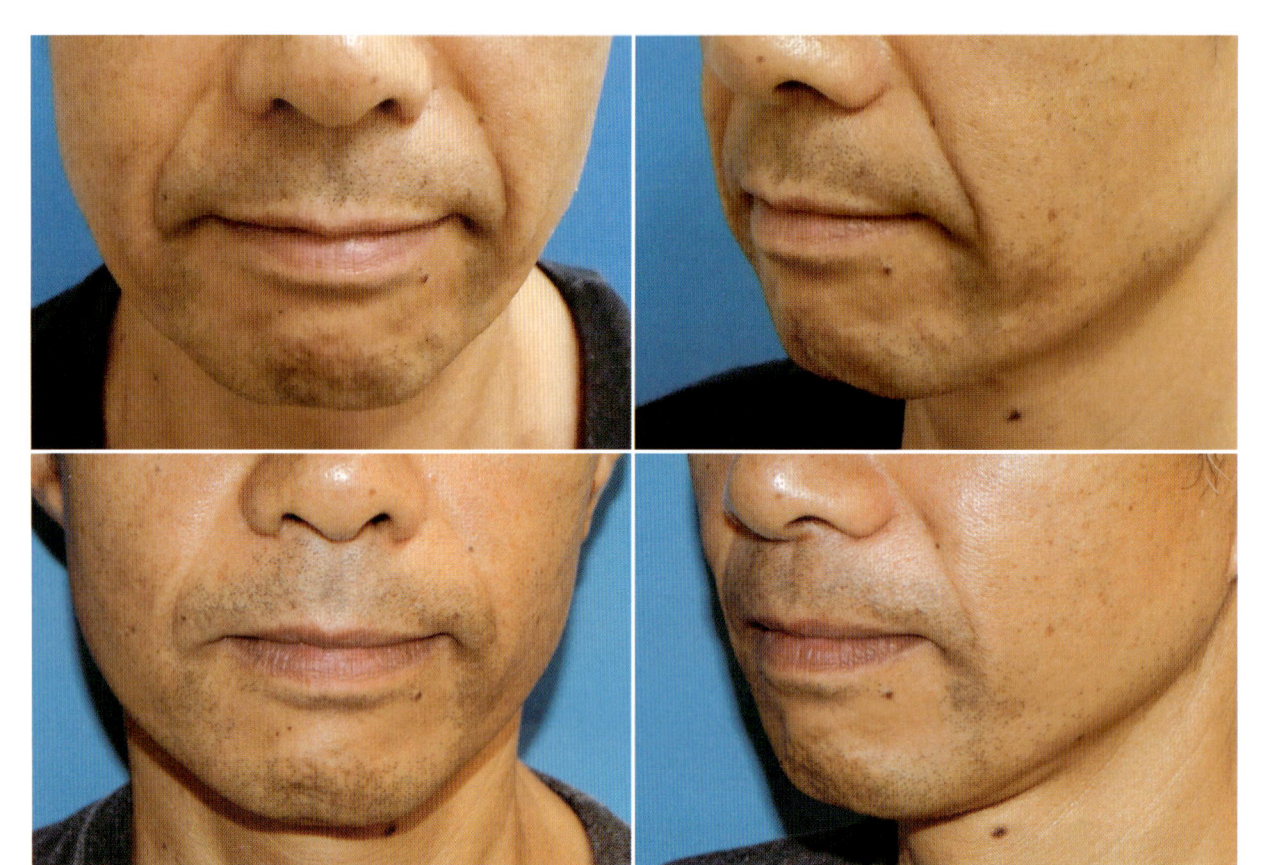

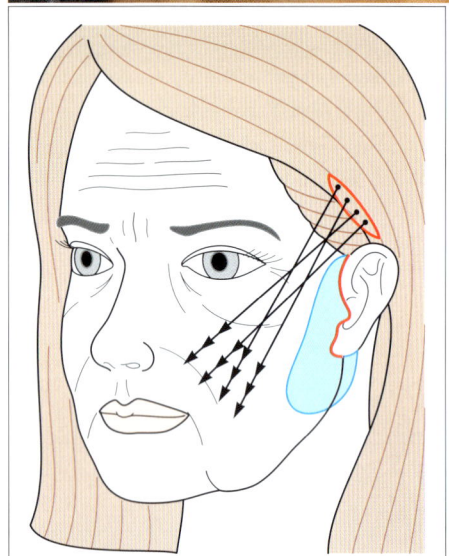

図 2.
Nasolabial fold および perioral mound の改善にシルエットリフト(片側 4 本)を使用した症例
　a, b：術前正面, 斜位
　c, d：術後1年の正面, 斜位
　e：術式. コーンを 3～4 個に短縮して使用(赤線は切開線, 青の部分は剝離範囲)

a	b
c	d
e	

2. 口周囲

　治療の対象となる口周囲の老化は, nasolabial fold が尾側方向へ延長してくる現象[10], あるいは perioral mound の出現[11]とマリオネットライン, さらに口角の下垂が挙げられる[12]. この部分はラジカルなフェイスリフトでも牽引力を到達させることが困難でなかなか効果を出しにくい部分である. しかし, スレッドリフトでは比較的簡単に低侵襲で同部に牽引がかけられるためある程度の効果は期待できる部分であるが, その際にはその部分のみに牽引がかかるような工夫をする必要があると考えている. すなわち, スレッドの引っ掛かりの部分を短くして狙った部分のみを引き上げるようにすることが肝要である. この部位にはシルエットリフトが最も良い適応と思われるが, その使用の際も引っ掛かりのコーンを 3 個程度にしてポイントで引き上げると比較的効果が出やすい(図2).

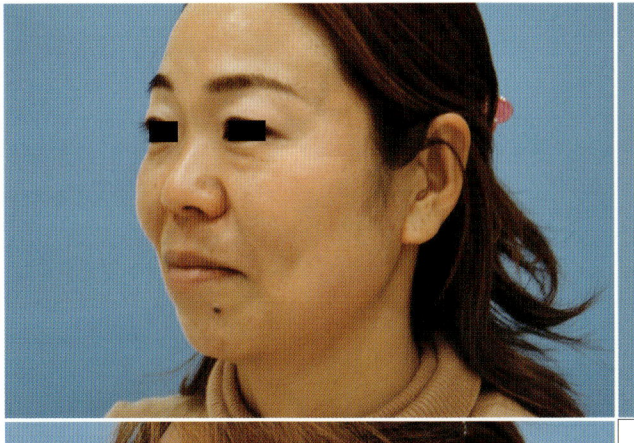

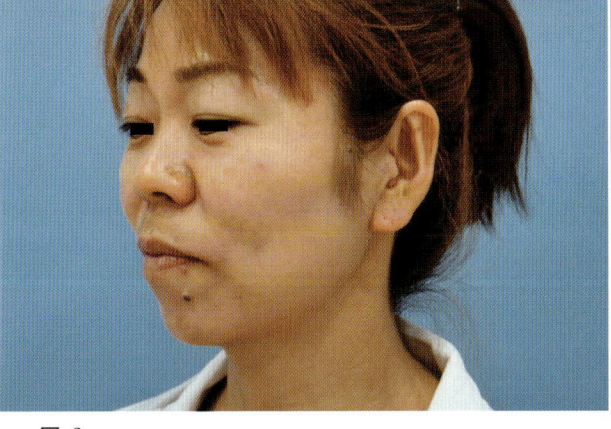

図 3.
ショッピングスレッド症例
　a：術前
　b：術後半年．顎のラインがシャープになっている．
　c：術前デザイン
　d：術式．顎のラインを中心にショッピングスレッドを挿入する．

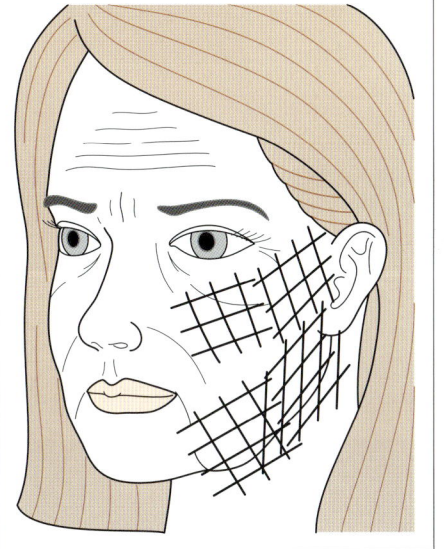

a	c
b	d

3．下顎部

　下顎部の老化は顎のラインがすっきりしなくなって顎下にたるみが出てくることである．そのためこの部の Rejuvenation には顎のラインをすっきりさせ，顎下のたるみを改善させることが必要になる．スレッドを顎のラインの付近まで挿入し側頭に引き上げることで，ある程度の効果を出すことは可能ではあるが，この場合には開口制限が発生することが多く，開口が十分に行われるようになった頃には引き上げ効果がほとんどなくなっているといった場合が多い．最近スプリングスレッドの使用で良好な結果を示したとの報告例も存在しているが，術後のディンプルなどの変形が1か月近く続いている症例が多く，ダウンタイムが短いことが利点であるスレッドリフトの認識からは程遠いものがあり，適応が限られるように思われる．私は基本的にはこの部には吊り上げ固定型のスレッドは使わず，引き上げるというより引き締める（タイトニング）ことを目的にショッピングリフトを使用している．この効果については個人差はあるものの，引き締めたい部位にスレッドを格子状にたくさん挿入し皮下にネットを張るような気持ちで行っていくと効果がある（図3）．

4．頸　部

　特に platysma が緩んで ment-cervical angle が広がってきているような症例では吊り上げ固定型のスレッドによって比較的効果が得られやすいが，あまり強く牽引すると首の運動により引き攣

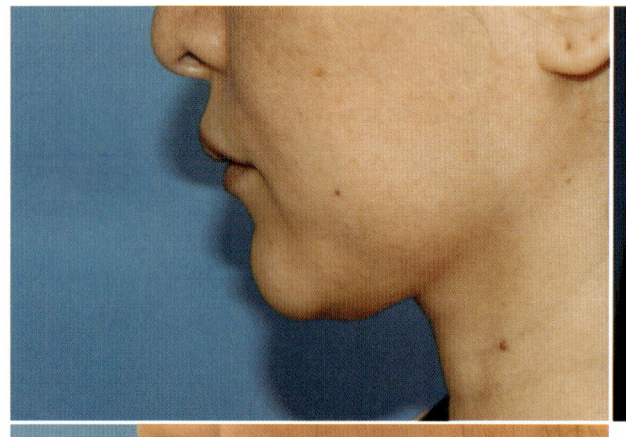

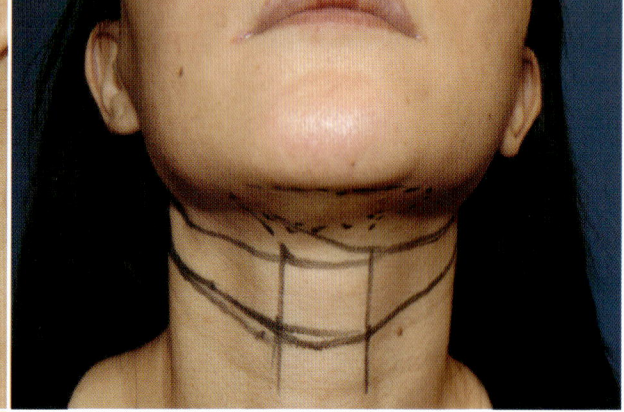

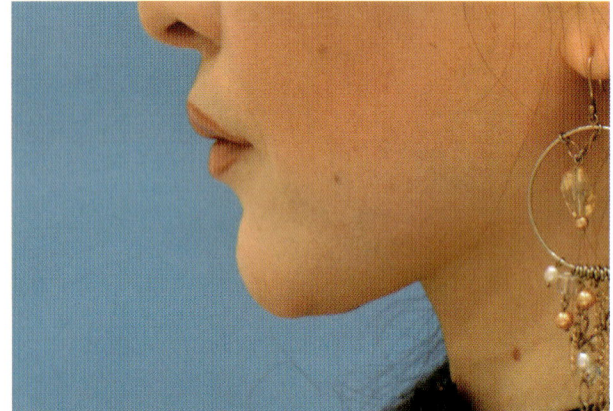

図 4.
頚部の緩みにスプリングスレッドを使用した症例
　a：術前
　b：術後半年
　c：術前デザイン．左右の耳垂後部の小切開から
　　スプリングスレッドを逆V字状に挿入し先端を
　　頚部中央で重ね合わせるようにして引き出す．

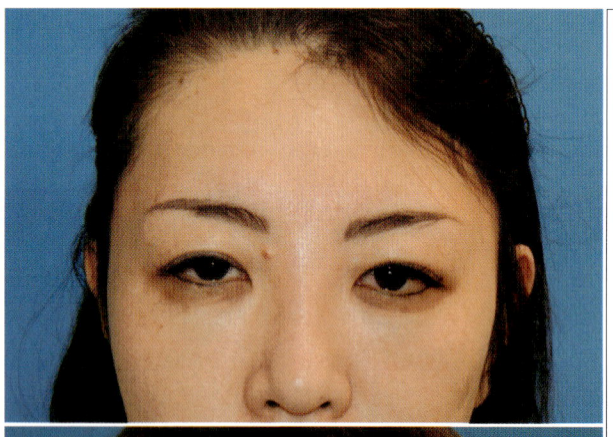

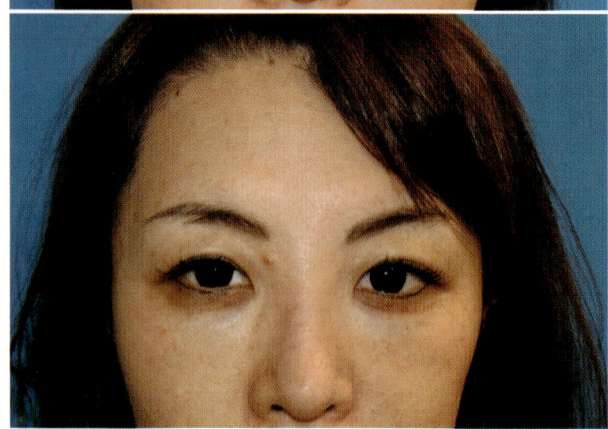

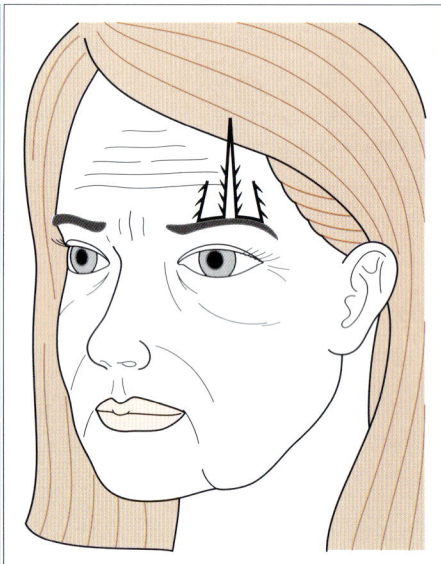

図 5.
眉毛挙上のためにコグ付きスレッドを使用した症例
　a：術前
　b：術後半年
　c：術式

れが生じたりするため，過度な牽引は禁忌で，適度な牽引が必要とされる．部分的な脂肪吸引と併用するとさらに効果が出しやすい（図 4）．

5．前額部

この部に対して九野は様々なスレッドリフト法で若返りを試みて詳細な報告を行っている[13]が，この部は中顔面に比べ解剖学的にも皮膚の可動性が少ない部分であり，スレッドリフトの効果は限定的かつ一時的であると考えている．しかし，眉毛の高さの軽い左右差の修正などには簡単にできるという点で非常に有用であると思われる（図 5）．

使用部位によって吊り上げやすい部位と吊り上げにくい部位があることを考慮し，さらに吊り上げた方が良い部位であるのか，引き締めた方が良い部位なのか，ふっくらさせた方が良い部位なのかなども考えて，スレッドの選択と使用法の選択を行うべきである．併せて，自分の使い慣れた得意とするスレッドをいくつか持って，それらを使いこなしていくことも重要である．さらに，通常のフェイスリフトの中でなるべく侵襲を少なくするために，各部位のスレッドリフトを併用して用いることは，非常に利用価値が高い方法と考えている[14]．

良くみられる合併症とその回避のコツ

スレッドリフトの合併症としては，糸の挿入部分の皮膚の陥凹を最もよく経験する．陥凹とまではいかなくとも，何かの表情の際に糸のレリーフがわずかに表れるということを不満として訴えてくる場合もある[15]．これらの症状は，糸の刺入層が浅すぎた場合に起こりやすく，また，少ない糸に強い張力がかかりすぎた場合に起こりやすい．それらを防ぐためには，糸の刺入層を浅すぎないようにして，引き上げる際には複数の糸に均等に強すぎない張力を持たせることが重要である．その他の合併症として感染や糸の露出などが存在する[16]が，これらは手術中の清潔操作と糸の断端の処理法を正確に行うことで十分に防げるものである．

考　察

スレッドリフトがその形，使用法，適応などで変遷はあったにしろ廃れることなくいまだ普及しているのは，この施術が低侵襲でダウンタイムが短いことにより受け入れやすかったためと考えている．また，日本においては，劇的な変化でなくともさりげない自然な変化を求める患者の割合が多いことも影響しているのかもしれない．とはいえ数か月で効果がなくなってしまったり，ほとんど変化を感じないという施術では患者にとっては無駄な負担のみを強いられたことになってしまう．様々なクリニックのホームページなどにはスレッドリフトに過大な効果を期待させるような表現がなされている場合も多々あり，これらは厳に慎むべき行為であると考えている．また，我々スレドリフトを行う術者は，まず自分の得意とする糸をもち，それを如何に使うとどのような効果が出せ，その効果の限界はどの辺にあり，またその効果の持続はどのくらいあるのかを十分理解したうえで，それを患者に十分説明し，理解を得たうえで行うことが極めて重要であると考えている[17]．

まとめ

近年，様々なスレッドリフトが試みられているが，それらの特徴を熟知し，どの部位にどのような使い方をすることが効果的な Rejuvenation につながるかを常に考慮しながら使用することが非常に重要であると考えている．

引用文献

1) Sulamanidze, M. A., Shiffman, M. A., Paikidze, T. G., et al.：Facial lifting with APTOS threads. Int J Cosmet Surg Aesth Dermatol. 4：275-281, 2001.
2) Sulamanidze, M. A., Fournie, P. F., Paikidze, T. G., et al.：Removal of facial soft tissue ptosis with special threads. Dermatol Surg. 28：367-371, 2002.
3) Lee, S., Isse, N.：Barbed polypropylene sutures

for midface elevation. Arch Facial Plast Surg. **7**：55-61, 2005.
4) Isse, N. G.：Elevating the midface with barbed polypropylene sutures. Aesthetic Surg J. **25**：301-303, 2005.
5) Wu, W. T.：Barbed sutures in facial rejuvenation. Aesthetic Surg J. **24**：582-587, 2004.
6) Sasaki, G. H., Cohen, A. T.：Meloplication of malar fat pads by percutaneous cable-suture technique for midface rejuvenation：Outcome study (392 cases, 6 years' experience). Plast Reconstr Surg. **110**：635-654, 2002.
7) 鈴木芳郎，白壁征夫：Percutaneous cable-suture elevation of malar fat pads (cable-suture technique) による中顔面の若返り法. 日美外報. **26**：1-12, 2004.
8) Isse, N.：Silhouette sutures for treatment of facial aging；Facial rejuvenation, remodeling, and facial tissue support. Clin Plast Surg. **35**：481-486, 2008.
9) 石井秀典，半田俊哉，坂田和明：シルエットリフトを用いた頬・下顎部の若返り術. 形成外科. **52**：13-19, 2009.
10) Yousif, N. J., Gosain, A., Matloud, H. S., et al.：The nasolabial fold；An anatomic and histologic reappraisal. Plast Reconstr Surg. **93**：63-69, 1994.
11) Sullivan, P. K., Hoy, E. A., Mehan, V., et al.：An anatomy evaluation and surgical approach to the perioral mound in facial rejuvenation. Plast Reconstr Surg. **126**：1333-1340, 2010.
12) Reece, E. M., Pessa, J. E., Rohrich, R. J.：The mandibular septum；anatomical observation of the jowls in aging-implication for facial rejuvenation. Plast Reconstr Surg. **121**：1414-1420, 2008.
13) 九野広夫：フェザースレッドによる前額リフトデザイン手技と上下眼瞼の弛み改善法との比較および新適応基準について. 日美外会誌. **44**：140-154, 2008.
14) 鈴木芳郎，白壁征夫：Suture suspension を併用した Face-lifting. 形成外科. **48**：51-58, 2005.
15) Helling, E. R., Okpaku, A., Wang, P. T. H., et al.：Complications of facial suspension sutures. Aesthetic Surg J. **27**：155-161, 2007.
16) Silva-Siwady, J. D., Diaz-Garza, C., Ocampo-Candiani, J.：A case of APTOS thread migration and partial expulsion. Dermatol Surg. **30**：356-358, 2005.
17) 鈴木芳郎：スレッドリフトの機序および目指すべき効果とその可能性について. 形成外科. **53**：609-617, 2010.

"知りたい"めまい / "知っておきたい"めまい薬物治療

めまい領域を専門としない耳鼻咽喉科をはじめ診療科を超えた幅広い分野の先生方にも理解しやすい、境界領域としてのめまい疾患の診断と治療について解説!!

2012年10月発行

編集／聖マリアンナ医科大学教授　肥塚　泉
B5判　166頁　4,725円（税込）

目　次
Ⅰ　ここだけは"知りたい"めまい
1. 救急外来でのめまい　2. 突然起こる"めまい"―"耳からくるめまい"か"脳からくるめまい"か？―　3. 見逃してはならない"脳からくるめまい"の特徴　4. 手術治療が必要なめまい　5. めまい診断の検査方法

Ⅱ　ここだけは"知りたい"めまいへの初期対応
1. 子どものめまい―起立性調節障害を中心に―　2. 高齢者のめまい　3. 精神疾患とめまい　4. 産婦人科疾患のめまい

Ⅲ　ここだけは"知っておきたい"めまい薬物治療
1. 急性期めまいの薬物治療　2. メニエール病・遅発性内リンパ腫の薬物治療　3. 前庭神経炎の薬物治療　4. 良性発作性頭位めまい症の薬物治療　5. 突発性難聴の薬物治療　6. 心循環系疾患の薬物治療　7. 心因性めまいの薬物治療　8. 頭痛めまいの薬物治療　9. 高齢者に多い慢性めまい感の病態と薬物治療　10. めまい診療における漢方治療　11. 投薬の禁忌・併用注意・副作用

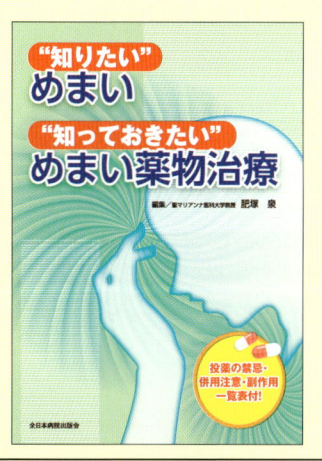

実地医家のための 甲状腺疾患診療の手引き
―伊藤病院・大須診療所式―

2012年11月発行

■監修　伊藤公一
■編集　北川　亘・向笠浩司・渋谷　洋
■B5判・二一六頁
■定価六,八二五円（税込）

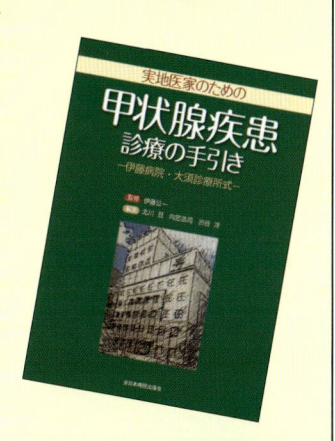

甲状腺分野のエキスパートを執筆陣に迎えた、甲状腺疾患診療マニュアルの決定版！データを多く用いた解りやすい構成で、甲状腺の基礎知識から、日常臨床でのポイント、どのタイミングで専門病院に紹介するか、専門病院ならではの取り組みまで幅広く網羅。医療現場に携わるすべての方々にお手元に置いていただきたい一冊です。

目　次
Ⅰ. 実地医家のための手引き
Ⅱ. どのように検査するか？
Ⅲ. バセドウ病を診る・治す
Ⅳ. 橋本病を診る・治す
Ⅴ. 甲状腺腫瘍を診る・治す
Ⅵ. その他の甲状腺疾患
Ⅶ. 妊娠合併時に注意すべき3ポイント

●お求めはお近くの書店または弊社HPまで●

全日本病院出版会　〒113-0033 東京都文京区本郷 3-16-4　TEL：03-5689-5989　FAX：03-5689-8030　http://www.zenniti.com

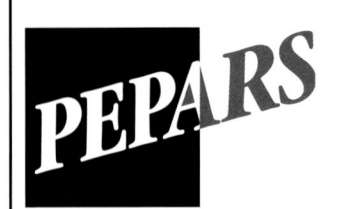

◆特集／ここが知りたい！顔面のRejuvenation—患者さんからの希望を中心に—

D．顔面・頸部
口唇周囲のRejuvenationの治療戦略

白壁征夫[*1] 白壁輝美[*2]

Key Words：A型ボツリヌス毒素(Botulinum toxin A)，ヒアルロン酸(hyaluronic acid)，顔面表情筋(muscle of facial expression)

Abstract 口唇周囲部のしわに対する治療に関して，西洋人と日本人では大きな違いがある．西洋人は日本人に比べて歯のサイズが小さく出歯でない分，口唇周囲部の老化が著明であり，幸か不幸か日本人は歯のサイズが大きくまた歯が前方に突出しているために老化しても西洋人ほど口唇周囲部に細かい縦横に走るしわの出る人が少ない．しかし最近または近い将来，顔の輪郭が小さくなった日本人にも口唇周囲部の老化症状を訴える患者が多くなると思われる．ここでは表情がなくても皮膚，皮下脂肪，筋肉の菲薄や減少，弛緩により恒久的にしわが出現している場合と普段は目立たないが表情時にしわが出現する場合に分けて，その症状と原因およびその対処法につき述べる．

はじめに

口唇部のRejuvenationを話す場合，赤唇の老化だけを述べるわけにはいかない．本来は上顎，下顎骨の萎縮や歯の部位まで関連してくるが，これらのハードな組織はCraniofacialの領域でありここでは口唇の周囲を含めたソフトの部分について述べる．特に上口唇部，頤部を含む下口唇部，口角外側部までの領域に関係する表情筋の動きが見た目の老化症状を呈する(図1)．特に口輪筋，口角下制筋，下唇下制筋，頤筋，頰筋(笑筋)，大頰骨筋，小頰骨筋，口角挙筋，上唇鼻翼挙筋の口周囲の9つの表情筋および広頸筋の動きが口唇周囲の老化症状を呈する．皮下脂肪減退は表情のない時も深いしわを呈する．これらの筋肉や皮下組織の弛緩と表皮の状態により手術的な方法と非手術的な方法，時には両方を組み合わせた方法で改善する．以前から日本人は口唇部が西洋人に比べ突出しており，顔面の中央部に位置するため，耳介前の切開線を用いるフェイスリフト手術では法令線，マリオネットラインまでは遠く，100％の改善は不可能な部位である．それ故口唇周囲部単独の老化に対する処置は必要不可欠なものと言える．

口唇周囲部の老化症状とその原因(図2)

1．上口唇部の老化症状

A．鼻下長

年齢と共に鼻の下が長く前方突の曲面を呈する．原因は皮下組織(皮下脂肪，口輪筋など)が薄くなり歯槽突起と歯の曲面に沿って下方に下がるからである．

B．人中の消失

皮下脂肪，口輪筋の弛緩は表皮上の凹凸感を平坦にする．

C．Cupid bowの平坦化

くっきり出ていたcupid bowのくぼみが平坦化する．口輪筋の弛緩は赤唇陵部位の前方への反りをなくす．

D．上赤唇部が薄くなる

上顎の萎縮と口輪筋の弛緩により上赤唇部は狭くなる．

[*1] Yukio SHIRAKABE，〒106-0032 東京都港区六本木5-17-16 サフォクリニック，院長
[*2] Terumi SHIRAKABE，同，副院長

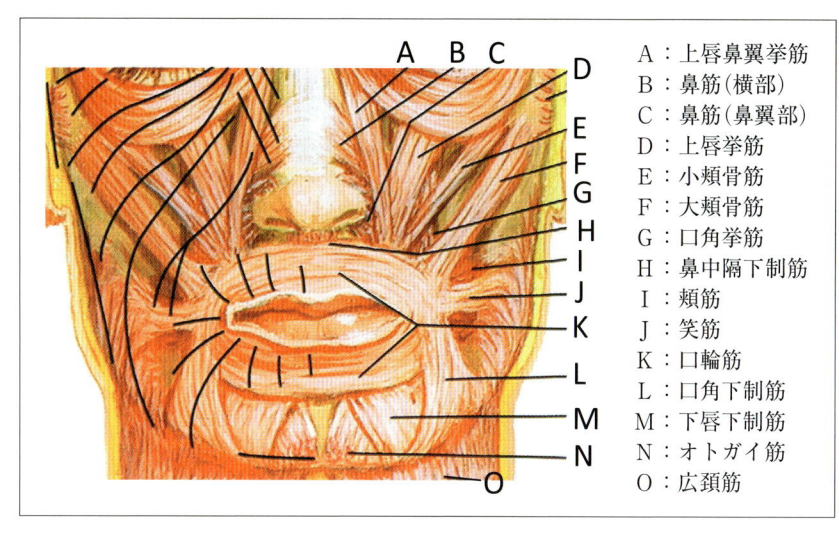

図1.
顔面の表情筋としわの方向

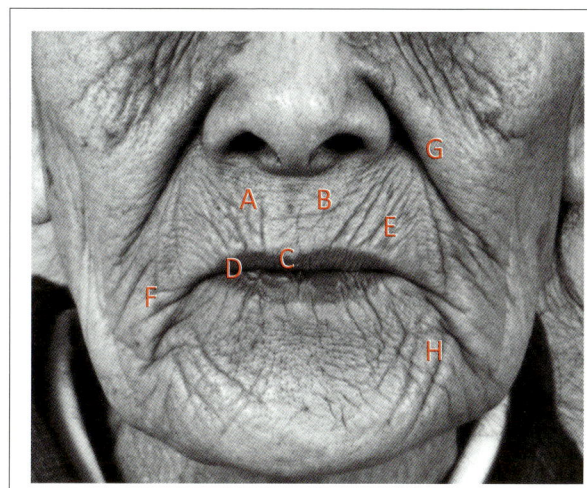

A：上唇鼻翼挙筋
B：鼻筋（横部）
C：鼻筋（鼻翼部）
D：上唇挙筋
E：小頬骨筋
F：大頬骨筋
G：口角挙筋
H：鼻中隔下制筋
I：頬筋
J：笑筋
K：口輪筋
L：口角下制筋
M：下唇下制筋
N：オトガイ筋
O：広頚筋

図2.
口唇周囲の老化症状

A：鼻下長
B：人中消失
C：Cupid bow の平坦化
D：上下赤唇部が薄くなる
E：上下口唇部に縦横の放射状のしわが出る
F：口角下垂
G：法令線が深くなる
H：マリオネットラインが深くなる

E．上口唇部に縦横の放射状のしわが出る

口輪筋の弛緩，皮下脂肪が薄くなり弾力がなくなるため，表情がなくても溝として残る．特に赤唇陵部に放射状に深く出現する．

2．下口唇部の老化症状

A．下口唇部に縦横の放射状のしわが出る

口輪筋の弛緩，皮下脂肪が薄くなり弾力がなくなるため，表情がなくても溝として残る．特に赤唇陵部に放射状に残る．

B．下赤唇部が狭くなる

下顎の萎縮と口輪筋の弛緩により下赤唇部は狭くなる．

C．頤部に梅干し状のしわが出る

老化と共に口輪筋の力が弱まることで常に口が開いた状態になり，無理矢理閉めると挙筋である頤筋が上方に移動し頤下方部に梅干し状のしわが出現する．

3．口角外側の老化症状

A．口角下垂

口輪筋，皮膚の弛緩および口角挙筋の緩み，下唇下制筋，口角下制筋が挙筋より強くなり口角が下垂する．

B．法令線が深くなる

頬の脂肪が下垂し法令線上に止まることで溝が深く見える．大頬骨筋，小頬骨筋の弛緩．

C．マリオネットラインが深くなる

① Buccal fat が下垂する，② 広頚筋の弛緩，③ 口角下制筋が口角挙筋より強くなり口角を引き下げることで出現．

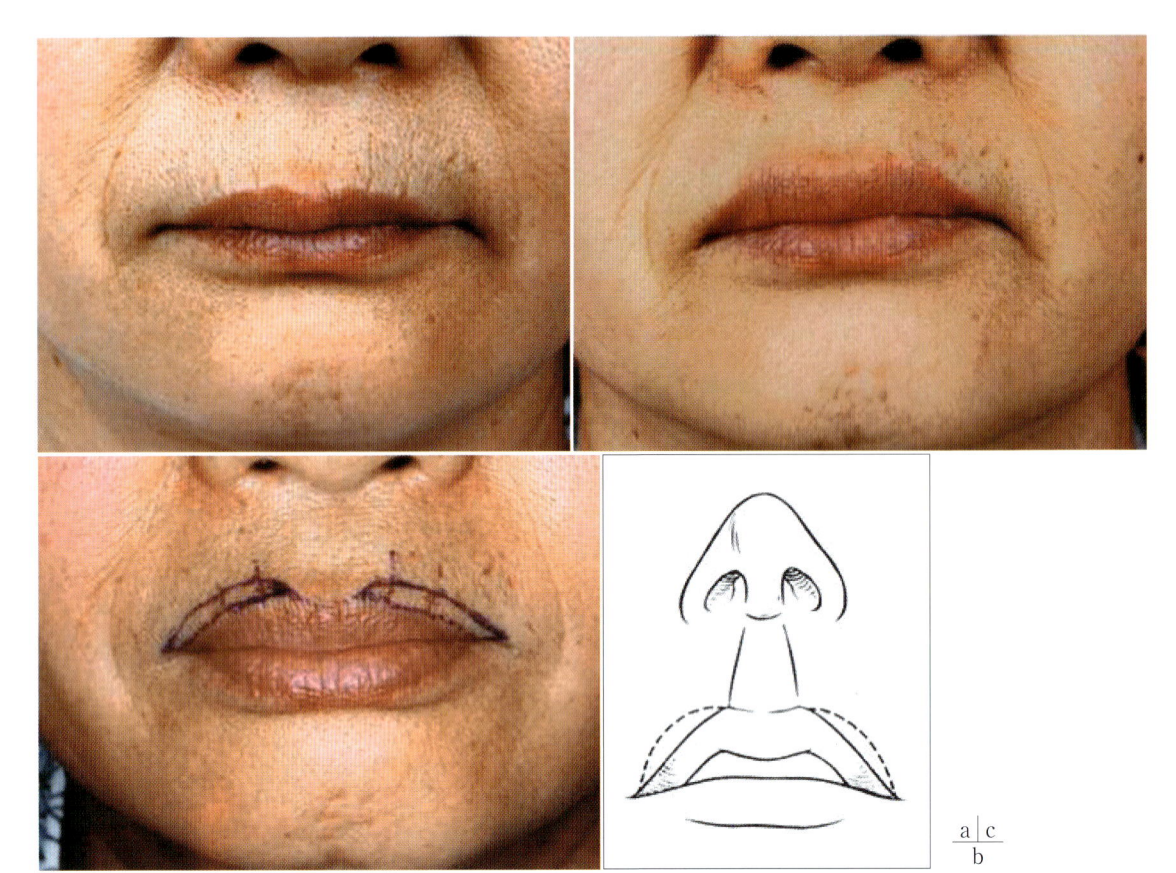

図 3. 上唇赤唇縁部皮膚直接切除法
a：術前　　b：デザイン　　c：術後6か月

口唇周囲部の外科的治療

口唇周囲部の外科的治療戦略としては表情筋の動きがなくても表面に非常に深い線や溝がある場合，または筋肉や表皮の弛緩が著明で，伸びた部位を引き上げ短縮する必要がある場合を対象とする．

1．上口唇部の手術的改善

A．上唇赤唇縁（vermillion border）で皮膚直接切除法（図3）

鼻下長の上口唇に対して，赤唇陵部（vermillion border）で鼻側に向かって余分な皮膚を直接的に切除する方法で皮下を10 mm ほど剝離して縫合することで薄くなった赤唇が持ち上がる．この場合，筋肉を残すことで反りを作ることができる．

B．Buffalo horn-shaped 法

鼻下長に対して鼻翼基部，鼻柱基部（鼻唇角）で連続的に牛の角のようなデザインで皮膚を切除し引き上げる方法である．

C．M. Gonzalez-Ulloa 法[1]（図4）

鼻翼基部から人中に三角形に切開し人中両外側部を内側に引き上げ赤唇外側を持ち上げる方法である．三角部分は口輪筋も切開し外側方向に引き上げるため人中が深くなり，立体感が出る．人中に沿った縦の傷も意外と目立たなくなる．

D．Fat-grafting 法

Vermillion に沿って脂肪を注入し赤唇陵を再現する．赤唇を厚くする場合は，湿った部位と乾燥した部位の境界部から cannula を挿入し膨らませる．

E．真皮挿入法

Vermillion 上で口角よりわずか内側と cupid bow 外側の2点に小切開を行い，23 G の cannula で局麻と同時にトンネルを作り，その後太めの直針に付けた糸を真皮片断端に通して一側から挿入し他側に引き出す．フェイスリフト時は SMAS 片を用いることもある．

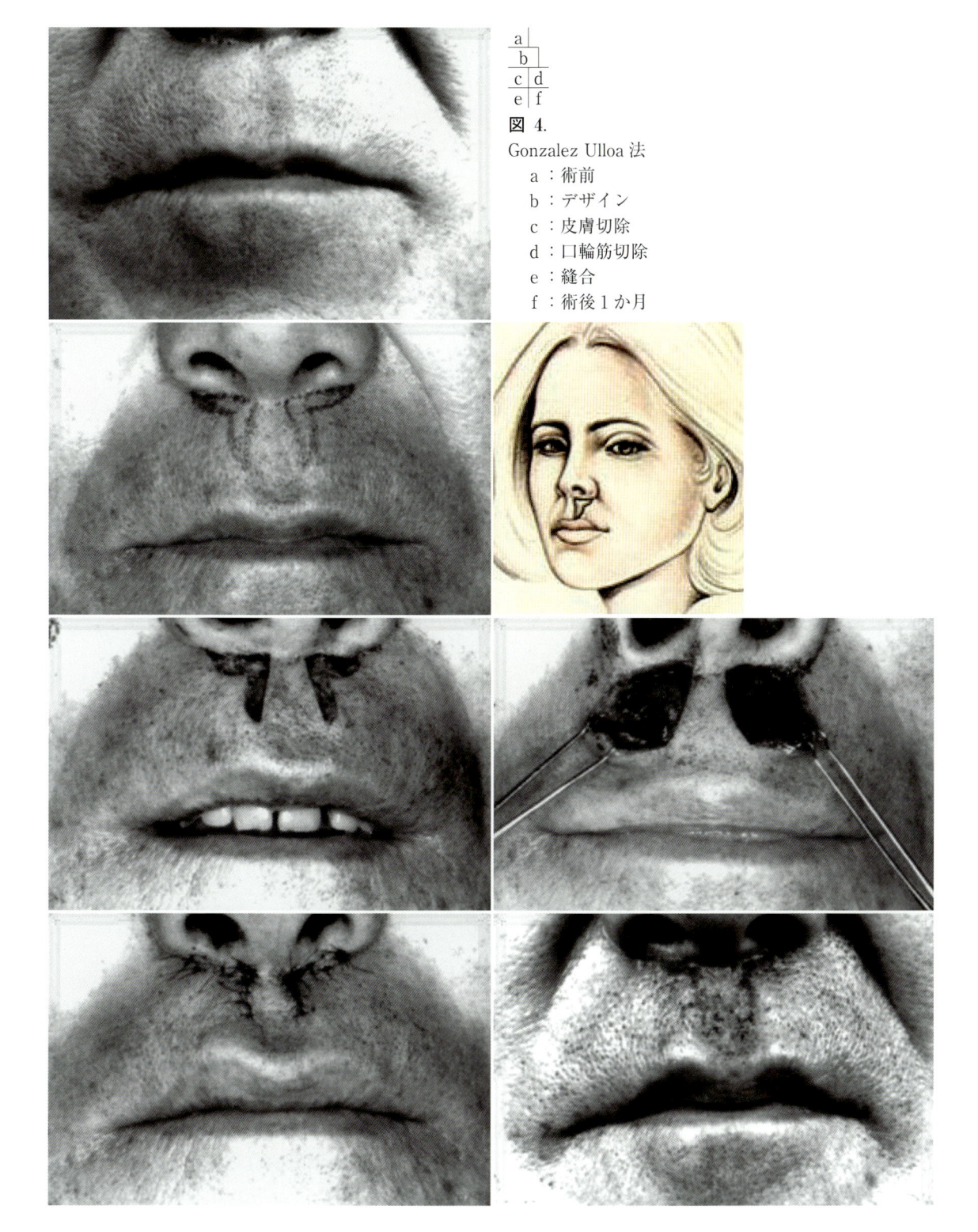

図 4.
Gonzalez Ulloa 法
  a：術前
  b：デザイン
  c：皮膚切除
  d：口輪筋切除
  e：縫合
  f：術後 1 か月

2．口唇周囲部のしわの手術的改善

　口唇周囲部の手術の適応はほとんどの場合，表情がなくてもしわや溝が深く出ている状態である．したがって直接的に溝やしわを手術的に切除する方法となる．

A．法令線（図5）

　皮膚が厚く弾力がないため，法令線の外側に厚い山ができて溝を覆い被さるように深くなってい

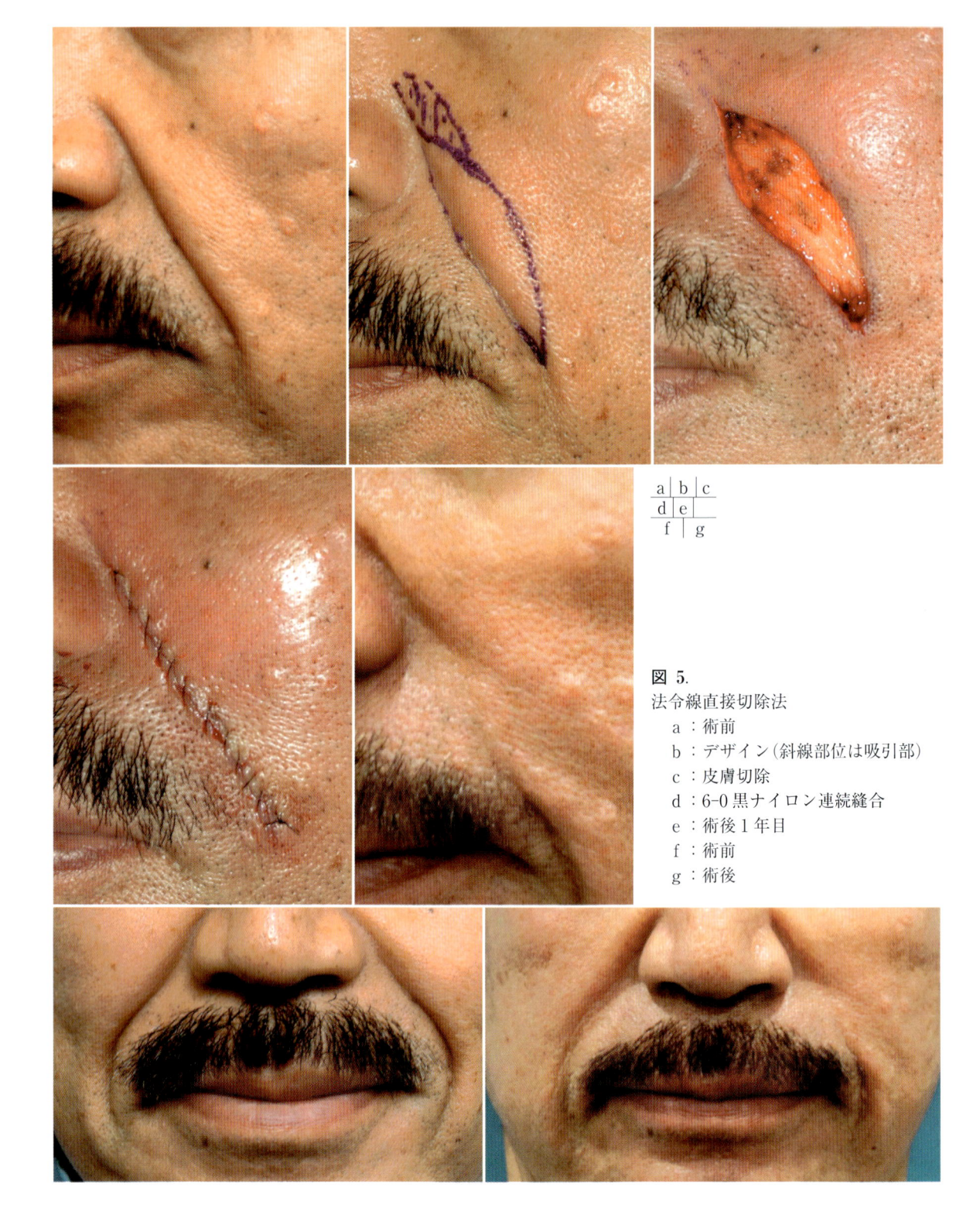

図 5.
法令線直接切除法
　a：術前
　b：デザイン（斜線部位は吸引部）
　c：皮膚切除
　d：6-0黒ナイロン連続縫合
　e：術後1年目
　f：術前
　g：術後

る．このような状態は男性に多く見られる．注入では改善できずフェイスリフトでも浅くはなるがしわとしてくっきり残る．弾力のない厚い山を含めて法令線内に創部を入れるようにデザインし切除する．この方法によって術後の創傷を隠す意味でも法令線が完全に消退することはないが浅くなると術前説明が必要である．

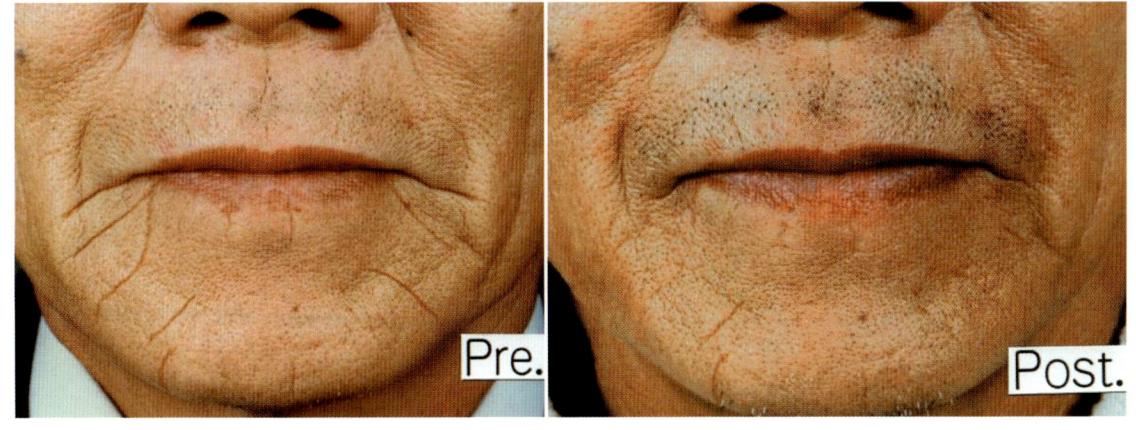

a．術前　　　　　　　　　　　　b．術後1年目
図 6．下口唇部皺直接切除法

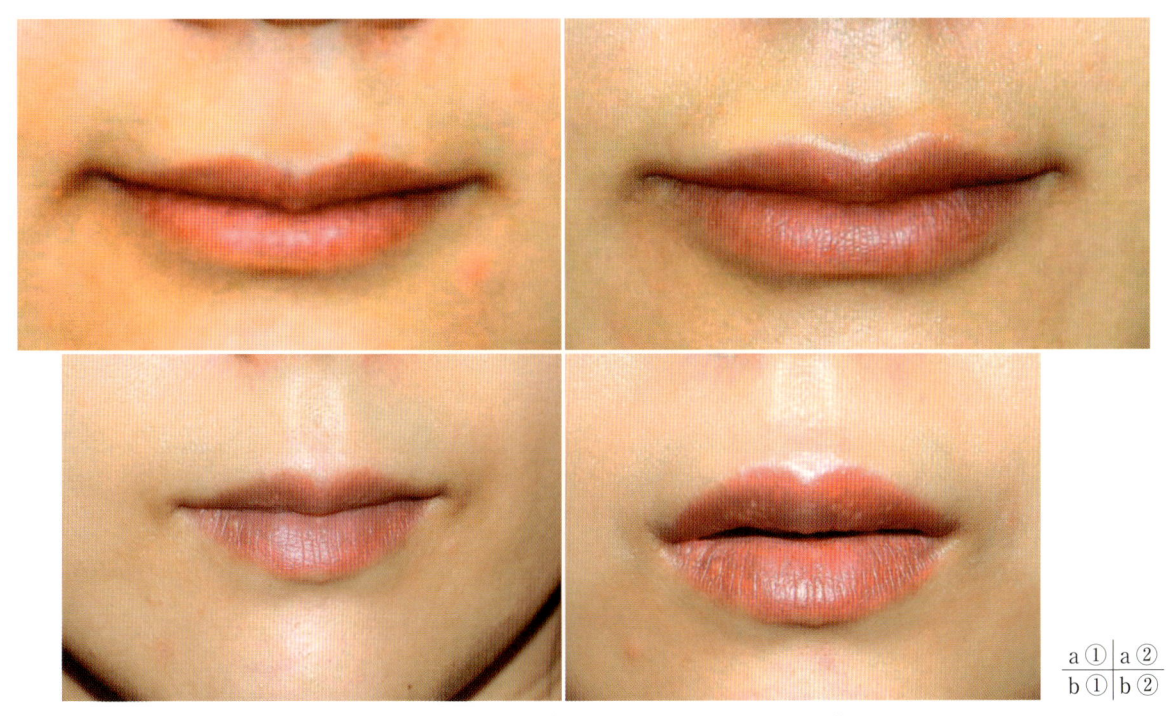

図 7．上下口唇ヒアルロン酸注入．Cupid bow の反りを作る．
a：① 施術前，② 施術後　　b：① 施術前，② 施術後

a①	a②
b①	b②

B．口唇周囲部の放射状の深いしわ（図6）

1本ずつ切除する．口周囲で術後も動きが盛んなところであるため，丁寧に埋没縫合をする必要がある．

口唇周囲部のしわ，たるみの非手術的治療

口唇周囲部，特に口角外側は口輪筋外側から放射状に上唇鼻翼挙筋，上唇挙筋，小頬骨筋，大頬骨筋，頬筋，笑筋，口角下制筋が広がり顔面表情筋の集中場所となっている．

したがってこれらの表情筋に支障をなすと口角の動きが悪くなり左右非対称の顔貌になるので，これらの表情筋の解剖を十分理解して治療する必要がある．

1．上下口唇部のしわ

A．ボツリヌス毒素 A による治療

口を軽くとがらすと上・下口唇の赤唇陵（vermillion border）に直角に放射状に出るしわに対し

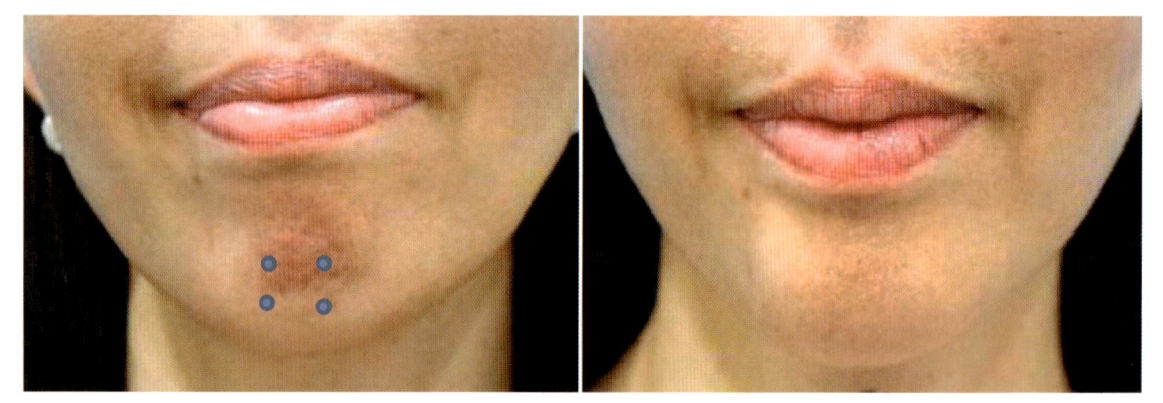

図 8. 頤形成. Botulinum toxin A 8 単位＋ヒアルロン酸の併用　a|b
a：施術前. 口を閉じる際, 口に力が入っているため, 頤のしわが著明である.
b：施術後. BTX 2 単位を 4 点頤筋に注入し, ヒアルロン酸注入を行っているため, 口を閉じても力が入らず, 自然な口唇となっている.

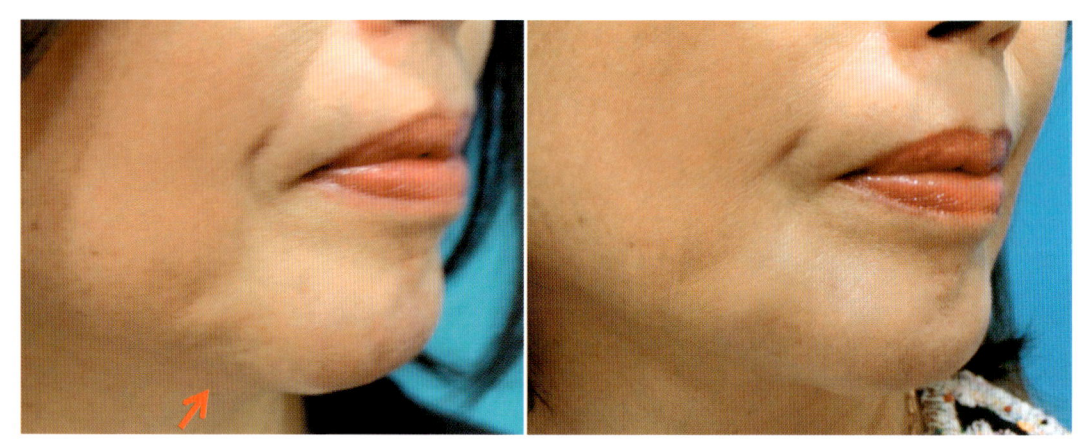

図 9. 下顎ライン(マリオネットライン). Voluming method　a|b
矢印の三角形陥凹部に cannula でヒアルロン酸を注入

ては cupid bow をはさんで赤唇陵部の上に 2 点, 左右合計 4 か所に 1 点 1～2 単位を浅く打つ. 深くまたは量を多く打つと口唇の動きを悪くするので注意をして打つことが大切である. 口をとがらせなくても出ている場合はヒアルロン酸注入が良い.

B. ヒアルロン酸注入による治療

今まで眼瞼周囲と口唇周囲は内出血の最も多い部位であったが, 先端局面の 23 G cannula(初心者はできれば 1 つ穴よりも 4 穴の方が均等に膨らむのでおすすめする)を用いることでほぼこの問題は解決された.

1) 赤唇が薄く vermillion border に放射状のしわがある(図 7)

赤唇陵部の放射線上のしわに対してはまず vermillion border 上で両口角近くから cupid bow に向かって線上に注入し vermillion border を膨隆させる. これでもまだ放射状のしわが残るような場合は残ったしわに直接注入する. 注入は 23 G の cannula で行うが, 口角部と人中部に僅かに局所麻酔を打ち口角部に 21 G の needle で穴をあけ, その穴から cannula を挿入し, まず vermillion border に沿って cupid bow 外側まで針が到達したのを確認して cannula を引きながら注入する. この際指先で液が均等に出ていることを確認することが大切である.

赤唇を厚くボリュームを作りたい時は, 赤唇口角側の乾燥した部位と湿った部位の境界から cannula を筋層に挿入し, 拇指と人差指で赤唇をはさみ引き抜きながらゆっくりと挿入する. 挿入後良くマッサージを行いなめらかなボリュームと

図 10.
口角外側のくぼみ
　a：注入前
　b：デザイン．両側口角外側のくぼみに
　　23 G cannula で放射線状に注入する．
　c：注入後 1 週目
　　矢印は右側の改善を示す．

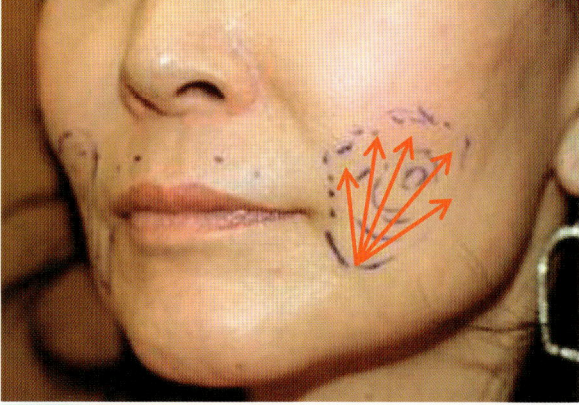

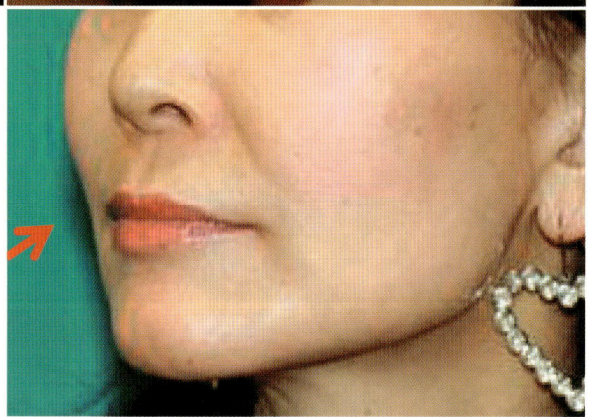

2）上口唇全体が長く平坦な場合

ヒアルロン酸注入にて 2 本の人中膨隆線を再現する．この際 cupid bow の vermillion border V 部にも注入し，より人中の立体感を出すと効果的である．30 G needle の使用をすすめる．

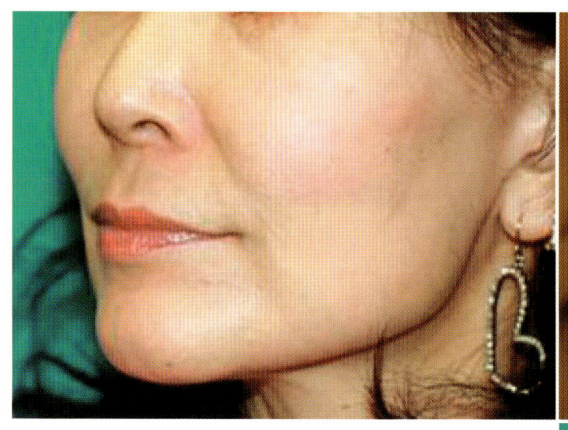

3）頤部のしわ（梅干しじわ）（図 8）

日本人には頤が短い人が多く，無意識に口が開いていることが多い．そこで意識をして口を閉じると口輪筋が閉まり，同時に挙筋である頤筋にも力が入り上昇する．この結果いわゆる梅干しじわが頤先端部にでき，扁平となる．そこで頤筋にボツリヌス毒素 A を注入すると挙上せず動かなくなり弛緩し梅干しじわがなくなる．4 か所合計 8 単位注入する．

効果の持続を長引かすためと外見上のより一層の改善のためにヒアルロン酸注入による頤部の膨隆を加えるとより効果的である．

4）マリオネットライン，口角下垂

年を取ると口角が下垂し腹話術の人形のごとく口角下方に縦のしわが出る．口角を引き下ろす口角下制筋に片側 4 単位を 1 か所または 2 か所に分割して注入する．

口角下垂が著明でマリオネットラインが深い場合は，マリオネットライン内側から口角に向かってボリューミング的にヒアルロン酸注入を行うことで溝の消退，口角の引き上げを促進する．

5）頤から下顎への移行部の三角形のくぼみ（ブルドックフェイス）（図 9）

西洋人のように頤が出ていると buccal fat の膨らみとの間に三角形のくぼみが生じ下顎のラインが波打ったようになる．この場合この三角形のくぼみにフィラーを注入し顎のラインを改善する．

6）口角外側のくぼみとしわ（図 10）

中年以降で buccal fat が減少した場合，若年時に抜歯を行った場合，入れ歯を使用したため歯肉が衰えた場合に外見上口角外側にくぼみや線状のしわが生じる．口角外側より放射状に cannula にて真皮脂肪層間にヒアルロン酸を注入することでくぼみとしわを改善する．

合併症

 フィラーに関しての合併症で最も多かったのが注入後の内出血, 血栓による壊死などであったが先端が曲面な cannula の出現で 80% 以上は減少した. またヒアルロン酸注入での過注入に関してもヒアルロニダーゼの注入により溶解することで解決されるようになった.
 しかし Botulinum toxin A に関しては注入部へのアセチルコリン注入などがあるが即効性はなく, あくまで改善を早めるだけで, ヒアルロン酸注入に対するヒアルロニダーゼのような期待はできないのが現状である. 溶解濃度が濃いほど拡散範囲は狭く, 薄いものほど拡散範囲は広くなる[2].
したがって初心者ほど生理食塩水による溶解濃度を濃くして確実に安全な部位に打つことが合併症を少なくするコツである.

文 献

1) Gonzalez-Ulloa, M.：The Aging Face. 389, Piccin Nuova Libraria, Italy, 1987.
2) 白壁征夫, 白壁輝美：先端球面形状なる 23 G/60 mm 横穴「4 穴」注入用 Micro cannula による美容外科領域での局所麻酔への応用. 日美外報. **33**(2)：8-18, 2011.

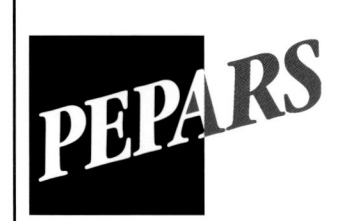

◆特集/ここが知りたい！顔面のRejuvenation—患者さんからの希望を中心に—

D．顔面・頚部
頚部のRejuvenation治療戦略

清水　祐紀*

Key Words：頚部(neck)，若返り(rejuvenation)，ネックリフト(neck lift)，脂肪吸引(liposuction)，スキンタイトニング(skin tightening)

Abstract　頚部は顔面同様露出部であり，紫外線曝露によるしわ，たるみ，色素沈着などの皮膚老化が生じやすい部位である．また，広頚筋という広い皮筋によって覆われているのが特徴的で，よく動く部位であることからも，しわができやすく，また，首のたるみは顔のたるみとともに老けた印象が出るので美容上重要であり，首の輪郭をきれいに見せることも，若く見せるためにとても大切なことである．このように頚部の老化には大きく分けて，光老化による皮膚のしわ，しみなどの皮膚の変化と，たるみなどの輪郭の変化の2つがあり，そのおのおのの治療戦略について解説した．

はじめに

頚部は顔面同様露出部であり，紫外線曝露によるしわ，たるみ，色素沈着などの皮膚老化が生じやすい部位である．また，広頚筋という広い皮筋によって覆われているのが特徴的で，よく動く部位であることからも，しわができやすく，また，首のたるみは顔のたるみとともに老けた印象が出るので美容上重要であり，首の輪郭をきれいに見せることも，若く見せるためにとても大切なことである．このように頚部の老化には大きく分けて，光老化による皮膚のしわ，シミなどの皮膚の変化と，たるみなどの輪郭の変化の2つがあり，ここでは，首のたるみの治療とそれ以外の皮膚老化の治療に分けて解説する．

シミ，しわなどの皮膚老化の治療

頚部皮膚の老化は，シミなどの色素沈着，アクロコルドンなどの皮膚病変と，ちりめんじわ，横じわがあり，女性では胸元を露出する機会も多い

---

* Yuki SHIMIZU，〒142-8666　東京都品川区旗の台1-5-8　昭和大学医学部形成外科，准教授

ため，色素沈着などの皮膚変化が生じやすい．首から胸元にかけてをデコルテゾーンといい，ここをきれいに見せることはとても大切であり，これらの治療方法について解説する．

1．シミ，色素沈着の治療

顔面同様，QスイッチレーザーやIPLなどの治療がよい．その他，3．で述べるような外用剤を使用する．

2．アクロコルドン(スキンタッグ)の治療

アクロコルドンは皮膚の加齢性変化の一種で，頚部に好発する多発小腫瘍(2〜3 mm)であり，肥満者，女性に好発する．治療は，凍結療法，レーザー治療，外科的切除を行う．筆者は，無麻酔で剪刀にて茎を切除している(図1)．この時，シェービングするようにさっと浅めに切り取るのがコツである．

3．ホームケア

Skin Rejuvenationに対して最も侵襲が少なく手軽な治療法として，ホームケアがある．患者に自宅での適切なスキンケア方法を指導しながら必要に応じて薬剤を処方する．中でも特に重要なのが，皮膚老化の原因となる紫外線対策であり，顔面のみでなく頚部にも常に日焼け止めクリームを

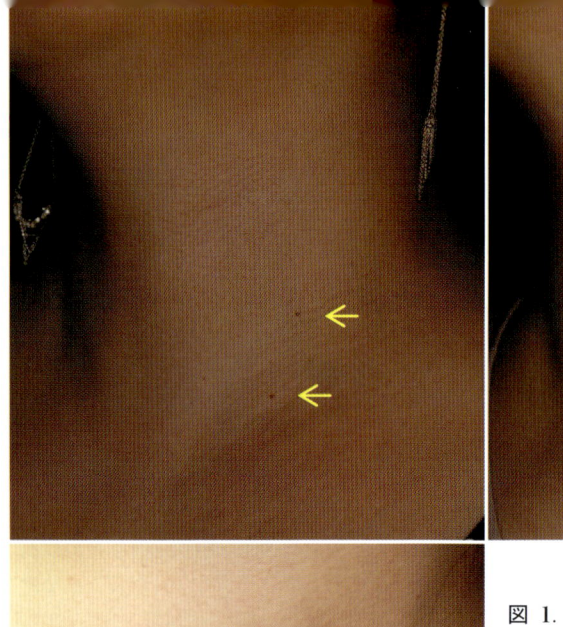

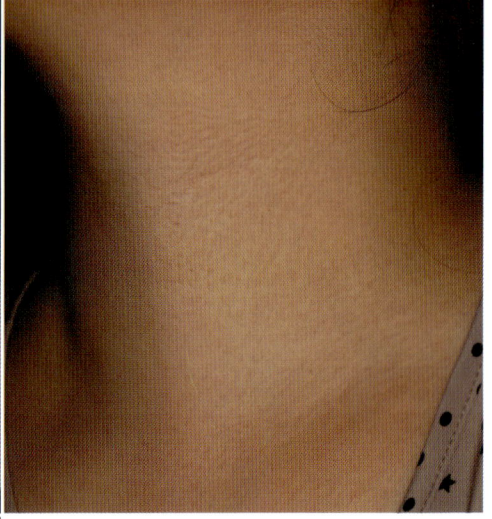

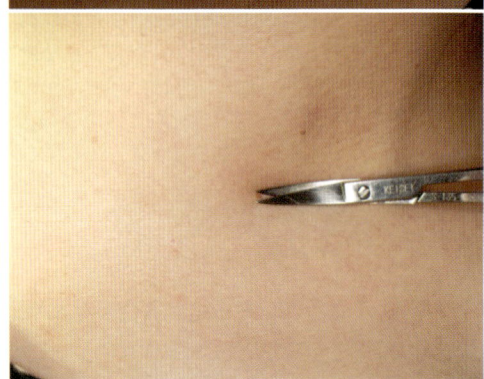

図 1.
40代，女性．アクロコルドン治療例
　a：治療前，頚部に 2 個のアクロコルドンを認めた．
　b：剪刀にて切除．出血はほぼ認めず，ワセリン軟膏を塗布，開放療法とした．
　c：術後 1 か月．発赤も出現せずに治癒した．

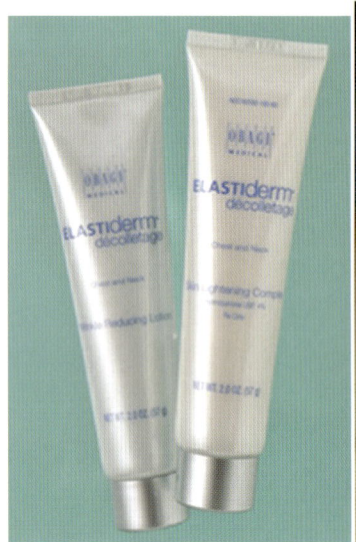

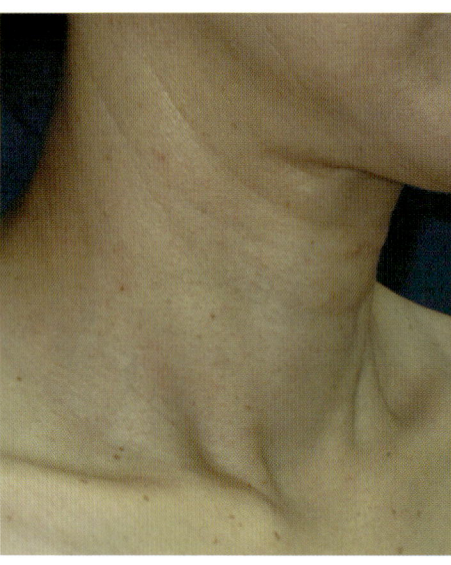

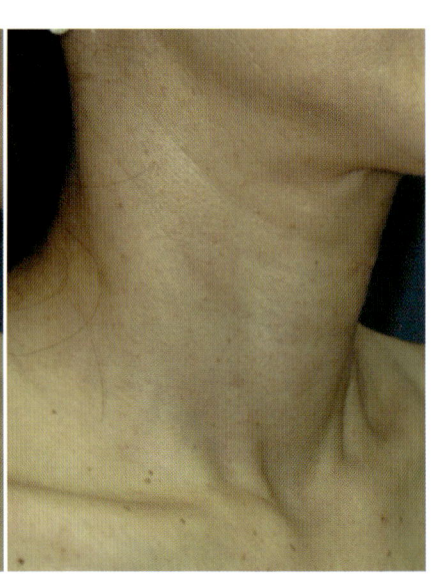

図 2．49歳，女性
デコルテの色素沈着と小じわに対し，OBAGI Décolletage System® に 0.05％ トレチノインを併用して 2 か月間使用した．シミ・しわの改善および皮膚の質感の向上が認められた．
　a：OBAGI Décolletage System®
　b：治療前
　c：デコルタージュ＋0.05％ トレチノイン療法 2 か月後

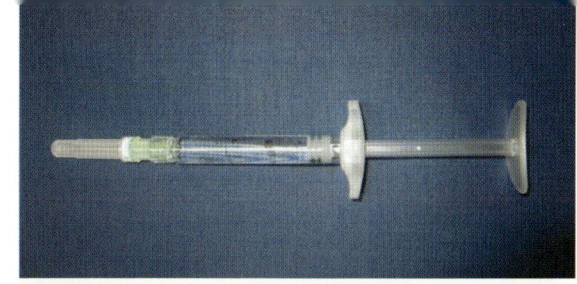

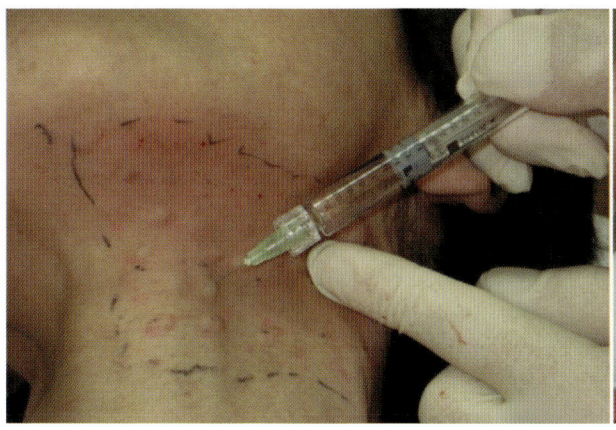

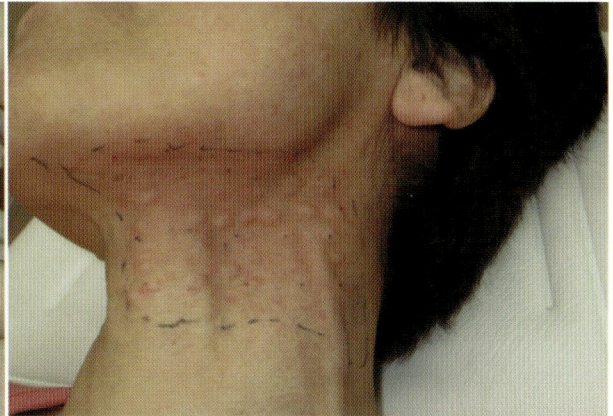

図 3.
a：Teosyal® Redensity[Ⅰ]（Teoxane 社）
ヒアルロン酸濃度：15 mg/m*l*，非架橋．ヒアルロン酸＋アミノ酸 8 種類，抗酸化物質 3 種類，ミネラル 2 種類，ビタミン 1 種類＋リドカイン．1 本 3 m*l*，32 G 針付き
b：左頚部リデンシティー
治療プロトコール：3 週間間隔で 3 回（追加治療は年に 2〜3 回）．
Multi-bolus 法：真皮層に 1 cm 間隔で 0.05 m*l* 以下の少量をポイントごとに注入する（写真の範囲で，1 回使用量：1.5 m*l*）．①注入時，②注入直後

塗布するように指導する．

　頚部（デコルテ）専用のホームケア用品として，OBAGI Décolletage System®が開発され，本邦でも使用が始まった．これは，デコルテの色素沈着，小じわ・たるみの改善を目的とした医療機関専売の美容クリームである．使用方法は，Décolletage Body Complex（以下，ボディ・コンプレックス）と Décolletage Body lotion（以下，ボディ・ローション）の 2 種の製品を，この順番で 1 日 2 回朝と夜にデコルテに塗布する（図 2）．ボディ・コンプレックスはハイドロキノン 4％配合であり，0.025〜0.05％トレチノインと併用して効果を高めることが可能であるが，トレチノインを併用する場合は夜のみとする．ボディ・ローションは，バイミネラルコンプレックスとマロン酸が配合され，肌の弾力向上を促す作用がある．2〜4 週間の継続使用で改善効果のあることがクリニカルテストで確認されている．

4．フィラー

　横じわの治療に非常に有効であり，かつては，コラーゲン製剤が良く用いられてきたが，近年，品質の改良に伴ってヒアルロン酸が用いられることが多くなった．Esthelis® Soft などの軟らかいヒアルロン酸をしわに沿って真皮層に注入する．最近は特殊なヒアルロン酸製剤として，Teosyal® Redensity[Ⅰ]（Teoxane 社，以下，リデンシティー）（図 3）があり，これを注入することで，頚部の小じわの改善，くすみの解消，皮膚弾力性の増加が期待でき，筆者は好んで使用している．リデンシティーは，非架橋のヒアルロン酸製剤で，ヒアルロン酸の他に，皮膚の再構築に必要な複合成分としてアミノ酸 8 種類（グリシン，リジン，スレオニン，プロリン，イソロイシン，ロイシン，バリン，アルギニン），抗酸化物質 3 種類（グルタチオン，N-アセチル-L-システイン，アルファリポ酸），ミネラル 2 種類（亜鉛，銅），ビタミン 1 種

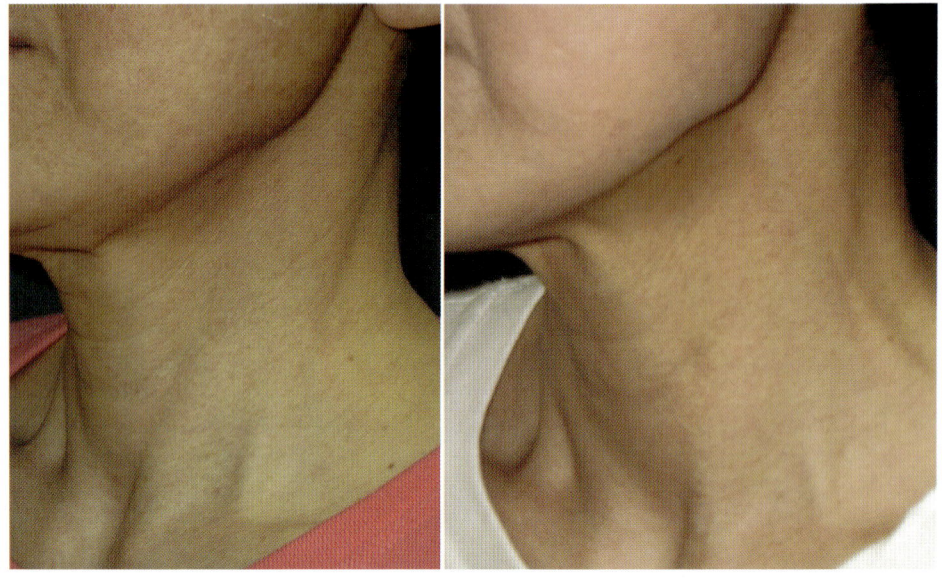

a．治療前　　　　　　　　　　b．3回注入後1か月
図 4．59歳，女性

頚部の小じわ，皮膚弾力の低下に対し，リデンシティーを multi-bolus 法にて 3 週間間隔で 3 回注入した．治療回数が増すにつれて小じわが改善し，治療後 1 か月の時点で皮膚の質感が向上し，患者満足度が高い．

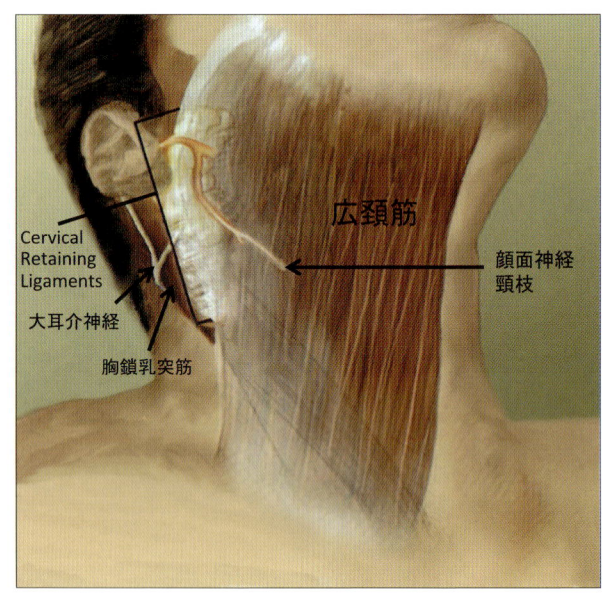

図 5．頚部の解剖（文献 3 より引用，改変）

類（ビタミン B_6）が含まれている．真皮層に 1 cm 間隔で 0.05 ml ずつ注入する multi-bolus 法で治療を行う．リドカイン入りであるため，治療時の疼痛が軽減されている．これを 3 週間間隔で 3 回行うのが基本で，追加治療は年に 2〜3 回を目安に行う（図 4）．

5．ボツリヌストキシン療法

A 型ボツリヌストキシン（BTXA）は，頚部の軽度から中等度までの横じわに効果がある．筆者は BOTOX VISTA® を使用しており，横じわにはしわの直上に 1 cm 間隔で 1〜2 単位を皮内注射している．この時，嚥下障害などの副作用をきたさないよう浅めに注射し，また，頚部の運動障害を起こさないように胸鎖乳突筋には注射しないなど十分な注意が必要である[1]．

また，BTXA は platysmal band などの縦じわにも効果がある．この時，患者は坐位にして，筋策をつまみながら，筋策内に 1 cm ごとに 5 単位ずつ注射する[2]．

たるみの治療

頚部のたるみには二重あご，縦じわの gobbler neck（七面鳥じわ）があり，皮膚の余剰の程度によって治療方法を選択しないと良好な結果が得られない．また，たるみの治療には頚部の解剖を理解することが大切である．

1．頚部の解剖（図 5）

頚部の表層解剖では，そのほとんどが広頚筋に覆われているのが特徴的である．広頚筋（ギリシャ

表 1.

Technology	Device
Infrared light (1100〜1800 nm)	Cutera (Titan)
Infrared light (850〜1350 nm)	Palomar (Lux IR and Lux Deep IR)
Infrared light (800〜1400 nm)	Sciton (SkinTyte)
RF : monopolar	Thermage (Theramcool)
RF : bipolar with vacuum	Lumenis (Aluma)
RF : bipolar with optical energy	Syneron (ReFirme)
RF : unipolar and bipolar	Alma (Accent)
Ultrasound	Ulthera P (Ulthera)

語では平面)は皮筋であり，頚部の前外側に位置する一対の筋で三角筋と大胸筋の前面を覆っている深筋膜より始まり，頚部を横切り顔面の下部へと上行し，顔面の中央では口唇の筋肉へと侵入している．広頚筋は内側線維束と外側線維束に分かれ，外側線維束は SMAS へつながる．骨への起始は唯一，下顎骨の前 1/3 の下面に付着するだけである[3]．

広頚筋は頚部のきれいな輪郭を得るために最も重要な構造物であり，下顎を引き下げ，口角を下げ，首の皮膚をぴんと張る作用があり，この筋が弛緩すると頚部のたるみとなる (platysmal band)．神経支配は顔面神経頚枝であり，広頚筋の深層を顔面動静脈，顔面神経下顎縁枝が走行している．また，広頚筋より深層には顎二腹筋，顎下腺，舌骨，甲状軟骨などが存在し，頚部の形態に影響を及ぼすこともあるが，東洋人は西洋人と比較して頚部が太く短いため，あまり問題とならない．

2．皮膚の余剰が少ない時

縦じわがないか，あってもごく軽度な時には以下の方法が適応になる．

A．レーザーなどの医療機器による治療

たるみ治療の機器は表 1 に示したように，レーザーなどの光を利用した機器，高周波 (RF)，超音波 (US) など多数存在し[4]，そのどれもがたるみ治療に有効であるとされているが，首のたるみに対しての報告は少なく，確実に治療できる方法はないようである[5]．その他，ablative な治療器としてフラクショナルレーザーがあり，優れた治療効果が得られるが[6]，本邦における ablative な治療は，欧米人ほどの治療効果が期待できないばかりか，術後ダウンタイム，術後色素沈着の合併症の頻度も高いため，あまり使用されていないようである．したがって本邦では non-ablative な治療が主流であり，我々は BBL SkinTyte™ (SCITON 社) を好んで使用している．この機器は 800〜1400 nm の近赤外光を使用し，真皮深層をターゲットとしている．はじめにモーションテクニックにて，ハンドピースを動かしながら照射し，皮膚温を測定しながら皮膚温 42℃ になるまで繰り返し照射する．次に，同じハンドピースで，チップを冷却モードにして，コンタクトクーリングを行いながら，疼痛エンドポイントとして静止テクニックにて照射する手法である．患者満足度は高く，治療直後より皮膚の引き締まりを実感できる治療である (図 6)．

また，超音波治療の報告もあり，なかでも，マルチパスによる治療方法は頚部のたるみに効果があると言われている．これは，Ulthera system (Ulthera 社) を使用して，皮下 3.0 mm の層と，4.5 mm の 2 層を超音波によって加熱することによりタイトニングを得る方法である[5]．これらの non-ablative な機器による治療機序は，真皮あるいは皮下のコラーゲンをターゲットにし，コラーゲンが熱せられると，コラーゲンが変性することを利用しているものである．すなわち，治療によりコラーゲン線維が短く太くなり，コラーゲンのゴム弾性特性による巨大な組織緊張を持つようになり，最終的に組織の引き締め作用を持つようになる．また，初期効果の後に創傷治癒過程が働き，新しいコラーゲンの生成が生じ，皮膚の長期引き締め効果が認められると考えられている[7]．しか

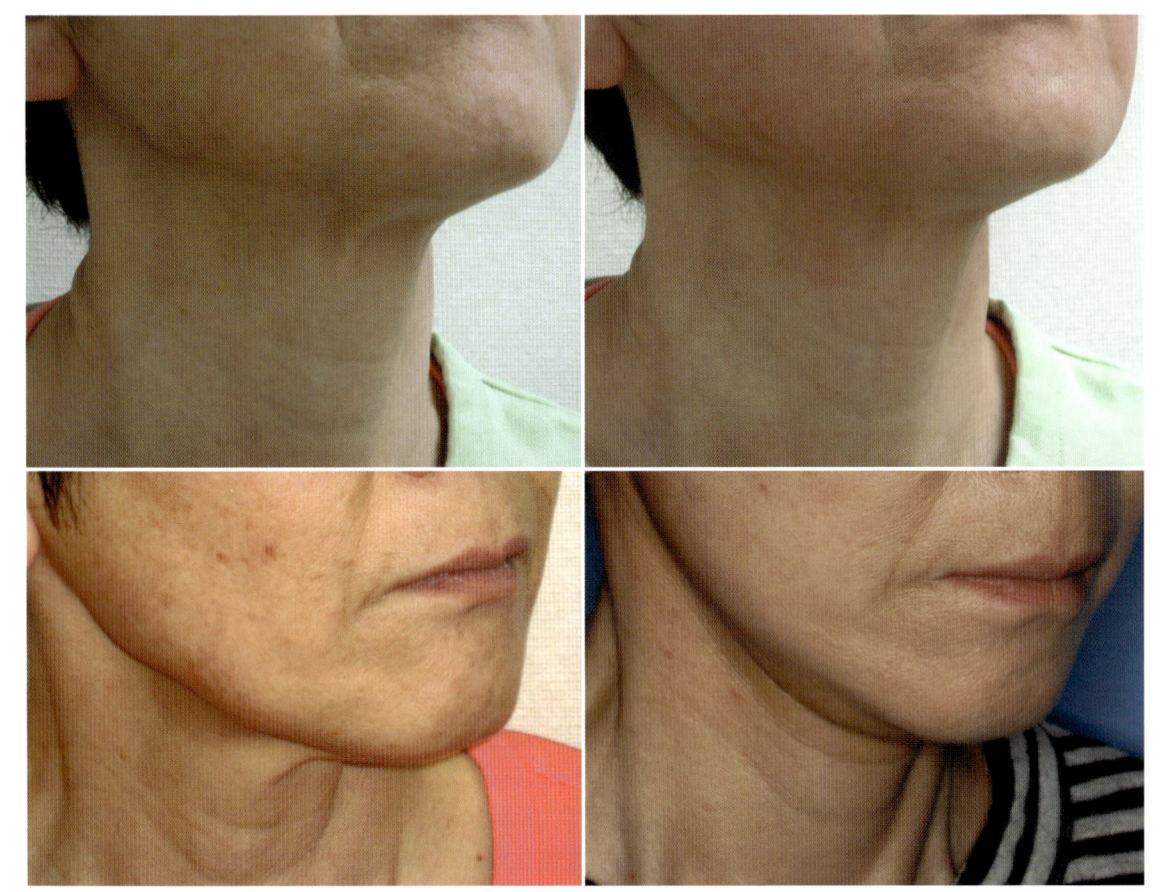

図 6. 58 歳，女性．BBL SkinTyte™ による治療．頚部のたるみの改善が認められる．
BBL SkinTyte™（SCITON 社）
Motion technique：150 J/cm², 15 sec, 30 ℃, 3 pass
Station technique：45 J/cm², 5 sec, 12 ℃, post cooling 2 sec, 5 pass
　a：照射前
　b：照射直後
　c：治療前
　d：治療後．BBL ST モーション＋静止テクニック 5 回（3 週間毎）終了後 3 か月

a	b
c	d

しながら，手術のように確実な結果は出せないので，患者の選択が大切であり，喫煙者，肥満，たるみが強い，過度の光老化のある患者には向いていないとされている[8]．

B．スレッドリフト

Silhouette Lift や Aptos によるスレッドリフトの報告があるが，頚部単独で行われているものは少ない．スレッドリフトとは特殊な糸によって下垂した組織を挙上する方法で，組織に糸をひっかけるために糸がとげ状かコーン型になっている．糸は吸収性，非吸収性があるが本邦では吸収性の方が主流である．糸の一端を固定する fixation type と固定しない free fixation type に分けられるが，頚部の皮膚は首の運動により可動域が大きいため，fixation type の糸は不向きと言われている[9]．糸は頚部中央から耳介後部へ皮下を通して耳介後部へ達し，固定型では糸の一端を乳様突起部へ固定する．頚部では顔面ほど長持ちしないようであるが，脂肪吸引と合わせて行うと経過が良い[11]．

C．脂肪吸引

オトガイ下部のたるみで，皮膚の余剰が少ない症例によい適応がある．Tumescent 方式による局所麻酔を行う．Tumescent 溶液は生食 1 l に対して，1％リドカイン 25 ml，エピネフリン 1 mg，8.4％炭酸水素ナトリウム 12.5 ml が基本だが，筆者はオトガイ下の吸引では 1％キシロカイン®

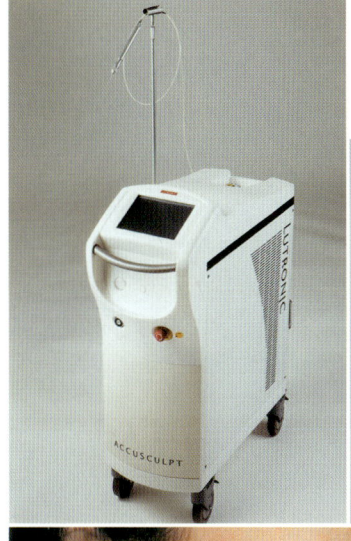

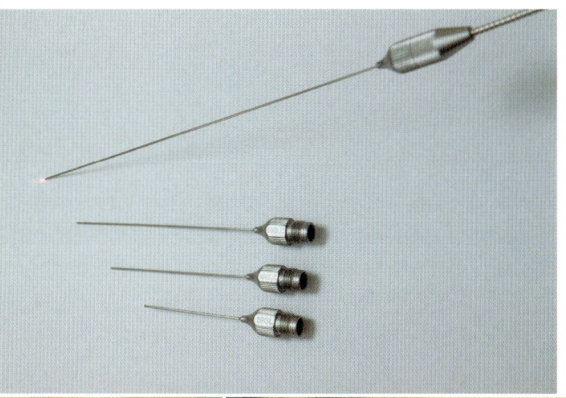

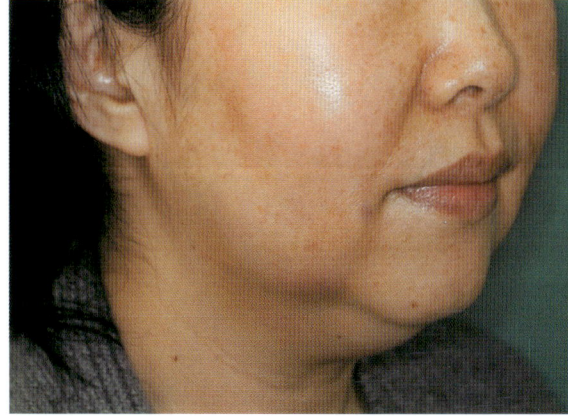

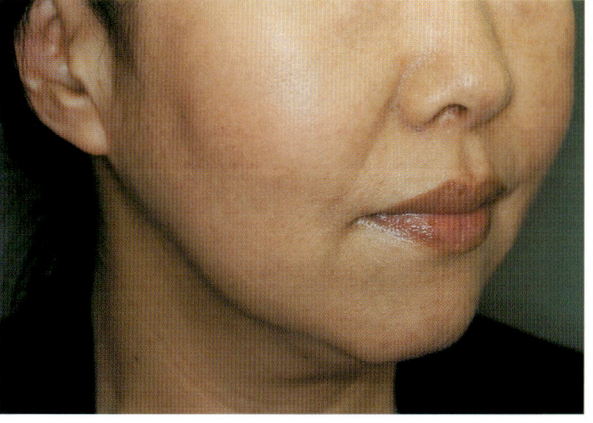

図 7.
a：AccuSculpt Ⅱ™脂肪溶解レーザー（Lutronic 社）
b：18 G カニューラに 600 μ ファイバーを挿入して使用
c：頬～頸部の治療例（53 歳，女性，治療前）
d：治療後 2 か月
（写真提供：小住クリニック　小住和徳先生，文献 13 より）

5 ml，生食 25 ml，7％メイロン® 0.5 ml を混入したものを作成して，吸引予定部位に全量注射している．注射後 20～30 分経過した後，注入部が白く変化していることを確認して，耳垂後部，ならびにオトガイ下より直径 2 mm 以下のカニューラを刺入し吸引する．カニューラは細い方が良く，我々は直径 1.8 mm のカニューラを使用している．誤って広頸筋下にカニューラが入ると，顔面神経下顎縁枝，頸枝などを傷つけてしまうことがあるため，カニューラは広頸筋より浅層にあるように心掛けて，決して，広頸筋下に入らないように細心の注意を持ってカニューラを進める．頸部の筋がわかりにくい時は，舌を口蓋へ押し付ける動作とともに，口角を下げる動きを患者にさせると，顎二腹筋，広頸筋に緊張が加わるため筋肉をふれやすくなる．皮膚の余剰がある患者では術後，波上変形が生じることがある．これを予防するためには術前の的確な診察とともに，術後の圧迫が大切である．

通常の脂肪吸引でも効果が得られるが，近年，超音波，RF，レーザーを組み合わせた脂肪吸引で，より安全で良い結果が得られている．これにはNd：YAG の 1064 nm と 1320 nm のコンビネーションによる Smartlipo MPX™，1444 nm の波長を利用した AccuSculpt Ⅱ™などがある．1444 nm の波長は 1064 nm の波長に比べて脂肪溶解作

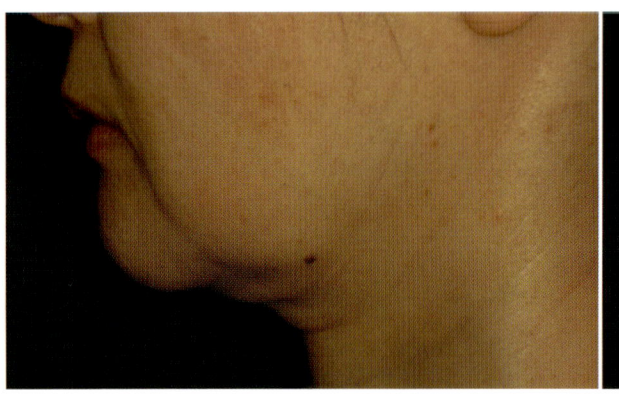

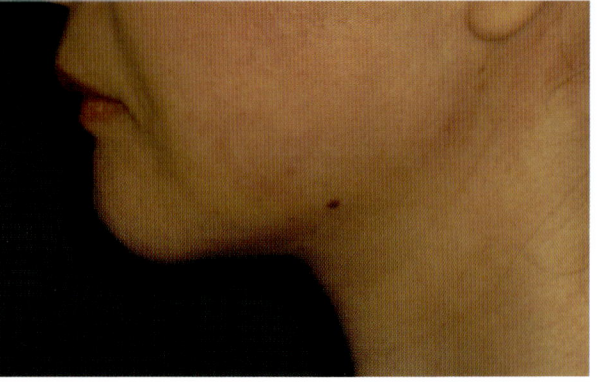

a．術前 b．術後1か月

図 8．Face lift 手術例．55 歳，女性
オトガイ下の脂肪吸引も併せて行っている．

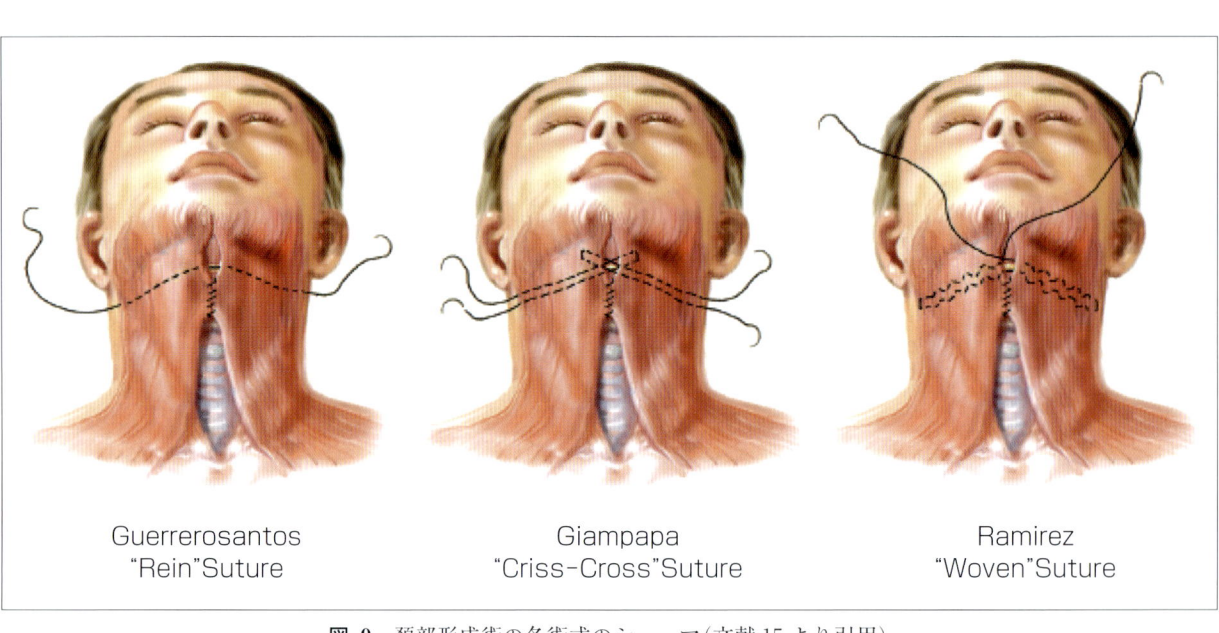

Guerrerosantos "Rein" Suture　　　Giampapa "Criss-Cross" Suture　　　Ramirez "Woven" Suture

図 9．頸部形成術の各術式のシェーマ（文献 15 より引用）

用が有意に優れていて[11]，また，皮膚引き締め作用も認められることから，皮膚に余剰のある症例に対しても治療効果が期待でき，顔面，頸部のRejuvenation に効果がある[12]．図 7 は AccuSculpt II™ による治療例であるが，良好な結果が得られている[13]．

3．皮膚の余剰が多い時
A．フェイスリフト
Gobbler neck のような余剰皮膚が認められる症例では絶対的な適応である．ただし，本邦ではネックリフト単独で行われるケースは少なく，ほとんどフェイスリフトと同時に行われる．フェイスリフトの術式の詳細については他稿に譲るが，

頸部のリフトで大切なのは，皮膚の弛緩とともに，広頸筋の緩みも改善しなければならないことであることから，SMAS の処理がとても重要である．SMAS 弁を作成し，挙上していけば広頸筋につながるため，SMAS 弁の剝離を頸部に進めていけば広頸筋下で SMAS 弁を挙上していくことになる．この時，広頸筋下の脂肪組織内を下顎縁枝が走行しているのでこれを損傷しないように注意が必要であり，広頸筋の直下で剝離を進めていくとよい．頸部にも retaining ligament が存在し，広頸筋の後縁，ならびに耳下腺の前縁および下縁に存在しているが[3]，SMAS を確実に挙上できれば，これらの ligament も切離されるため，広頸筋が挙上

しやすくなる．頚部のリフトでは SMAS 弁を引き上げ乳様突起に縫合固定する．フェイスリフトで頚部のたるみを訴えている症例では脂肪吸引を併せて行った方が良い結果が得られるので，できるだけオトガイ下の脂肪吸引を併せて行うようにしている(図 8)．

B．その他

オトガイ下を皮切し，広頚筋を引き締める治療法もあるが(図 9)[14)15)]．本邦では頚部に皮切が入るこのような治療は，瘢痕が目立つことなどの理由からほとんど行われていない．

まとめ

頚部の Rejuvenation 戦略について解説した．頚部の Rejuvenation 戦略ではいかにあごのラインをきれいに見せられるかと，皮膚の質感の向上であると考えている．したがって，頚部単独の治療よりも，顔面と合わせて治療方針を決めていくことが，より良い結果が得られることにつながると思われる．すなわち，頚部のたるみだけにとらわれず，頰部のたるみ，Jowl 変形などがあれば，これらも修正することによって，あごのラインがシャープになり，よりきれいな首のラインが認められるようになり，若々しく見えることになる．

文献

1) 新橋 武：美容領域におけるボツリヌス毒素使用の現状．Progress in Medicine. **28**(5)：1157-1161, 2008.
2) Matarasso, A., et al.：Botulinum A exotoxin for the management of platysma bands. Plast Reconstr Surg. **103**：645-652, 1999.
3) Mustoe, T. A., et al.：Modified deep plane rhytidectomy with a lateral approach to the neck：an alternative to submental incision and dissection. Plast Reconstr Surg. **127**：357-370, 2011.
4) Woolery-Lloyd, H., et al.：Skin tightening. Curr Probl Dermatol. **42**：147-152, 2011.
5) Lee, H. S., et al.：Multiple pass ultrasound tightening of skin laxity of the lower face and neck. Dermatol Surg. **38**：20-27, 2012.
6) Hollmig, S. T., et al.：Establishing the safety and efficacy of simultaneous face lift and intraoperative full face and neck fractional carbon dioxide resurfacing. Plast Reconstr Surg. **129**：737e-739e, 2012.
7) Goldberg, D. J., et al.：Treatment of skin laxity of the lower face and neck in older individuals with a broad-spectrum infrared light device. J Cosmet Laser Ther. **9**：35-40, 2007.
8) MARGARET, W.：Noninvasive skin tightening ultrasound and other technologies where are we in 2011. Dermatol Surg. **38**：28-30, 2012.
9) 中北信昭ほか：スレッドリフト成功のコツ．形成外科．**53**(6)：627-633, 2010.
10) Kaminer, M. S., et al.：Long-term efficacy of anchored barbed sutures in the face and neck. Dermatol Surg. **34**：1041-1047, 2008.
11) Tark, K. C., et al.：Superior lipolytic effect of the 1,444 nm Nd：YAG laser：comparison with the 1,064 nm Nd：YAG laser. Lasers Surg Med. **41**(10)：721-727, 2009.
12) Holcomb, J. D., et al.：Laser-assisted facial contouring using a thermally confined 1444-nm Nd-YAG laser：a new paradigm for facial sculpting and rejuvenation. Facial Plast Surg. **27**(4)：315-330, 2011.
13) 小住和徳：脂肪吸引法と脂肪注入法．安全な脂肪吸引 合併症と回避のコツ．PEPARS. **67**：15-23, 2012.
14) Ramirez, O. M.：Cervicoplasty：nonexcisional anterior approach. A 10-year follow-up. Plast Reconstr Surg. **111**：1342-1345, 2003.
15) Mueller, G. P., et al.：The percutaneous trampoline platysmaplasty：technique and experience with 105 consecutive patients. Aesthet Surg J. **32**(1)：11-24, 2012.

読者への訴求効果が高い「専門学術誌」に、広告の出稿をご検討ください。

全国の医師を対象に行ったアンケート調査[1])によると、専門学術誌[2])と大型媒体誌[3])を比較したところ、専門学術誌のほうが信頼性・長期保存性・閲覧の反復性のいずれも優れていると評価されていることが明らかになりました。広告媒体には、是非とも訴求効果が高い専門学術誌をご活用ください。

信頼性

91.6%の医師が専門学術誌のほうが信頼性の高い情報が得られると評価しており、89.6%の医師は専門分野に必要な情報が得られると評価しています。

Q 以下の項目について当てはまるのは「専門学術誌」「大型媒体誌」のどちらですか?

医学雑誌の評価比較
- 大型媒体誌: 8.4% / 10.4%
- 専門学術誌: 91.6% / 89.6%
（信頼性の高い情報が得られる / 専門分野に必要な情報が得られる）

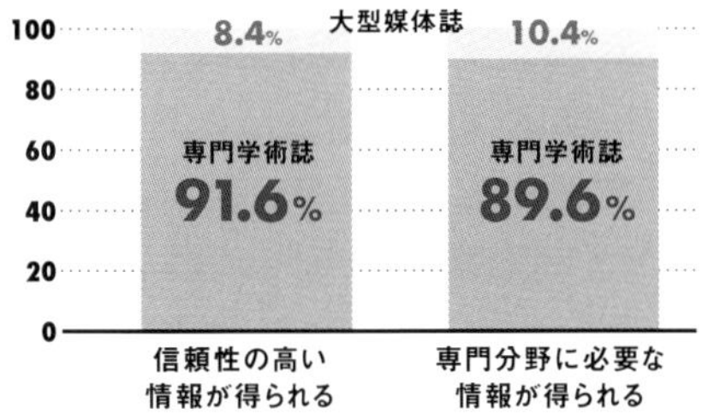

長期保存性

68.7%の医師が専門学術誌を長期間保存しており、そのうち56.7%の医師が専門学術誌を3年以上保存しているという結果が出ました。

Q 長期間保存している医学雑誌は「専門学術誌」「大型媒体誌」のどちらですか? それらはどのくらいの期間保存していますか?

長期間保存している医学雑誌
- ない: 30.3%
- 専門学術誌のみ: 53.3%
- 大型媒体誌のみ: 1.0%
- 両方とも保存している: 15.4%

[保存している医師の割合]
- 専門学術誌: 68.7%
- 大型媒体誌: 16.4%

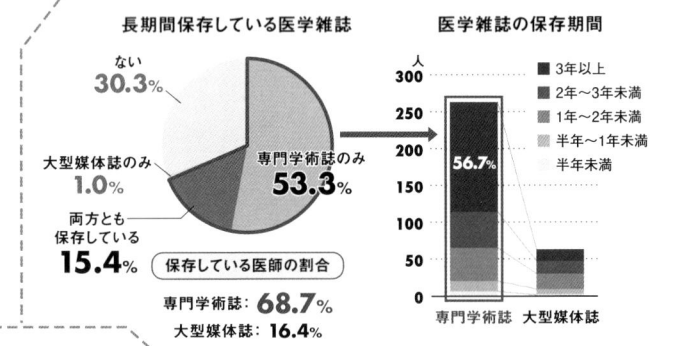

医学雑誌の保存期間
- 3年以上
- 2年〜3年未満
- 1年〜2年未満
- 半年〜1年未満
- 半年未満
- 専門学術誌: 56.7%

閲覧の反復性

長期間保存をしている医師のうち89.9%の読者が専門学術誌を読み返しており、76.2%の医師が専門学術誌を読み返す頻度が高いと答えています。

Q 読み返すことのある医学雑誌はどちらですか?

読み返すことのある医学雑誌 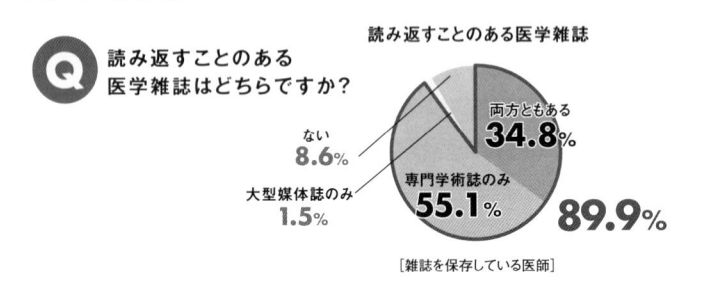
- ない: 8.6%
- 大型媒体誌のみ: 1.5%
- 専門学術誌のみ: 55.1%
- 両方ともある: 34.8%
- 89.9%
[雑誌を保存している医師]

Q 読み返す頻度はどの程度ですか?

読み返す頻度
- 頻繁に読み返す
- たまに読み返す
- 極まれに読み返す
- 専門学術誌: 76.2%（7.9% / 68.3% / 23.8%）
- 大型媒体誌: 60.8%（60.8% / 39.2%）

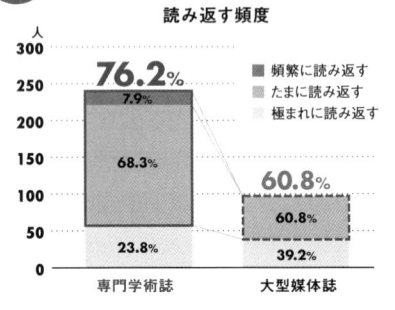

1) 調査内容：医師の専門学術誌および大型媒体誌の利用実態。調査方法・対象：全国の30歳以上の医師383名を対象にインターネットにて実施（内科系医師：246名・内科系以外の医師：137名、勤務医：192名・開業医：191名）。調査時期：2009年6月。調査機関：株式会社ケアネット（日本マーケティングリサーチ協会加盟）
2) 医学専門出版社および学会・研究会などが国内で発行している医学専門雑誌・学会誌。
3) 無料配布されることが多い、新聞社系出版社が発行する医学情報雑誌。

JMPA 一般社団法人 日本医書出版協会
http://www.medbooks.or.jp/

MSAA 医学専門広告協会
http://www.msaa.info/

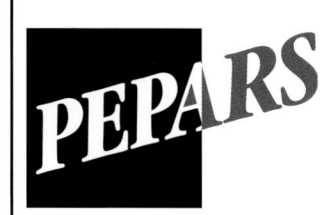

◆特集／ここが知りたい！顔面のRejuvenation—患者さんからの希望を中心に—

D．顔面・頸部
顔面・顎下部に対する脂肪融解注射の実際

杉野　宏子*

Key Words：たるみ(sagging)，脂肪融解注射(injection lipolysis, lipodissolve)，ホスファチジルコリン(phosphatidylcholine)，デオキシコール酸(deoxycholate)，malar fat pad，jowl，submandibular fat

Abstract　顔面におけるたるみ治療の一方法として，下垂・膨隆した部分の皮下脂肪減量が有効である．そのための非手術的方法として我々は顔面・顎下部への脂肪融解注射を行っている．脂肪融解注射はホスファチジルコリンとデオキシコール酸を皮下脂肪内に注入して脂肪細胞を破壊し脂肪量を減少させる方法である．今回は顔面・顎下部への脂肪融解注射の実際と症例，注意点などを述べる．

はじめに

顔面加齢変化の一つであるたるみの改善は抗加齢美容医療において重要なテーマである．たるみは皮膚・皮下脂肪組織・筋膜などの弛緩により起こると考えられている．顔面では，眉毛と上眼瞼の下垂，下眼瞼の膨隆とnasojugal grooveの深まり，鼻唇溝頭側の膨隆と鼻唇溝の深まり，labiomandibular foldの深まりおよびその外側部の膨隆と下垂(jowl形成)，顎下部の下垂と膨隆が生じる．顔面の輪郭は凹凸が目立つようになり，深まった溝はハの字形の陰影を形成し，老化した顔貌を呈する．

これらの膨隆した部分は下垂した皮下脂肪が集積しているので，手術的に下垂した脂肪を挙上するか，脂肪吸引で膨隆を減少することが輪郭を改善するための従来法であった．

しかし低侵襲・非手術的治療のニーズは近年急速に高まりつつあり，皮下脂肪の減量においても同様である．そこで身体各部の皮下脂肪減量目的に，レーザー，集束超音波，超音波せん断波，高周波，凍結，二酸化炭素注入，脂肪融解注射などが行われるようになった．これらの中で高価な機器を使用する必要がなく簡便で，繊細な手技を要する顔面・顎下部にも使用可能な方法として，当院では2004年より脂肪融解注射(injection Lipolysis/lipodissolve)治療を実施し報告してきた[1]．今回は顔面・顎下部への脂肪融解注射治療の実際と注意点について述べる．

脂肪融解注射とは

脂肪融解注射とは皮下脂肪組織内へホスファチジルコリン(phosphatidylcholine；以下，PC)とデオキシコール酸(deoxycholate；以下，DC)の混合液(以下，PC/DC，商品名 Lipostabil® N)を注入する方法である．DCは胆汁酸の一つであり，脂肪細胞膜を破壊する作用がある．PCは膜の安定化作用があり，DCの激しい脂肪細胞破壊作用を制御する働きをしている．PC/DCは本来，脂肪塞栓，脂肪肝，動脈硬化などの治療薬として静脈内投与され，ドイツ・オーストリアでは認可薬であるが，本邦では未認可薬である．

細胞膜が破壊された脂肪細胞は死に至るので，局所の皮下脂肪量は減少する．脂肪細胞内から組織内に漏出した中性脂肪は血液によって運ばれ，

---

* Hiroko SUGINO，〒107-0062　東京都港区南青山5-10-6 テラアシオス表参道ビル5階　青山エルクリニック，院長

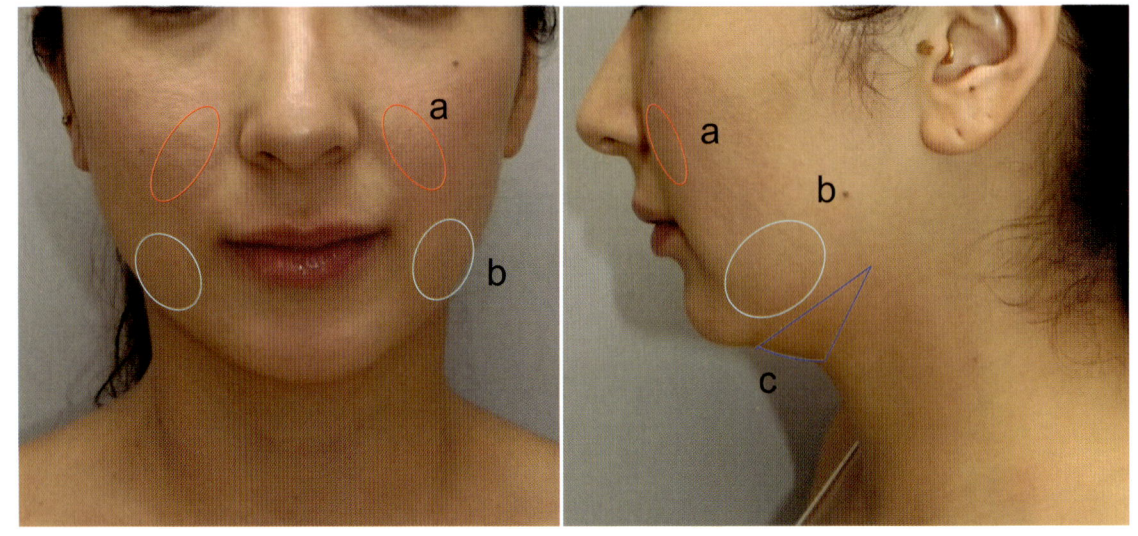

図 1. 注入部位
a：鼻唇溝頭側，b：Jowls，c：顎下部

肝臓で処理される．また細胞成分はマクロファージによって処理される．

　脂肪融解注射は決して痩身のための治療法ではなく，体重減少を目的には行わない．食事療法や運動で体重を落としてもなお皮下脂肪の沈着が残る局所に注射し，皮下脂肪量を減少させ，身体や顔の輪郭を整えるのが目的である．

使用薬剤

　注入薬はドイツ，Nattermann 社製の Lipostabil® N(PC/DC)を使用する．Lipostabil® N 5 ml は大豆由来 PC 250 mg と DC 126.50 mg を含む．それに生理食塩水，血管拡張剤(Buflomedil®)，ビタミン B コンプレックスを加え 2 倍希釈した調合液を作成して注入する．現在，Lipostabil® N は本邦で入手困難となっているので，脂肪融解注射の国際学会である Network Lipolysis[2]を通して，Lipostabil® N と同成分同濃度の NWL Cocktail 1 とカフェイン・ビタミン C・複合ビタミン B を含む 0.9%生理食塩水である NWL Cocktail 2(NEFTIS Laboratories, Spain)を混合し調合液を作成して注入している．PC/DC 液は他のメーカーでも販売しているが，成分濃度が異なるため Lipostabil® N と同等の効果が得られないと考えられる．

治療方法

　注入前に触診を行い，脂肪の量・厚さを確認し，写真撮影を行う．膨隆部をマーキングし，その範囲内に 1～1.5 cm 間隔で点をマークする．注入部位を軽く指で把持しながら，マークした点から皮膚に垂直に深さ 6 mm まで針を刺入し，調合液を 0.5 ml ずつゆっくりと手で注入する．総注入量は注入範囲の面積により決定される．実際の注入箇所を図 1 に示す．注入量の目安は以下のごとくである．

- 鼻唇溝頭側：片側 2, 3 か所．調合液 1.0～1.5 ml. 両側で 2.0～3.0 ml.
- Jowl：片側 3, 4 か所．調合液 1.5～2.0 ml. 両側で 3.0～4.0 ml.
- 顎下部：5, 6 か所．調合液 2.5～3.0 ml.

症例に応じて注入量は調整するが，慣れない場合は少量から開始した方がより安全である．

　下眼瞼の suborbicularis oculi fat pad(SOOF)内への注入による baggy eyelid の治療は Rittes の報告がよく知られている[3]．しかし眼窩脂肪内に誤って注入した場合，出血・腫脹により視神経を圧迫する危険があるので，緊急に眼窩中隔の切開または外眼角部切開での減圧が必要となる．したがって減圧手術が可能な施設でなければ SOOF への注入は薦められない．

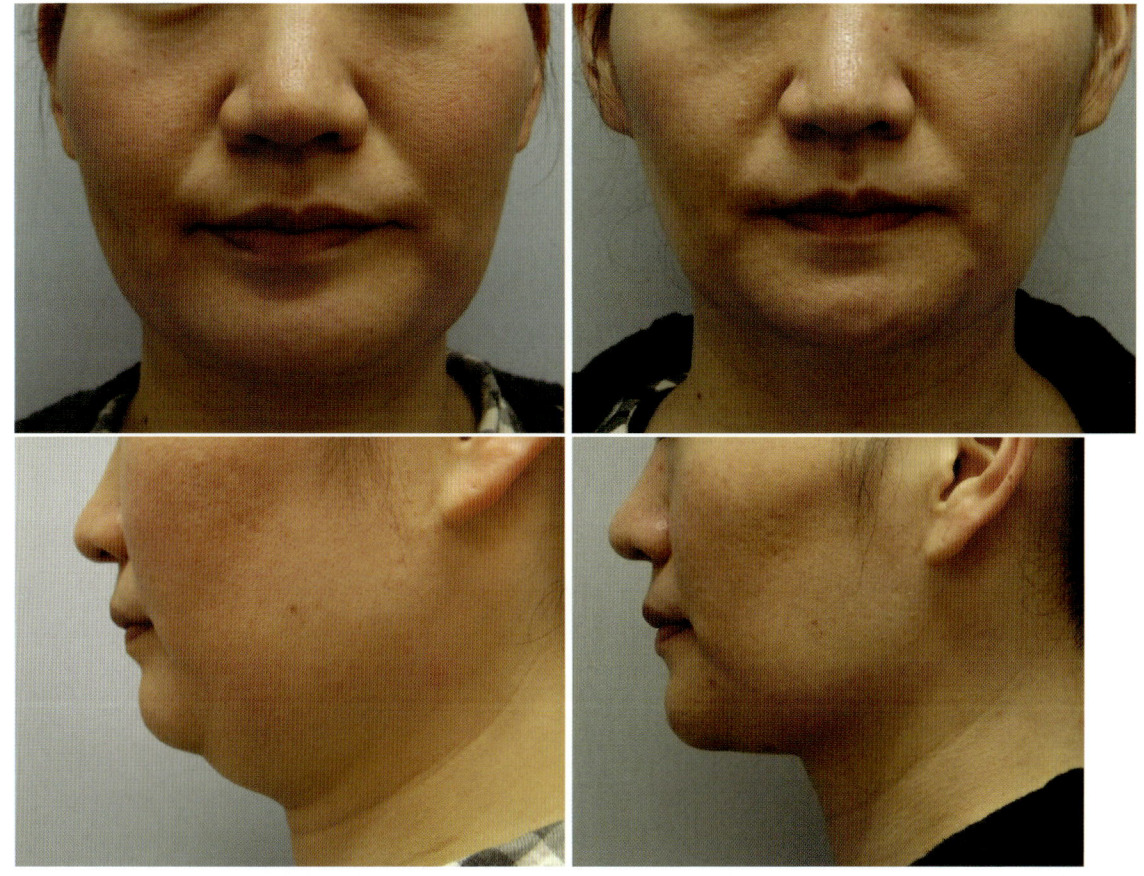

図 2. 症例 1：36 歳，女性
a：治療前
b：顎下部へ 1 回につき PPC 換算にて 200 mg を 2 か月間隔で 4 回注入した．
最終治療後 1 年 4 か月の状態

顔面・顎下部への総注入量は，PC/DC 原液 5 ml(PC 換算 250 mg)，調合液にして 10 ml を超えないようにする．脂肪融解注射後は急激に組織の腫脹が起こり，特に顎下部への過剰投与は気道閉塞を引き起こす危険があるので注意を要する．

経　過

注射後，まず局所に腫脹が生じ 6 時間で最大になり約 1 週間で消失する．また軽度の疼痛，発赤，掻痒，圧痛を生じるが，3 日前後で消失する．皮下出血，局所の違和感は 1～2 週間程度で消失する．
破壊された脂肪細胞の吸収には約 8 週間を要するので，皮下脂肪量の減少は注射後 1 か月以降に自覚される．さらに減量を望む場合は，8 週間間隔で注射を繰り返す．顔面・顎下部では 1，2 回の治療でほぼ満足のいく結果が得られる．

症　例

図 2～4 に代表的な症例を示す．いずれも注入部位で皮下脂肪量の減少を認める．症例 1，2 では皮下脂肪量が減少したにもかかわらず，余剰皮膚の下垂は認められず，皮膚が収縮している．症例 1 では脂肪沈着量が多かったため，4 回の治療を要した．症例 3 は脂肪量の減少は認められるが，年齢的に皮膚の張りが乏しいため，たるみの改善が不十分な印象を受ける．患者が高齢の場合，皮膚の収縮が十分に起こらないことを考慮しなければならない．

考　察

ホスファチジルコリンとデオキシコール酸の混合液(PC/DC)は 1959 年よりロシアで脂肪塞栓な

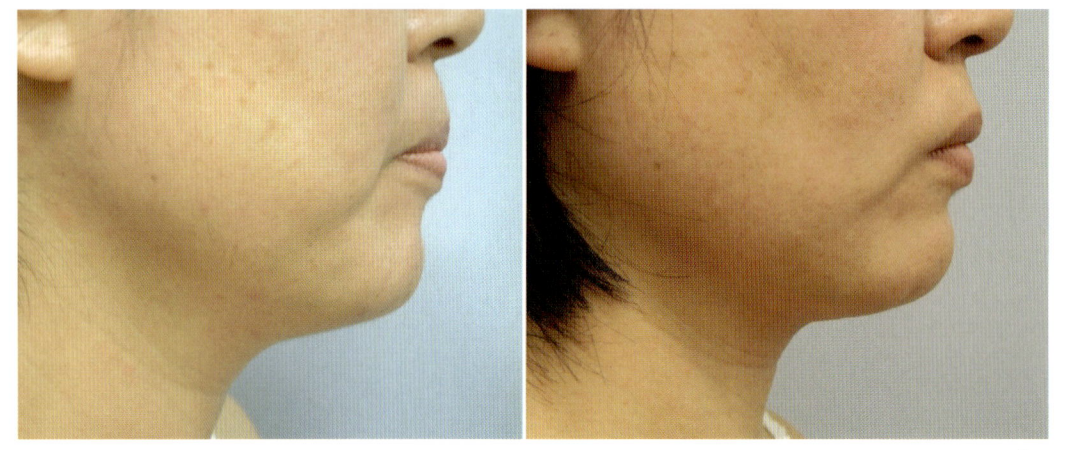

図 3. 症例 2：45 歳，女性　　　　　　　　　　　　　　　　　　　　　　a|b
a：治療前
b：顎下部へ PPC 換算にて 250 mg を 1 回注入した．治療後 6 か月の状態

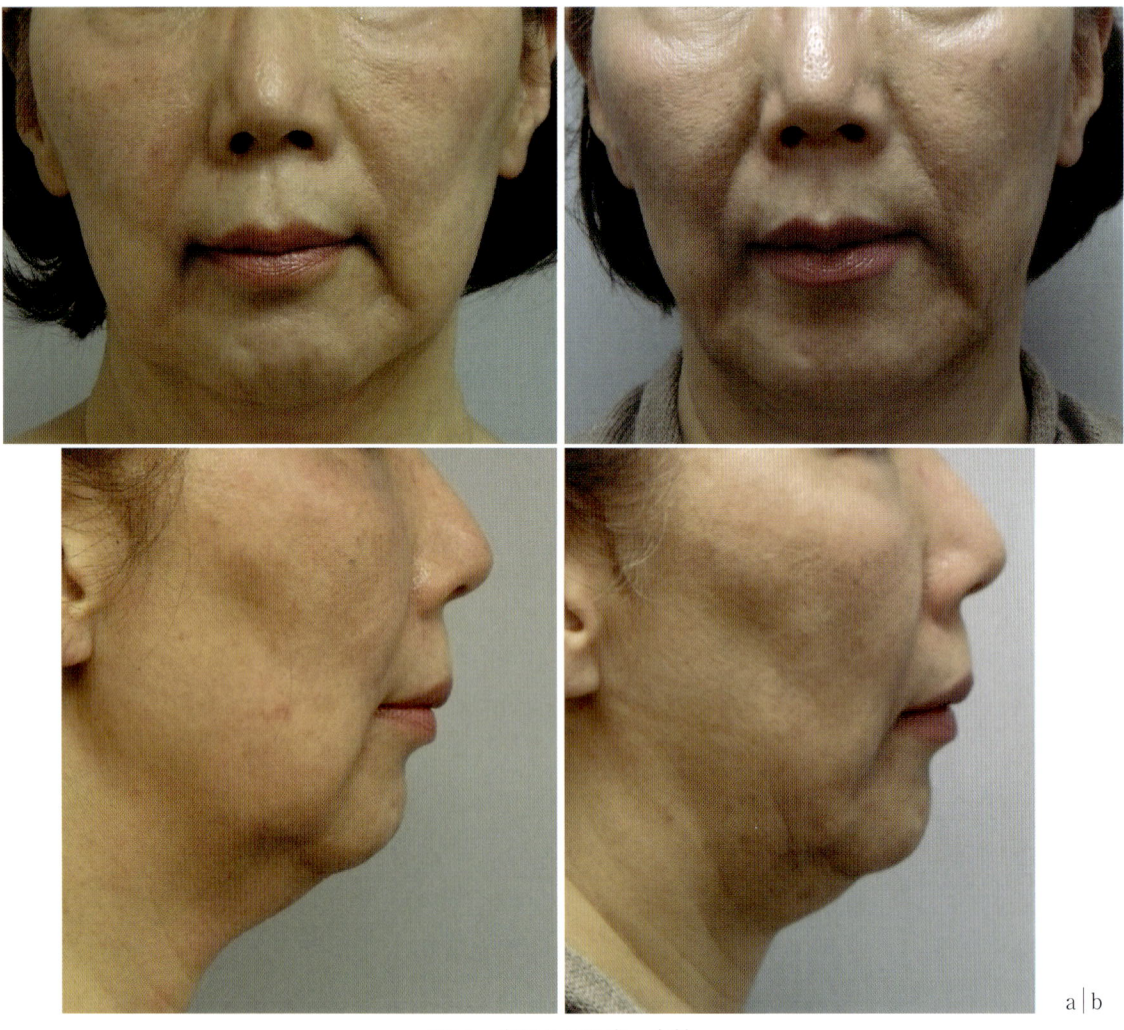

図 4. 症例 3：63 歳，女性　　　　　　　　　　　　　　　　　　　　　　a|b
a：治療前
b：両側 Jowls と顎下部へ 1 回目 PPC 換算で 500 mg，その 8 か月後に 250 mg
　を注入した．3 か月後の状態

どの治療薬として用いられ始めた．ヨーロッパでは30年間以上認可された薬で，脂肪塞栓の予防や治療目的に静脈内へ大量投与（90 ml，1日4.5 gまで）される．また肝機能異常，動脈硬化の治療薬として用いられている[3]．

PC/DCの美容的応用は1998年，Maggioriが上眼瞼黄色腫に対し行ったのが最初の報告とされている[4]．しかし現在はその目的ではほとんど行われていない．

その後，皮下脂肪減量目的で脂肪内注入が行われるようになった．

2001年，Rittesは下眼瞼脂肪膨隆をPC/DC注入により治療した症例を報告した[3]．PC/DC液は希釈せず原液で使用し，治療間隔は15日であった．ただし誤って眼窩脂肪内へ注入された場合，眼窩内圧の急激な上昇を引き起こし，最悪失明の危険があるので，外眼角切開などの緊急処置が可能な施設のみでの施行が推奨される．

2003年には，RittesやHexelらはPC/DCによる全身各所の脂肪沈着の治療経験を報告している[5)6]．

2004年，Ablonらは下眼瞼に対する治療の有効性を確認している[7]．

またRotundaらは2005年に脂肪腫治療にも有効と報告した[8]．

同じく2005年，Hasengschwandtnerは身体各部の局所的脂肪沈着に対する脂肪融解注射治療を報告し[9]，2007年には，注入後の経時的経過を症例写真，組織像，超音波断層像で示した．同時にPC/DCを生理食塩水で希釈して注入する方法を確立し，従来法より副作用が少なくより有効であると報告している[10]．1回の治療に使用する最大量はPC換算で2500 mgであり，注入の深さは12 mm，注入間隔は1.5 cm間隔とし，PC/DCに生理食塩水，血管拡張剤，ビタミンB群を混合した調合液を使用している．繰り返し注射を行う場合の治療間隔は8週間である．この方法は現在脂肪融解注射の標準的な方法として世界各国で採用され，数多くの報告がある[11)～13]．

さらにKleinらはウサギを用いた実験で3D超音波検査とMRIで検討した結果，脂肪融解注射で脂肪量が確実に減少することを報告している[14]．

では皮下脂肪に注入されたPC/DCはどのように脂肪細胞を破壊するのであろうか．

2003年，Rotundaらは胆汁酸の一つであるDCの界面活性作用が脂肪細胞破壊にかかわっていることを明らかにした[15]．同時にPCは二極性を持つので脂質の二重膜構造から成る脂肪細胞膜を破壊するとの説[16]や，PCにより活性化されたリパーゼが，破壊された細胞から漏出した中性脂肪の異化作用を促進すると考えられていた[5]．

2009年KleinらはDCが脂肪細胞膜の破壊を引き起こし，曝露された脂肪細胞を死に導くことを実験的に明らかにした[17]．またDuncanらはDCのみの皮下脂肪への注入は急激な細胞死と線維化を引き起こし，PCは急激な細胞破壊作用を和らげるバッファの役割をしていることを組織学的に明らかにした[18]．

これらからPC/DCの脂肪細胞への作用機序をまとめると以下のごとくとなる．胆汁酸の一つであるDCはその強い界面活性作用で脂肪細胞膜の破壊を引き起こす．脂肪細胞内に貯留する中性脂肪等の脂質は組織内へ漏出される．PCは細胞膜のリセプターに働き脂肪細胞のサイズを縮小させ，また放出された脂質を乳化する．乳化により形成されたミセルは血液によって肝臓へ運ばれ代謝される．PCがリパーゼを活性化し，中性脂肪から脂肪酸への分解を助ける可能性も考えられている[19]．

さらにPC/DCが注入された脂肪組織では炎症反応が起こるため，コラーゲンが形成され皮膚のタイトニング効果が生まれる[18]．PCはそのバッファ作用でDCの毒性を減弱させ，炎症反応の進行を緩徐にする．

脂肪組織内へ注入するには，PC/DCを生理食塩水で希釈し，少量のビタミンB_2，B_3，B_6コンプレックスとカフェインを加えて調合液を作成す

る．ビタミン B_3 と B_2 は脂質代謝に関与し，中性脂肪から脂肪酸が分離しやすくする作用を持つ．またビタミン B_3 と B_6 は脂肪燃焼にかかわるカルニチン生成に必要である．またカフェインは脂肪融解を刺激するのでこれらを混合することで脂肪融解注射の効果がより高くなると考えられている[10]．

脂肪融解注射は十分なトレーニングを受けた医師が行えば安全な皮下脂肪減量法である．しかしインターネットなどで薬液を入手した一般人が自己注入して皮膚壊死に陥った症例の報告もある[18]．安全に治療を行うためには，薬剤と副作用の正しい知識と注意深い注入手技が不可欠である．

非手術的皮下脂肪減量法の中で我々が行っているものに超音波せん断波治療(Accent Ultra, Alma Laser, Israel)がある．この方法は脂肪融解注射と比べると針刺入の痛みがなく，皮下出血もないので顔面の治療に適している．ただし経験的には，脂肪融解注射1回と同等の脂肪減量効果を得るためには，2～4回の超音波せん断波治療を要する印象がある．詳しくは今後3D撮影などを行って比較したい．

まとめ

顔面・顎下部に対する脂肪融解注射の実際と注意点を示した．また脂肪融解注射が皮下脂肪量を減少させるメカニズムをまとめた．脂肪融解注射を基本に忠実に行えば，安全かつ効果的に皮下脂肪を減量することが可能で，顔面の輪郭を整える一助となるであろう．

文 献

1) 杉野宏子，青木 律：メソセラピーと脂肪融解注射．PEPARS. **45**：33-41, 2010.
2) http://www.network-lipolysis.com/index.php?id=603
3) Rittes, P. G.：The use of phosphatidylcholine for correction of lower lid bulging due to prominent fat pads. Dermatol Surg. **27**：391-392, 2001.
4) Maggiori, S.：Traitement mésothérapique des xanthelasmas à la phosphatidilcoline polyinsaturée. 5th Cong. Int. Mésothérapie, Paris/France 1988, Oct. 07-09, p. 364.
5) Rittes, P. G.：The use of phosphatidylcholine for correction of localized fat deposits. Aesthetic Plast Surg. **27**：315-318, 2003.
6) Hexel, D., Serra, M., Mazzuco, R., et al.：Phosphatidylcholine in the treatment of localized fat. J Drugs Dermatol. **2**：511-518, 2003.
7) Ablon, G., Rotunda, A.：Treatment of lower eyelid fat pads using phosphatidylcholine：Clinical trial and review. Dermatol Surg. **30**：422-427, 2004.
8) Rotunda, A. M., Ablon, G., Kolodney M. S.：Lipomas treated with subcutaneous deoxycholate injections. J Am Acad Dermatol. **53**：973-978, 2005.
9) Hasengschwandtner, F.：Phosphatidylcholine treatment to induce lipolysis. J Cosmet Dermatol. **4**：308-313, 2005.
10) Hasengschwandtner, F., Furtmueller, F., Spanbauer, M., et al.：Detailed documentation of one lipolysis treatment：Blood values, histology, and ultrasound findings. Aesthet Surg J. **27**：204-211, 2007.
11) Duncan, D. I., Chubaty, R.：Clinical safety data and standards of practice for injection lipolysis：A retrospective study. Aesthet Surg J. **26**：575-585, 2006.
12) Duncan, D. I., Palmer, M.：Fat reduction using phosphatidylcholine/sodium deoxycholate injections：Standard of practice. Aesthetic Plast Surg. **32**：858-872, 2008.
13) Palmer, M., Curran, J., Bowler, P.：Clinical experience and safety using phosphatidylcholine injections for the localized reduction of subcutaneous fat：a multicentre, retrospective UK study. J Cosmetic Dermatol. **5**：218-226, 2006.
14) Klein, S. M., Prantl, L., Berner, A., et al.：A new method to quantify the effect after subcutaneous injection of lipolytic substances. Aesthetic Plast Surg. **32**：667-672, 2008.
15) Rotunda, A. M., Suzuki, H., Moy, R. L., et al.：Detergent effects of sodium deoxycholate injections are a major feature of an injectable phosphatidylcholine formulation used for localized fat dissolution. Dermatol Surg. **30**：1001-

1008, 2004.
16) Peckitt, N. : Evidence Based Practice, Phosphatidylcholine-A review of evidence for the mode of action in injection lipolysis. 83-85. Jeremy Mills Publishing Ltd, Huddersfield, UK, 2006.
17) Klein, S. M., Schreml, S., Nerlich, M., et al. : In vitro studies investigating the effect of subcutaneous phosphatidylcholine injections in the 3T3-L1 adipocyte model : Lipolysis or lipid dissolution?. Plast Reconstr Surg. **124** : 419-427, 2009.
18) Duncan, D. I., Rubin, J. P., Goltiz, L., et al. : Refinement of technique in injection lipolysis based on scientific studies and clinical evaluation. Clin Plast Surg. **36** : 195-209, 2009.
19) Matarasso, A., et al. : Mesotherapy and injection lipolysis. Clin Plast Surg. **36** : 181-192, 2009.

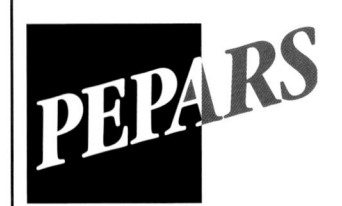

◆特集／ここが知りたい！顔面の Rejuvenation—患者さんからの希望を中心に—

E. Skin Rejuvenation
何となくきれいになりたい人のための美容術

青木　律*

Key Words：患者アンケート(patients questionnaire)，ヒアルロン酸(hyaluronic acid)，Intense Pulsed Light；IPL，美容(aesthetic)，社会学(sociology)

Abstract　美容に全く興味がないわけではないが積極的に美容医療機関を訪問しない人たちに対しての美容医療は劇的な外貌の変化よりもダウンタイムやリスクそして苦痛がなく，価格が高価でないものが望ましい．市場としてはこの層のボリュームは大きいので今後我々医療者が対象として重視しなければならない．

はじめに

筆者は 20 年以上大学病院で形成外科に携わってきた．その間大学病院をはじめいくつもの関連病院，関連診療所に美容外科を開設し，また大学病院勤務の傍ら市中の美容外科診療所に非常勤で勤務していたので美容医療を希望する患者はある程度理解してきたつもりであった．

しかし，保険診療を中心とした診療所を東京郊外に開設してみると，美容医療に興味はあるが，直接美容医療機関を訪れて相談を受けたことがない人，あるいは積極的にインターネットなどで情報を収集したりしない人の数がいまだに多いことに気付いた．

普段から化粧をしなかったり，自らの外貌にあまり興味がないということでもなく，化粧品や美容室などにはこだわりを持っているにもかかわらず，美容「医療」から頑なに距離を置く人が存在することは厳然たる事実である．

筆者はこれらの患者あるいは患者予備軍に対して，通常通りのカウンセリングを行っているとうまくいかないことが多いということに気が付い

た．そこで本稿では「何となくきれいになりたい人」という漠然とした希望をもつ患者に対する対処法について考察した．

美容医療はどこまで浸透しているのか？早稲田大学生の場合

筆者は 2008 年から早稲田大学において「ボディーイメージ・形態の医学」，「さらす・覆うの構造学」という講座を担当している．前者はオープン教育セミナーといって，全学部共通の講座であり，後者は文学部および文化構想学部の学生が選択する授業である．早稲田大学は 13 の学部があるが，医学部はないので，医学部以外の学生に対して講義をしているということになる．

2011 年と 12 年の 2 回，筆者は講義を始める前に学生に対してアンケート調査を行った．この中の設問で「美容外科と形成外科の違いを理解しているか」という質問に対して「理解している」と回答した学生は 2011 年 8％，2012 年 6％であった．

また美容医療にとても興味があると回答した学生も両年とも 10％ 未満であった．因みに選択した学生の約 75％ は女子学生である．

筆者が担当している講座は外観の美に関しての講座であるので，選択した学生は外観や美に対して興味がある集団であろうと解される．その集団

---

* Ritsu AOKI，〒190-0023　立川市柴崎町 3 丁目 11-20　グリーンウッドスキンクリニック立川，院長

にして，また半数以上が女子であるにもかかわらず，実際に自分が美容「医療」を受けるには抵抗があるという傾向が見て取れる．

　毎回授業の最後に，レビューシートと言って出席カード代わりに氏名と授業の内容の要約および感想を書かせ提出させている．筆者は毎回すべてのレビューシートに目を通し，必要があれば次回の講義でコメントを加えているが，彼らが講義を受けるに従い美容医療に対する知識が深まるのと同時に，美容医療の本質に迫る感想が増えてくるのも事実である．ここにいくつかの例を紹介する．

「いままで外観などは人の生活には余り重要ではなく，医学というのは生命や機能を回復すればいいと考えていた．しかし今日の講義を聞いて，世の中には外観で悩んでいる人が多いこと，あるいはとても重症の症例がいること，そしてそれが医学の力で見事に改善されていることが分かり感動した．もし自分が授業に出てきたような顔になったら当然生きる意味を見失ってしまったと思う．（中略）授業の中で何回も美容手術を繰り返している女性の話が出たが，この人にとって人生の目的はなんなのだろうかと考えてしまった．はじめはきれいになることがその人の幸せにつながると考え，手術を受けたのだろうが，今では手術を受けることがその人の人生の目的になってしまっているように思えた．そもそもきれいになれば幸せになれると信じ込ませたのは，医療側の宣伝に問題があるのではないだろうか？（後略）　法学部学生」

「（前略）私の友人で整形手術（原文ママ）を受けた人がいます．豊胸術を受けたのですが，今度彼氏ができたので秘密にしておくか，告白すべきか悩んでいます．（中略）私はそのようなことで悩むなら美容整形（ママ）は人の幸せを逆に阻害してしまうものだと思います．（後略）　文学部学生」

「以前 TV などで脂肪吸引で死んでしまった事件を報道していたが，本来健康な人間を相手にしている美容手術で何故人が死んでしまうのだろう？　現代の医学は非常に進歩しているので脳や心臓などの難しい手術も安全にできると聞いているのだが．（後略）　教育学部学生」

「私は地方の公立高校出身なので今まで化粧などしたことがありませんでした．大学に入学しても化粧しないでいたのですが，私の周りの友人が次々に化粧をするようになってくると，私も化粧をしなくてはならないのかな，と思うようになり，最近軽く化粧をしています．それと同じように現在の社会は，特に私たちの年齢の女性に対してはきれいにならなくてはいけないのだというプレッシャーがものすごいと感じます．本屋で売られている雑誌を見てもその強迫が伝わってきます．これは医療だけの問題ではないのですが，世間は私たちの欲望を逆手に取って食い物にしているのではないかと感じることがあります．またそれをうまく利用して流行に乗って男の子にもてている友達を見ると，いつの間にか自分もそれを羨ましく思っていたりして，くやしくもあり，複雑な心境です．　政経学部学生」

　以上 4 年間のレビューシートからの抜粋である．半年間の講義の途中での感想文であるが，全般に美容医療に対する不信感が見受けられる．もちろん中には手放しで術前術後の変化を能天気に賞賛しているレビューシートもあるのだが，数回の講義をして，より形態の医学について知識を深めていくと，現在の美容医療が抱えている社会的問題を，学生は鋭く感じ取るようだ．

　基本的には東京の大学生にとって美容医療は依然として別世界の出来事であり，例えば大麻の吸引と同じぐらい，もしかしたら身近に経験者はいるけれど，でも自分では積極的に足を踏み入れない領域なのである．

施術	割合
レーザー治療 [Qスイッチレーザーなど]	34.6%
光治療 [フォトフェイシャルなど]	26.5%
ケミカルピーリング	20.4%
ほくろ除去 [レーザー治療など]	10.2%
*ヒアルロン酸注入	6.1%
プラセンタ注射	4.0%
*ボトックス	2.0%
脂肪吸引	2.0%
コラーゲン注射	2.0%
*メソセラピー	2.0%
導入ケア・*エレクトロポレーション	6.1%
アートメイク	20.4%

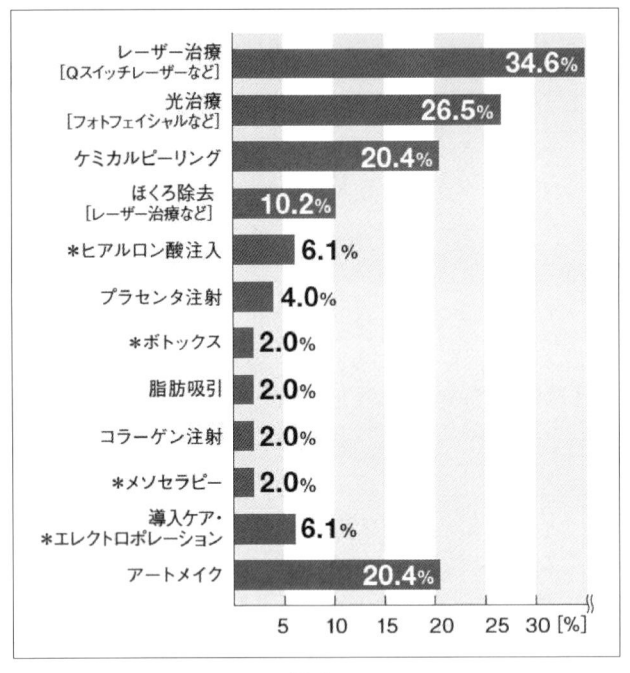

図 1.

美容医療は本当に浸透しているのか？ インターネット調査の結果

ではもう少し年齢がたった社会人ではどうだろう？

最近はインターネット調査と言って，インターネットを利用した安価で簡便なアンケート調査が頻繁に行われている．これらの調査は，対象者から能動的に調査のページを訪問してそして回答するパターンと，事前に募集された会員を対象に実施される場合がある．両者に共通するのは，両者ともある特定の領域に対する興味があったり，あるいは性別や年代などが限られた集団であるということである．

講談社が主催するHBR(health & beauty review)という会員制のサービスがある．ここでは健康と美に興味がある会員を募り，その会員に対して研究報告や最新情報などを提供する代わりに，時々会員を対象としたアンケート調査を行っており，その一部がインターネット上に公開されている．(参考URL http://www.hbrweb.jp/)

HBRが2011年1月に実施したアンケートでは「美容医療を受けたことがありますか？」という質問に対して「Yes：47.6％，No：52.4％」という結果だった．またどんな美容医療の施術を受けたかの問いに対しては図1に示す通りだった．

レーザー治療がひとくくりにされていること，脱毛治療を含んでいないこと，おそらく非医療機関でのアートメイクを含んでいるであろうなどの問題点はあるが，一つの統計として興味のある結果である．隆鼻，豊胸，フェイスリフトなどの美容外科手術は含まれていない．

HBR誌2011年2月号に掲載された同アンケートの記事から引用すると，美容医療を受けたことがある47.6％の意見を分析した結果は，「ずっと気になっていたから(50歳)」，「モニターに誘われた(41歳)」，「体験価格でリーズナブルだった(36歳)」，などであり，未経験者の意見としては次のようなものがあった．「未知の世界だから(31歳)」，「失敗が怖い(36歳)」，「副作用が怖い(36歳)」，「安全性が気になる(39歳)」，「費用が高い(28歳)」，「どのクリニックが本当によいのかわからない(36歳)」，「なかなか，きっかけがない(45歳)」，「自然なままの自分でありたい(51歳)」．

美容医療を受けたことがない約半分の意見の大半は安全性や価格に対する不安である．安全性が担保され価格に同意できれば，美容医療を受けてもよいと考えているのかもしれない．少なくとも多くの未経験者は，最後の意見に見られるように，美容医療そのものに対して必要性を感じていない，あるいは否定的な考えをもってはいないようである．

実際に，美容医療を受けた人の意見の中には「モニターに誘われた」，「体験価格でリーズナブルだった」などのように価格が動機となっていることを窺わせる意見が散見された．

HBR会員の年齢構成，およびこのアンケートに回答した人の年齢構成・性別は公開されていないが，紹介されている意見の年齢をみる限り，30代後半から40代がこのアンケートの主力回答者であったようだ．

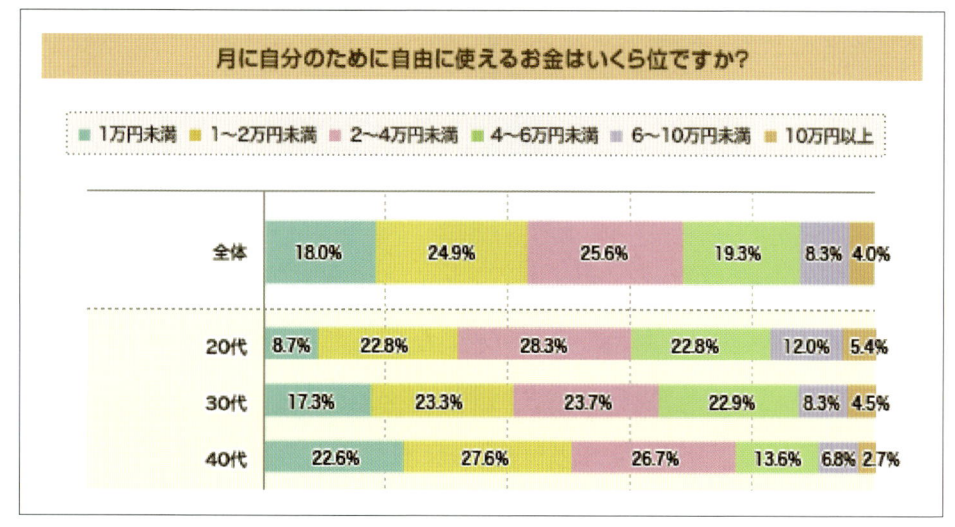

図 2. わたしみがき アンケートレポート(Vol.15 12 月のアンケートレポートより転載)

「何となくきれいになりたい人」とは？

少なくとも早稲田大学の調査を見る限り，大学生(主に 20 代)はまだ「何となくきれいになりたい人」はいないようである．この年齢ではむしろ「二重瞼になりたい」とか「鼻を高くしたい」など個々のパーツに関して具体的なイメージを持って変身したいという願望があるのではないだろうか．HBR アンケートの結果からは 30 代後半から 40 代というのが，年齢的な外貌の変化，衰えを自覚し始める時期であり，この時期に「何となくきれいになりたい」と感じ始めるのではないだろうと思われる．それを過ぎると老化による変形が明らかになり「何となく」ではなく「明確」な治療が求められる．

総務省統計局の人口動態調査データベースによれば 2010 年の女性の平均婚姻年齢は 28.8 歳である．都道府県別にみると東京都が 1 番高く 29.9 歳である．また第一子の出産年齢は全国平均で 29.9 歳，東京都は 31.5 歳である．

第二子の平均出産年齢に関する統計はないが，結婚別年齢別に見た出生順位ごとの平均出産年齢をみると第一子と第二子の間隔は 2.5 年から 3 年である．2011 年の我が国の合計特殊出生率(1 人の女性が生涯に出産する子供の数)は 1.39 であるから，我が国の女性は全国的には 20 代後半で結婚し，30 代初頭で第一子分娩，多くは 35 歳までに再生産を完了しているということになる．このいわゆる「産み上げ」の年齢が「何となくきれいになりたい」年齢層の開始と考えてよさそうである．

ではこの年代の女性が自分自身のために出費できる金額はどの程度であろうか？ 図 2 にカウネットが 2010 年 12 月 21 日に実施した有職女性を対象に実施した「お金と節約」に関する調査結果を示す．

それによると 30 代，40 代女性が自分のために自由に使えるお金は 2～4 万円と 4～6 万円がそれぞれ約 1/4 で両者で半分強を占めている．一方 10 万円以上と答えた人は全体の 5％ 以下である．自分のために使えるお金の使い道としては洋服やバッグなどの服飾品や美容室や化粧品なども含まれるので，これらの金額のうち最大 25％ を美容医療に使うとすると，半数以上の人が美容医療のために費やすことが出来る治療費用は月額 1～2 万円程度と考えた方がよさそうである．これを年間にすると 12～24 万円となる．

美容医療が一部の特殊な人のためだけのものでなく，多くの人に受け入れられるためにはその経済性も考慮しなくてはならないが，30 代，40 代女性の 3/4 は年間 12～24 万円程度なら美容医療に費やすことができる可能性があるということである．

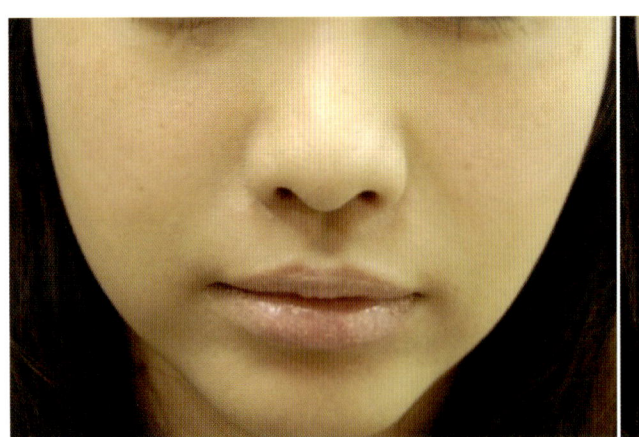

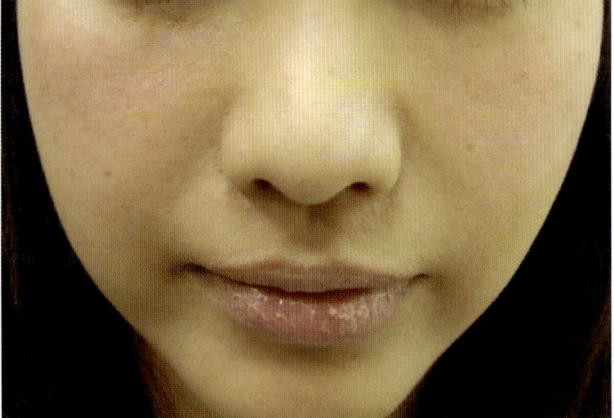

図 3. 症例 1：35 歳，女性
a：治療前
b：Mid-cheek line の部分にヒアルロン酸を注入した．結果的に頤唇溝のたるみが改善されているように見える．

何となくきれいになりたい人のための美容術

「何となくきれいになりたい人」は最初から自分の本当の希望を医師に伝えることはない．これにはいくつかの心理的要因があると思われるが，まず一つ目は自分が自分の問題点を明瞭に認識していないのでうまく意思を医師に伝達できないことが考えられる．二番目に問題点を認識していたとしても，前述のような美容医療に対する不信や不安が理由で自分から積極的に治療というアクションを起こしにくいということがある．したがってまず患者がどの程度の治療を望んでいるのかを斟酌しながらカウンセリングを続けなければならない．その時に肝心なのは患者にとって効果が一番ある方法が必ずしもその患者にとって最適の方法であるとは限らないということである．普通の家庭の主婦がダウンタイムのあるフェイスリフトを第一選択とすることはあまりないし，また 1 か月のお小遣いが数万円の人は単極型高周波治療(いわゆるサーマクール)の適応があるとしてもなかなか治療に踏み切れないのは当然である．これはどのような場合であっても自由診療である美容医療には当然要求される問診技術であろうが，「何となくきれいになりたい人」にとっては何よりも痛み，ダウンタイム，リスクの(少)ない治療を望んでいるのである．医療者にとって理解できない，"なぜ女性は医学的に効果のないエステティックサロンや化粧品，健康食品には安易に手を出すのに美容医療には敷居が高いのか"は，多くの患者が望んでいるのは劇的な外貌の変化(改善)ではなく，何よりも現在よりも悪化しない，すなわちリスクのない方法を望んでいるのである．

以下，具体例を症例を提示しながら説明する．

症例 1：35 歳，女性

別件で来院したが，最近頬のたるみ，特に頤唇溝すなわちいわゆる「マリオネットライン」が気になり始めたので，ここにヒアルロン酸の注入をしたいと思うがどうか，と相談を受けた(図 3-a)．診察すると確かに両口角の外側に余剰皮膚がある．このような症例の頤唇溝にフィラーを充填すると顔全体のボリュームが下顔面に集中してしまい，余計に「しもぶくれ」顔貌を呈することになりかねない．原因は頬部脂肪の下垂であるから本来はアプトスのように皮膚を切除しないような糸で持ち上げる治療か，あるいはサーマクールのようなタイトニングの治療がより望ましいと考えられた．しかし本人と色々と話を進めていく上で，本人がヒアルロン酸治療に固執していることがわかった．友人がヒアルロン酸治療の経験があること，本人もヒアルロン酸入りの化粧品やサプリメントを使用しており(実際の効果はなかったと思われるが)，ヒアルロン酸なら受容できるとのことであった．そこで上下の頬部脂肪の境界線すなわち中頬線(mid-cheek line)にヒアルロン酸を注

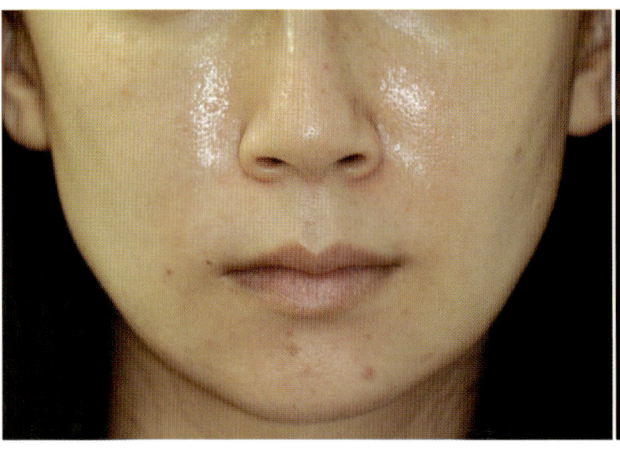

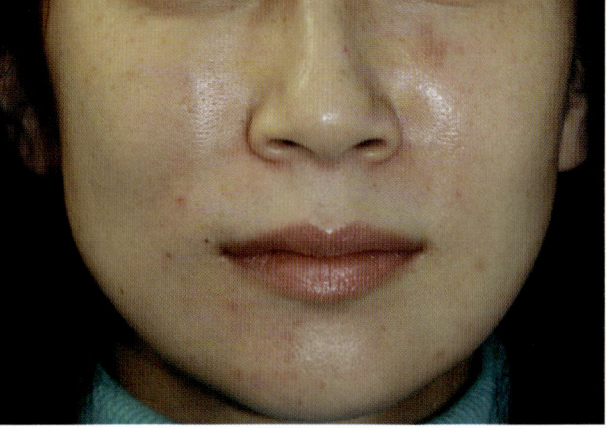

図 4. 症例 2：43 歳，女性．口周囲の衰えについて相談された．
　a：治療前
　b：中頬線（mid-cheek line）部へのヒアルロン酸注入後

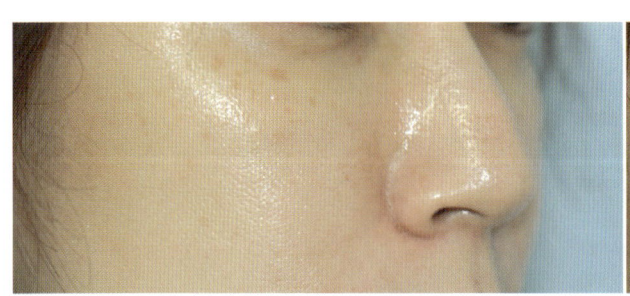

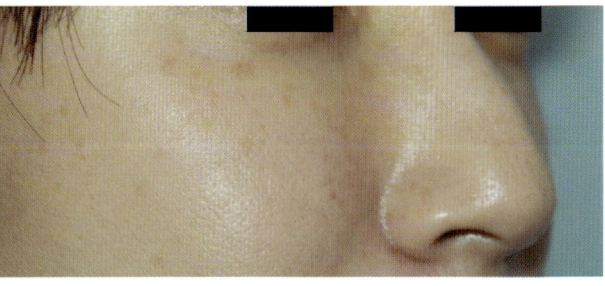

図 5. 症例 2（図 4 と同一症例）の右前斜位
　a：治療前．頬骨の最高点（malar prominence）から口角にかけて直線状に下降している．
　b：Malar prominence は明瞭でなくなり頬部中央に盛り上がりの頂点が移動した．ヒアルロン酸注入によって平板だった頬が曲線を帯びてふっくらとした印象になっている．

入し頬を持ち上げる治療を提案し，施行した（図 3-b）．注入直後に鏡を見せたところ本人は気になっていた口角外側のたるみが減ったように感じ，また下眼瞼から口角までの距離が短くなったように見えると感想を述べた．当初本人が希望した口角外側の頬部には一切手を触れていないが本人は結果に満足であった．

症例 2：43 歳，女性
娘の治療に同伴して来院した．口周り，特にいわゆる「法令線」が気になり始めたとのことである．化粧品にはかなり気を使っており，高額な化粧品を使用しているが最近は効果がなくなってきていること，近々大学の同窓会があるのでそれまでにもし改善できる方法があれば試したいとのことであった．この症例も本人の自覚はあまりなかったが頬部脂肪の下垂症例である（図 4-a）．結果として顔面の下 2/3 が間延びして見えている．

このような症例も本人が希望する鼻唇溝へのヒアルロン酸注入を行うより，中頬線部への注入が効果的である（図 4-b）．注入の結果両頬が膨らみ若返ったような顔貌が再現された．図 5 に示す斜位像で明らかであるが，頬に凸の曲面を再構成することが外貌の改善に効果的である．この症例も当初は本人に明瞭な治療意思があるわけではなかった．しかし根底には「何となく老化した自分」の意識があり出来れば改善できないかと言う願望があった．自分では外貌の変化が顔面の下 1/3 に現れていることを自覚していたが，その原因が中 1/3 にあることはわからなかった．そのために明瞭な治療意思が生まれてこなかったものと思われる．

症例 3：48 歳，女性
左頬の色素斑を主訴に来院した（図 6-a）．即座に Q スイッチレーザーの適応であると判断し説明を行った．しかし本人はレーザー治療ではテー

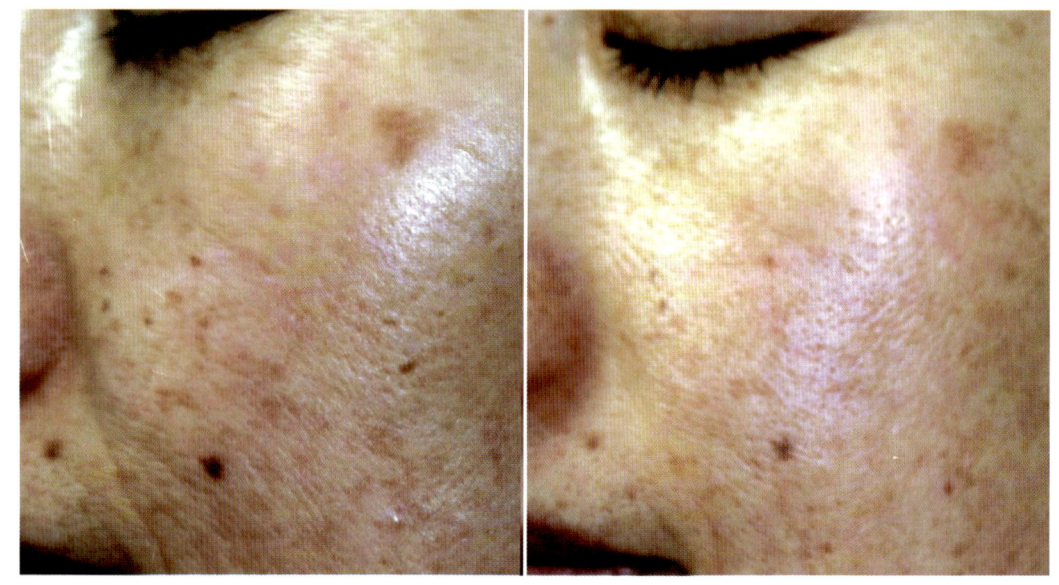

図 6．症例 3：48 歳，女性．左頬の色素斑を主訴に来院したが，ダウンタイムと PIH のリスクを許容できず IPL を選択した．
a：治療前
b：IPL 治療 5 回終了後．左頬の色素斑は残存しているが改善しており，頬の小さな色素斑と質感の改善が患者に大きな満足をもたらした．

ピングが必要なこと，炎症後色素沈着の可能性があり，一過性に現在より色調が濃くなる可能性があることからレーザー治療を選択しなかった．本人はスキンケアのような方法で何とか改善できないかとの希望であった．もちろんその説明も行ったが，同時に IPL 治療についても説明を行ったところ，費用的にも本人の希望に合致するとのことで IPL 治療を行った(図 6-b)．5 回治療終了時点で本人の主訴であった左頬部の色素斑は完全には治療されていないが，頬部全体に広がる細かい色素斑の改善を認め，そして何よりも皮膚のきめ(テクスチャー)が改善したことに患者は満足している．この時の治療方針は左頬の色素斑を消すことに注力するより，本人が恐れている色素斑の悪化を避けることに主眼が置かれたことが結果的に患者の満足度向上に奏功したと考えられる．

まとめ

漠然とした外貌改善願望を持つ人を対象にした治療方針を概説した．このような願望を有している人口は決して少なくないと考えられる．注意すべきは患者に医療技術と治療費の面で安心感を与えることであり，またダウンタイムを極力回避することを治療効果の改善より重視することである．美容医療は本来，非医療に比べてハイリスクハイリターンという性格を有しているが，患者はローリスクローリターンも厭わないということを，我々医療者も認識すべき時期に来ているのではないだろうか？　もちろん科学的エビデンスのある方法を用いればローリスクミドルリターンの治療は可能であり，それこそが「何となくきれいになりたい」患者が望んでいることである．

◆特集／ここが知りたい！顔面の Rejuvenation―患者さんからの希望を中心に―

E. Skin Rejuvenation
肝斑と肝斑以外のシミが混在する症例の診断と治療

山下理絵[*1] 松尾由紀[*2] 近藤謙司[*3] 遠山哲彦[*4]

Key Words：肝斑(melasma)，加齢性混在型色素斑(aging complex pigmentation；ACP)，レーザートーニング(laser toning)，Q スイッチ Nd ヤグレーザー(Q-switched Nd：YAG laser)，Q スイッチルビーレーザー(Q-switched ruby laser)

Abstract 老人性色素斑はレーザー治療が適応であり，肝斑は禁忌であることは，現状多くの医師が持っている知識である．シミの治療は，まず診断をつけ，疾患ごとに治療を行うことが重要である．しかし，黄色人種の多くは，加齢により多種の色素沈着を生じる（図 1）．この現象を加齢性混在型色素斑(aging complex pigmentation；ACP)と呼び，プロトコールを作り治療を行っている．また，真皮メラノーシスである両側性遅発性太田母斑様色素斑(acquired dermal melanocytosis；ADM)を合併することもあり，日本人のシミ治療は複雑で難しい．しかし，低出力 laser toning が行われるようになり，その効果が少しずつ解明され，肝斑・ACP 治療が一歩前進したと考えている．今回は，肝斑や老人性色素斑などを混合した ACP の治療現況に関して述べる．

はじめに

両側性遅発性太田母斑様色素斑(acquired dermal melanocytosis；ADM)を，シミだと思って受診する患者は多く，われわれは肝斑との鑑別診断をする必要がある．また，肝斑と老人性色素斑が合併した症例も多い．レーザー治療を始めた頃は，シミ＝レーザーというプロトコールで，診断を重視せずに治療を行っていた．自分自身の満足度は低く，たくさんの合併症を経験した．現状では，シミで受診する患者の多くがレーザー治療を希望する．シミはメラニンがターゲットであり，selective photothermolysis(選択的熱溶解)の概念から考えると，レーザー治療のみで有効な結果が得られずはずであるが，実際は複雑な病態であり，治

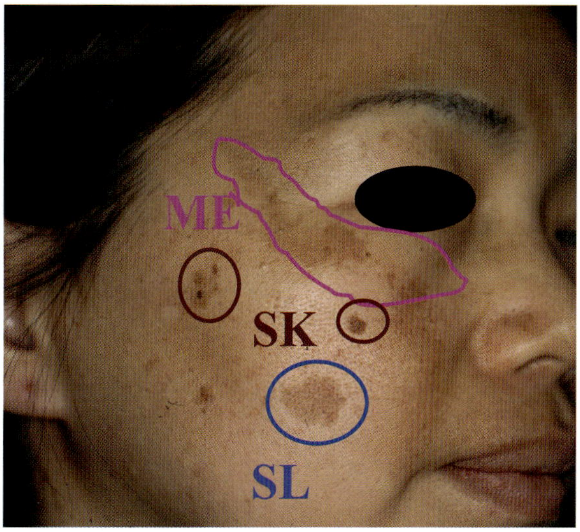

図 1．加齢性混在型色素斑(aging complex pigmentation；ACP)
加齢により多種の色素沈着を生じる．
ME：肝斑，SK：脂漏性角化症，SL：老人性色素斑

療は難しい．筆者は，美容医療の中でもアンチエイジング治療[1]を主に行っているが，シミ治療は非常に奥が深く，日々悪戦苦闘している現況である．

[*1] Rie YAMASHITA，〒247-8533 鎌倉市岡本 1370-1 湘南鎌倉総合病院形成外科・美容外科，部長
[*2] Yuki MATSUO，同
[*3] Kenji KONDO，同
[*4] Tetsuhiko TOYAMA，同

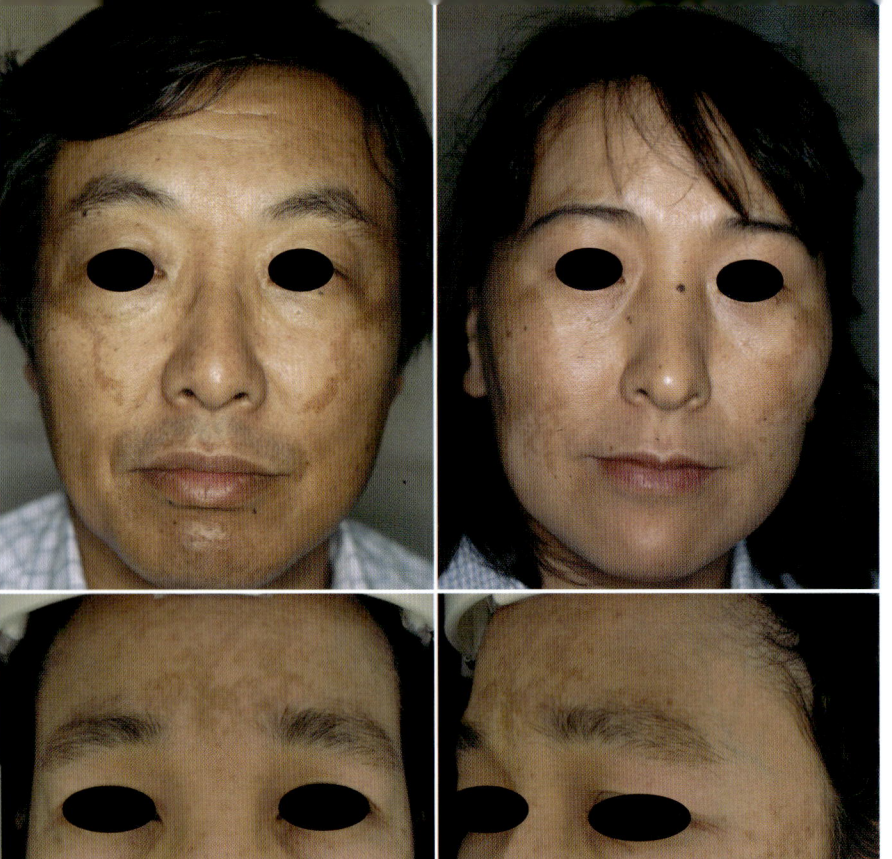

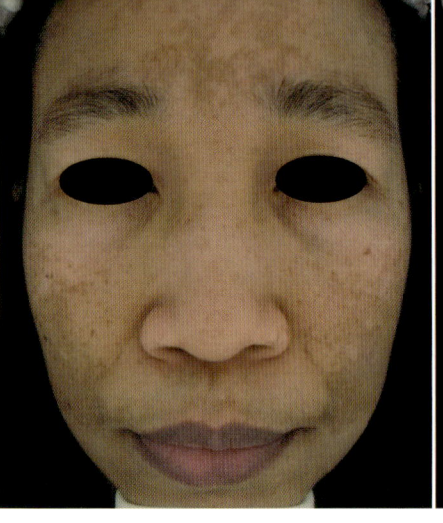

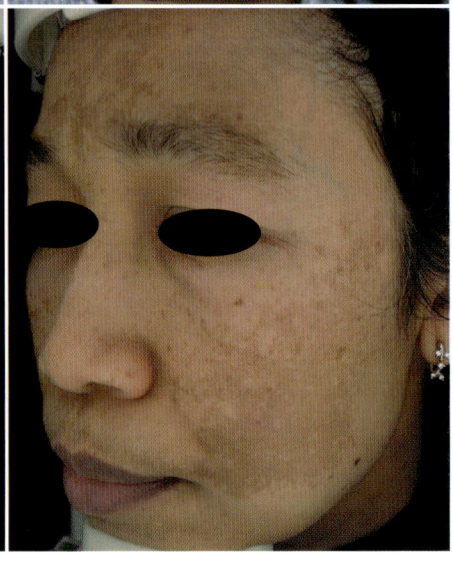

図 2.
肝斑の分類：A 型肝斑
　a：男性症例
　b：女性症例
　c，d：亜熱帯地域のアジア人

肝斑の問題点

　肝斑の報告をする時には，必ず以下の問題点を提示し，そしてそれらに対する最新のエビデンスや自分の考えを述べるようにしている．

1）なぜ肝斑はできるのか？…発生機序，部位
2）何が肝斑か？…診断
3）トラネキサム酸がなぜ有効なのか？
4）レーザーは禁忌なのか？

　残念ながら，すべての項目の正解はまだ出ていないが，少しずつ色々な仮説が出てきている．

肝斑の診断

　治療前には，どんな種類のシミが混在しているかの診断は重要である[2]．ベースにある色素沈着は何か，すなわち，老人性色素斑や雀卵斑などのレーザーなどの光治療が有効であると言われている表皮性病変か，レーザーが無効であると言われている肝斑や炎症後色素沈着であるか，あるいは，遅発性太田母斑様色素斑などの真皮の病変の混在はあるか，隆起性病変の脂漏性角化症の状態，また，日光角化症などの前がん病変などの有無を診断する．肝斑の診断は，その形状や夏季，妊娠時に増悪することから，視診で診断が可能であると言われているが，典型例を除くと診療経験が必要であり困難なことも多い．筆者は，肝斑は以下の2つのタイプに分類している．

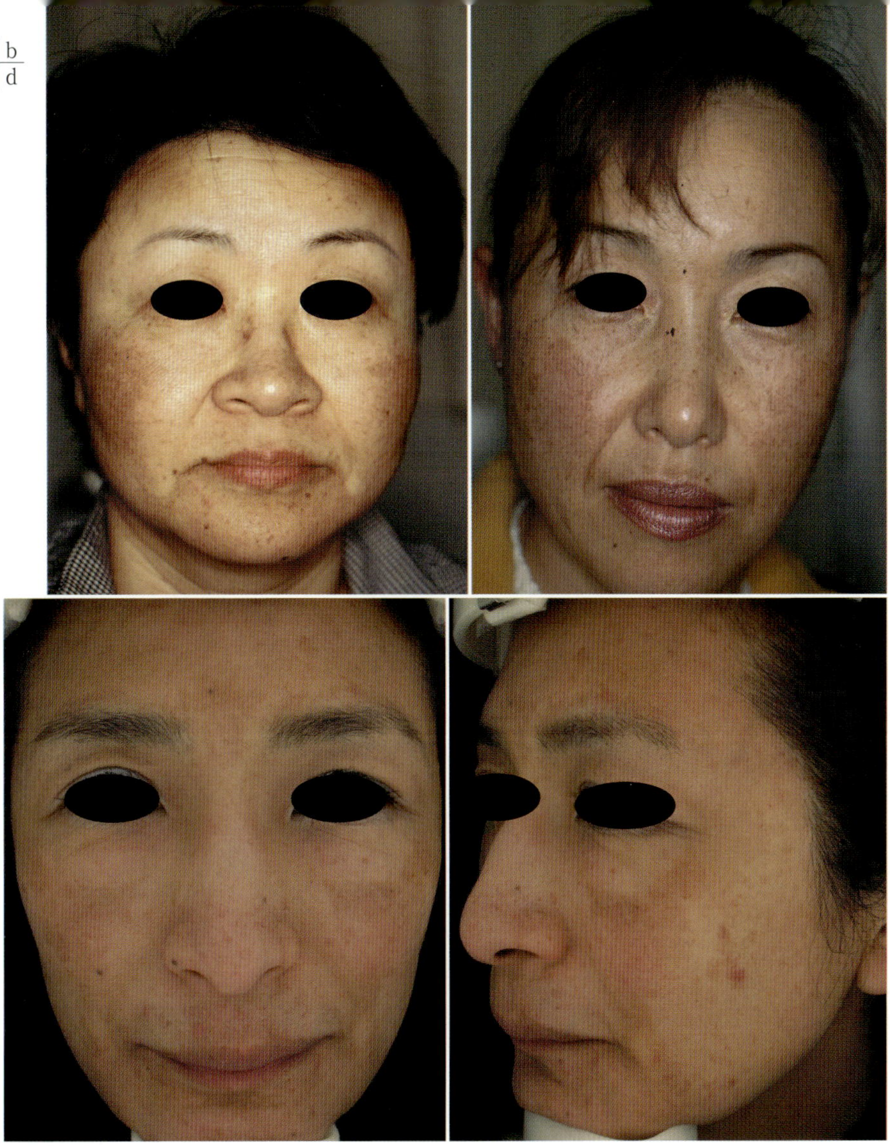

図 3.
肝斑の分類：B 型肝斑（炎症後色素沈着）
 a，b：女性症例
 c，d：A 型肝斑がベースにあり，それを取るためにこすっていた症例

1）A 型肝斑（タイプ A）

　真の肝斑であり，表皮基底層のメラニンが多く，その上部のケラチノサイト内にもメラニンを認める．また，真皮上層にも少量のメラノファージを認めることがある．顔面頬部，前額部，鼻の下に境界不明瞭で地図状に茶褐色斑が存在する．眼周囲，下顎・鼻部は出ないのが日本人の典型的な状態であるが，同じアジアの人種でもタイやフィリピン人などの亜熱帯地域のアジアの症例は，日本人でも時々みかけるが，前額部は色素斑が密ではなく，モザイク状，頬部では周囲に点状の色素斑が広がっていることが多い（図 2）．

2）B 型肝斑（タイプ B）

　これは洗顔や摩擦，マッサージや化粧などによる慢性的な刺激による色素沈着で，表皮基底層の変性とメラニンの増加，そして真皮上層部にも少量のメラノファージが散在し，さらに血管拡張や時に炎症性細胞も認める．B 型肝斑の方が他の色素斑を合併していることが多い．いずれのタイプも，単独で存在することもあるが，そのほとんどは，他のシミ疾患，ケラチノサイト異常や他のメラニン異常を伴っていることが多い．もちろん，A 型肝斑で刺激している症例も多く，中には色素斑を取るためにこすっている症例もある（図 3）．

　検査での診断は Wood 灯などが使用されてい

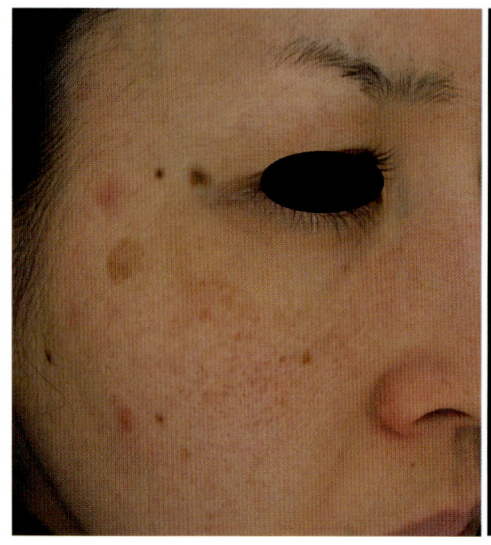

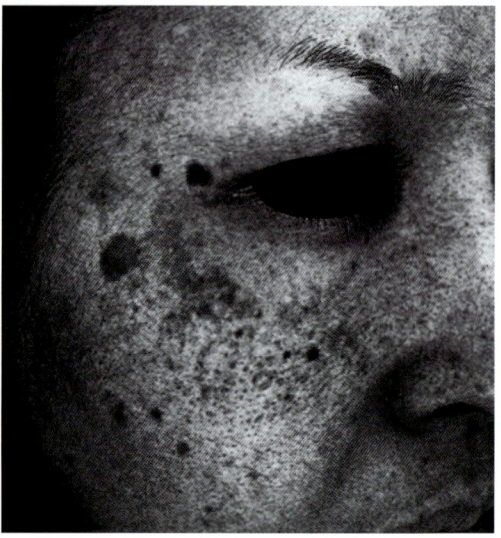

図 4. ウッドランプや紫外線カメラ　a|b
a：通常写真
b：紫外線カメラ．紫外線カメラでは表皮のメラニンが強調される．

表 1. New Japanese Skin Type
山下のスキンタイプ（YST）分類

Skin type	皮膚色	紫外線曝露による変化	頻度（1万人女性）
YST1型	桃白色	赤くなり黒くならない	14.2%
YST2型	黄白色	赤くなってから黒くなる	56.4%
YST3型	薄褐色	少し赤くなり黒くなる	22.4%
YST4型	茶褐色	赤くならずにすぐに黒くなる	7.0%

アレルギー患者には，末尾にスモール a をつける．例：YST1a(a：14.7%)
上記のようなスキンタイプの把握，分類は，レーザーやケミカルピーリングなど美容治療を行う上では，副作用を起こすリスクの確認のためにも重要である．

る（図4）．表皮のメラニンを強調し，真皮内のメラニンは強調しないことが，複数の文献により指摘されている[3)~5)]．すなわち，色素の局在が表皮か真皮かを鑑別することにより，肝斑，炎症後色素沈着，後天性真皮メラノサイトーシス，摩擦黒皮症をはじめ，多くの皮膚色素斑の臨床診断の助けになると推定されるが，肝斑の診断には至らない．

治療の流れ

1．初診時

多くの患者さんは，濃いシミの部分のレーザー治療を希望し，完全に消失すると思って受診する．以前は，はじめに診断をつけ，説明し，レーザーだけでは十分な治療でないこと，逆に禁忌であることを説明していた．しかし，初診時にレーザーではシミが取れないことの説明をすると，患者さんは不信感を持つこともあった．実はシミを ACP として扱うようになり，非常に楽になった．診断をつけなければならない脅迫感，そしてレーザーの合併症，炎症後色素沈着の説明義務，これらが初診時の説明から省けたことにより診療の効率も上がり，誤診の減少，合併症の回避，さらに治療に対するクレームも少なくなった．初診時にすべきことは，患者さんの素顔を観察し，ACP と扱いつつベースにあるシミが何かを診断，そしてスキンタイプを記載し（表1），記録写真を撮ることである．患者への説明は，ACP の診断と日焼け対策，洗顔方法などの生活習慣の指導，およびプレトリートメントの方法である．プロフェッショナル，スペシャリストからはずれているとの意見

表 2. ACP 治療のプロトコール

1．プレトリートメント：2 か月間
　内　服：トラネキサム酸　：1500 mg/day
　　　　　ビタミン C　　　：3000 mg/day
　　　　　ビタミン E　　　：600 mg/day

　外　用：ビタミン C ローション，コウジ酸・トラネキサム酸クリーム
　　　　　APPS フラーレンローション，ハイドロキノン
　　　　　UV ケア

　点　滴：高濃度ビタミン C，トラネキサム酸，タチオン(希望者のみ)

2．その後のセカンドステップ治療
1) 機器を使用
　A 型肝斑：1064 nm Q-YAG・Laser Toning：1 週間に 1 回‥4〜5 回
　B 型肝斑：1064 nm ロングパルス YAG・Laser Peeling：1 か月に 1 回‥4〜5 回
　老人性色素斑・雀卵斑合併：Q-ruby, 532 nm Q-YAG laser や光治療なども使用

2) 薬剤を使用
　Meso Toning：ビタミン C(pure)＋トラネキサム酸の局注

もあるが，美容，自費診療では，トラブル，クレームの回避，そして自らを守り長く続けられる治療スタンスを作ることが重要だと考えている．

ACP の治療のプロトコールは，内服，外用のプレトリートメントから導入する(表2)．ビタミン C, E, トラネキサム酸の内服，ビタミン C ローション，コウジ酸・トラネキサム酸クリーム，APPS フラーレンローションの 3 種類は，朝晩 2 回顔全体に塗布，そしてハイドロキノン軟膏は，シミの上だけに夜 1 回塗布する指示をする．これは，原則的には肝斑の治療だが，日本人では，肝斑でなくてもこれだけで色素斑が減少することもあり，さらに高出力のレーザー治療を以後に考えている場合でも，炎症後色素沈着(PIH)の予防になる．このプレトリートメントを 2〜3 か月行うが，1 か月後には必ず再診の予約を入れる．

1) トラネキサム酸の作用のメカニズム

a) 抗プラスミン作用により，血管透過性の亢進，炎症性サイトカインの合成抑制，アラキドン酸の遊離などが起こる．

b) メラノサイトでの，メラニン合成の抑制により，チロシナーゼ活性の抑制や成熟メラノゾームの減少が起こる．

トラネキサム酸の内服の有効性に関しては，日本人の肝斑に対する DH-4243(トラネキサム酸配合経口薬)の有効性と安全性をビタミン C 製剤を対照薬として検証がなされており，DH-4243 群 60.3％，ビタミン C 製剤群 26.5％で，DH-4243 群において有意に高い改善率を認めた[6)7)]．

2．再診：1 か月後

1 か月後の診察でも，まず素顔を観察しシミの状態を把握，そして，薬剤によるトラブルを確認する．変化があるようなら写真撮影，そして内服，外用で不足しているものを問い処方する．薬のなくなり方，そしてこの治療に対する患者さんの訴えなどを聞き，治療に対する満足度やさらに患者さんのキャラクターを把握する．最後に 1 か月後の予約を入れる．

3．再診：2 か月後

シミの色調の変化を観察し，セカンドステップの治療を説明する．セカンドステップはレーザー治療である．診断，残存している状態より以下の治療を選択している．内服，外用は継続している．

1) A 型肝斑

肝斑単独の場合は，プレトリートメントだけで患者の満足度を得られ，色調も大分薄くなる(図5)．残存する部位は，多くは頬骨の上部近辺であり，5〜6 個の茶褐色斑が島状に分布したり，楕円形に残存する(図6)．こういう場合は，1064 nm Q スイッチヤグレーザーを用いた低出力レーザートーニングを説明する．1 週ごとに計 4 回治療，連続した治療をできる日程をプランニングす

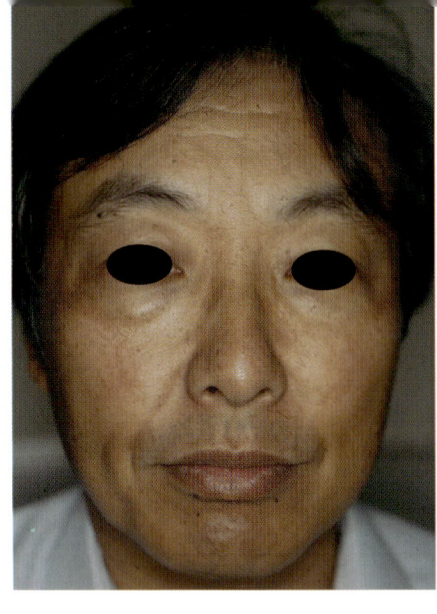

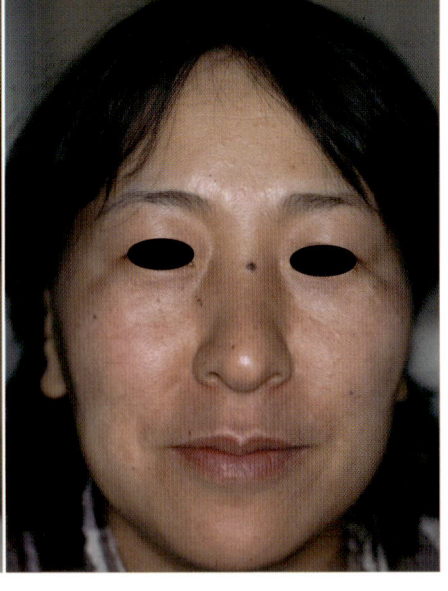

図 5.
A 型肝斑：プレトリートメントの効果
　a：トラネキサム酸内服のみ. 1 か月
　b：内服・外用治療. 3 か月

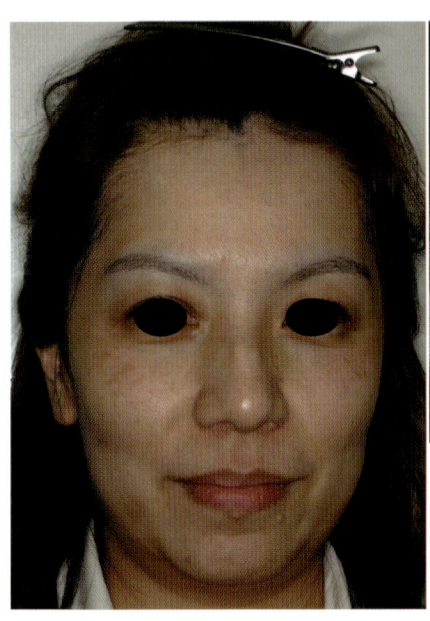

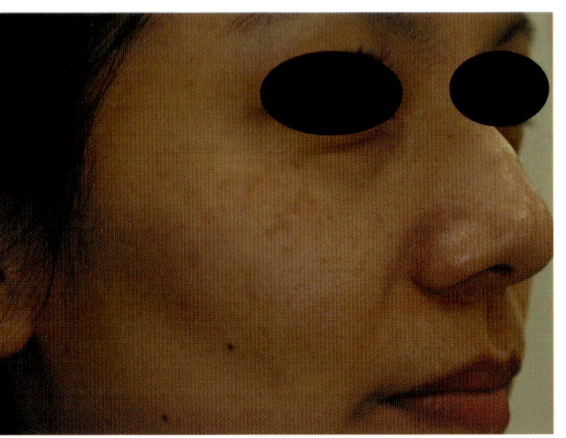

図 6.
A 型肝斑：プレトリートメントで色素沈着が残存（内服・外用治療 1 年）

図 7.
A 型肝斑：セカンドステージ：Q スイッチヤグレーザー使用
米国 HOYA 社製 MedLite C6

Light Source	Nd:YAG
Wavelength	1064 nm
Fluence	2.8〜3.4 J/cm²
Pulse Width	5〜10 μmsec
Spot Size	6 mm
Electrical	100 Volt

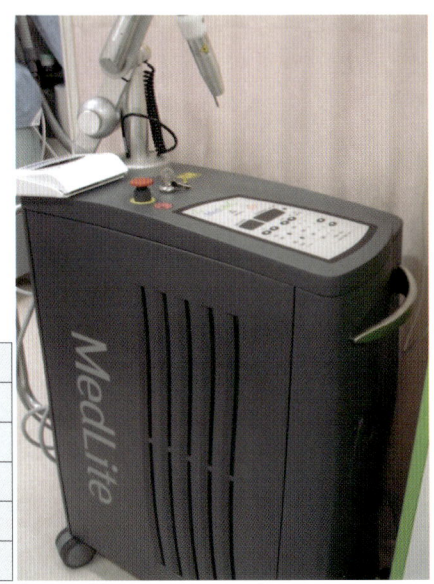

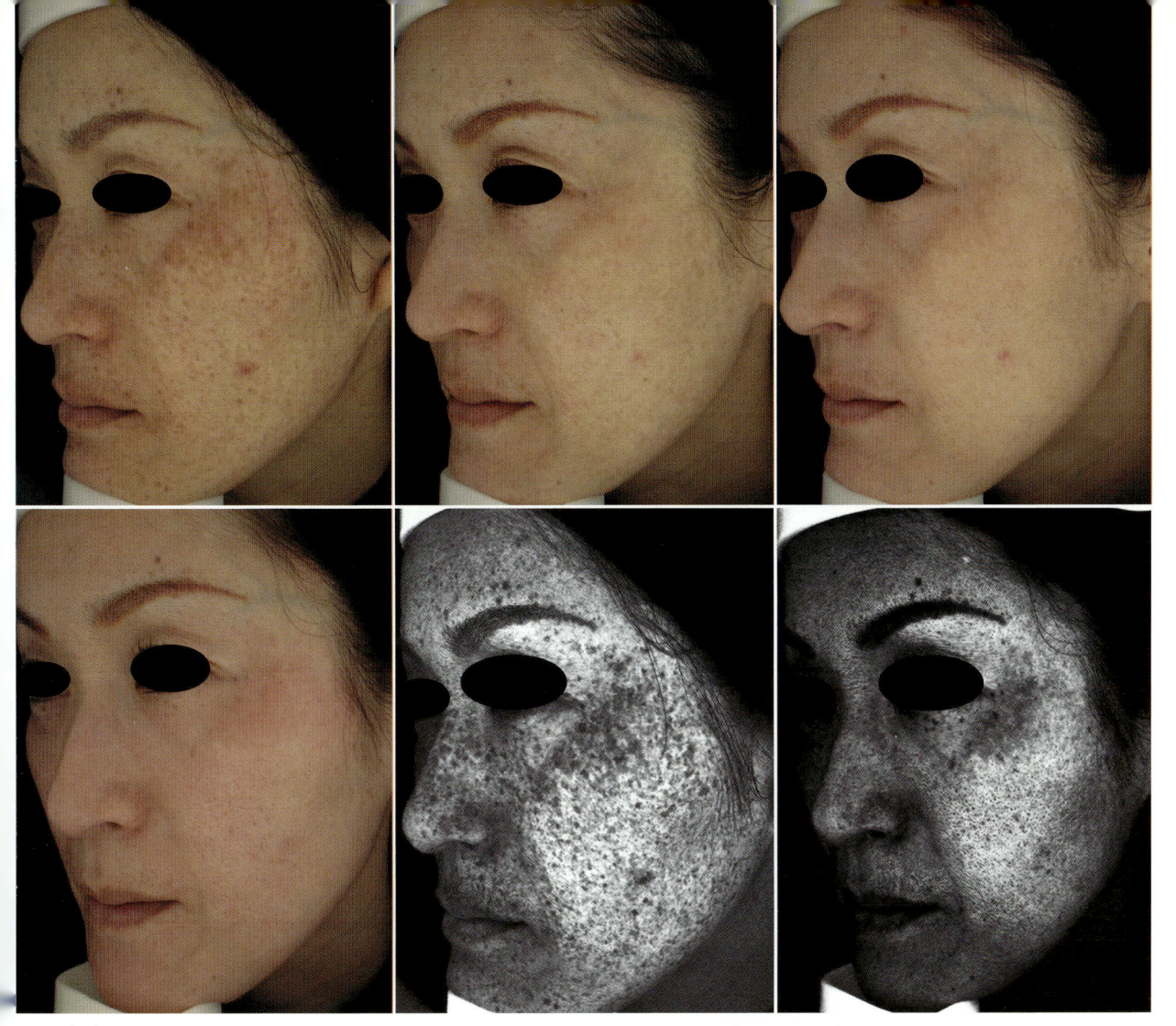

図 8. Q-YAG laser：Short Interval Toning（QYL・SIT）
a：治療前　　　　　　b：2回治療後　　　　　c：4回治療後3週
d：4回治療後6か月　　e：治療前．UV カメラ　　f：4回治療後6か月．UV カメラ

る．ダウンタイムはほとんどなく，翌日から化粧は可能である．患者自身が，レーザーを希望しない場合は，プレトリートメントを継続してもらう．昔は，残存部位に Q スイッチルビーレーザーを照射したこともあったが，PIH のみ生じ，良い結果は得られなかった．肝斑への高出力レーザーは，従来からある報告通りで[8]，禁忌であると考える．残存している色素斑が何かを確実に診断することが重要である．

実際の治療：米国 HOYA 社製，MedLite C6，Q スイッチヤグレーザーを使用し（図 7），波長 1064 nm，出力 2.8～3.4 J/cm^2，スポットサイズ 6 mm，照射スピード 10 Hz で，皮膚面から 2 cm 離し，中空照射を行った．エンドポイントは皮膚表面の発赤が生じる程度，4～5パスの照射を行った．ほとんどの患者は無麻酔で行っているが，希望により麻酔クリームを使用する場合もある．照射後は，アイスパックで 10 分間クーリングをしてもらう．1 週間の間隔で，色素の消失状態を診察しながら，4～5 回の照射を行っている．2～3 回後より色素の減少が見られるが，その後の治療は，消失状態によって追加照射することもある．ほとんどが 4～5 回照射後は，残存していた肝斑部の色調は改善している．その後は 1 か月後に再診を入れ，経

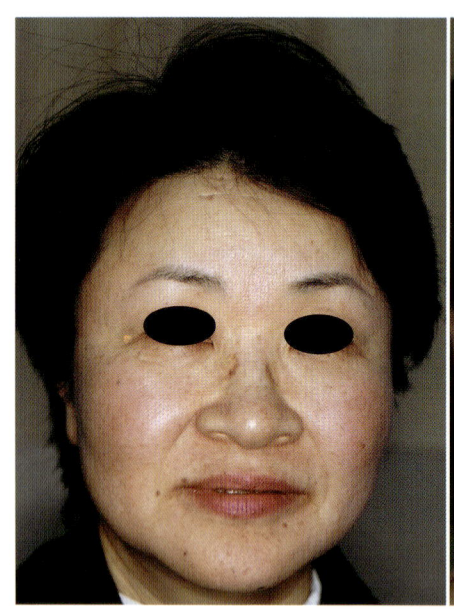

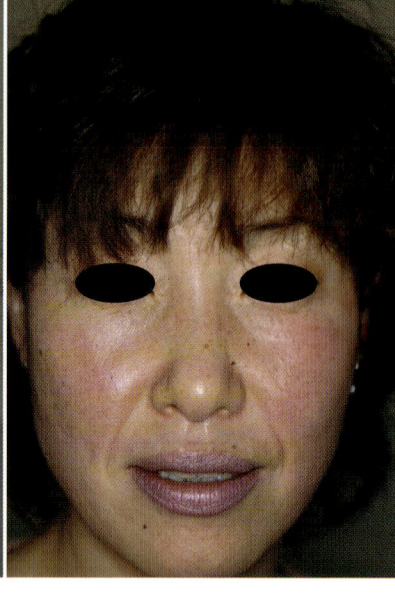

図 9.
B 型肝斑：プレトリートメントの効果
　a：内服・外用治療．3 か月
　b：内服・外用治療．3 か月

図 10.
B 型肝斑：セカンドステージ：ロングパルスヤグレーザー使用
米国キュテラ社製：CoolGlide Xeo

Light Source	Nd:YAG
Wavelength	1064 nm
Fluence	16 J/cm²
Pulse Width	0.3 msec
Spot Size	5 mm
Electrical	100 Volt

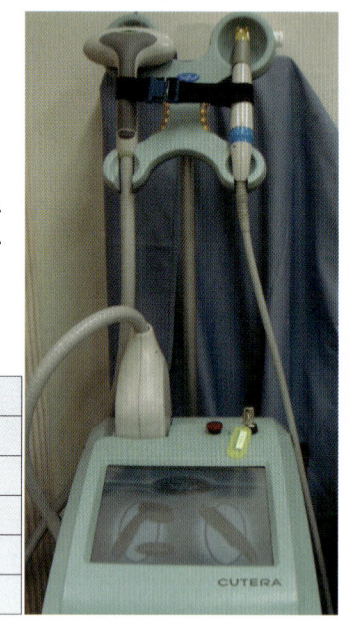

過観察を行う．治療中は，1 週間ごとに記録写真を撮ることも大切である．当院では，現在はロボスキンアナライザーを使用している（図 8）．

2）B 型肝斑

プレトリートメントにより，肝斑の茶褐色斑は減少し，赤み，毛細血管の方が優位になることが多い（図 9）．頬部から下顎，肝斑部位に摩擦や機械的刺激によるものと考えられる毛細血管が透けて見える．頬の赤みが残存してもそれを気にする症例は少ないが，セカンドステップには，ロングパルスヤグレーザーが有用である．3〜4 週ごとに計2〜5 回治療をプランニングする．ダウンタイムはほとんどなく，治療直後から化粧は可能である．

実際の治療：使用している機種は，米国キュテラ社製 CoolGlide Xeo である（図 10）．この機器は 1 つのコンソールに，2 つのハンドピースがついていて，一方はレーザー（ロングパルス Nd ヤグレーザー）で，もう一方は Intense Pulsed Light（IPL）である．波長 1064 nm，パルス幅 0.3 ms，出力 16 J/cm²，スポットサイズ 5 mm，照射スピード 9 Hz で，皮膚面から 2〜3 cm 離し，中空照射を行った．この手法をレーザーピーリングと呼んでいる．顔面半分に 1000〜1500 発，全顔で 2000〜3000 発を照射した．全例，無麻酔で行った．照射後は，アイスパックで 10 分間クーリングをしてもらう．3〜4 週間の間隔で，2〜5 回の照射を行っている．照射ごとに皮膚の赤みの減少，毛細血管の消失が見られる．その後は患者さんが希望すれば，1 か月〜2 か月の間隔でレーザー治療を行う．治療中は，1 か月ごとに記録写真を撮り経過観察を行っている（図 11）．

3）老人性色素斑・雀卵斑合併

肝斑には老人性色素斑合併している症例も多い．老人性色素斑や雀卵斑は，PIH という合併症が起こることもあるが，高出力のレーザーが有効である．表皮のメラニンをターゲットにする場合

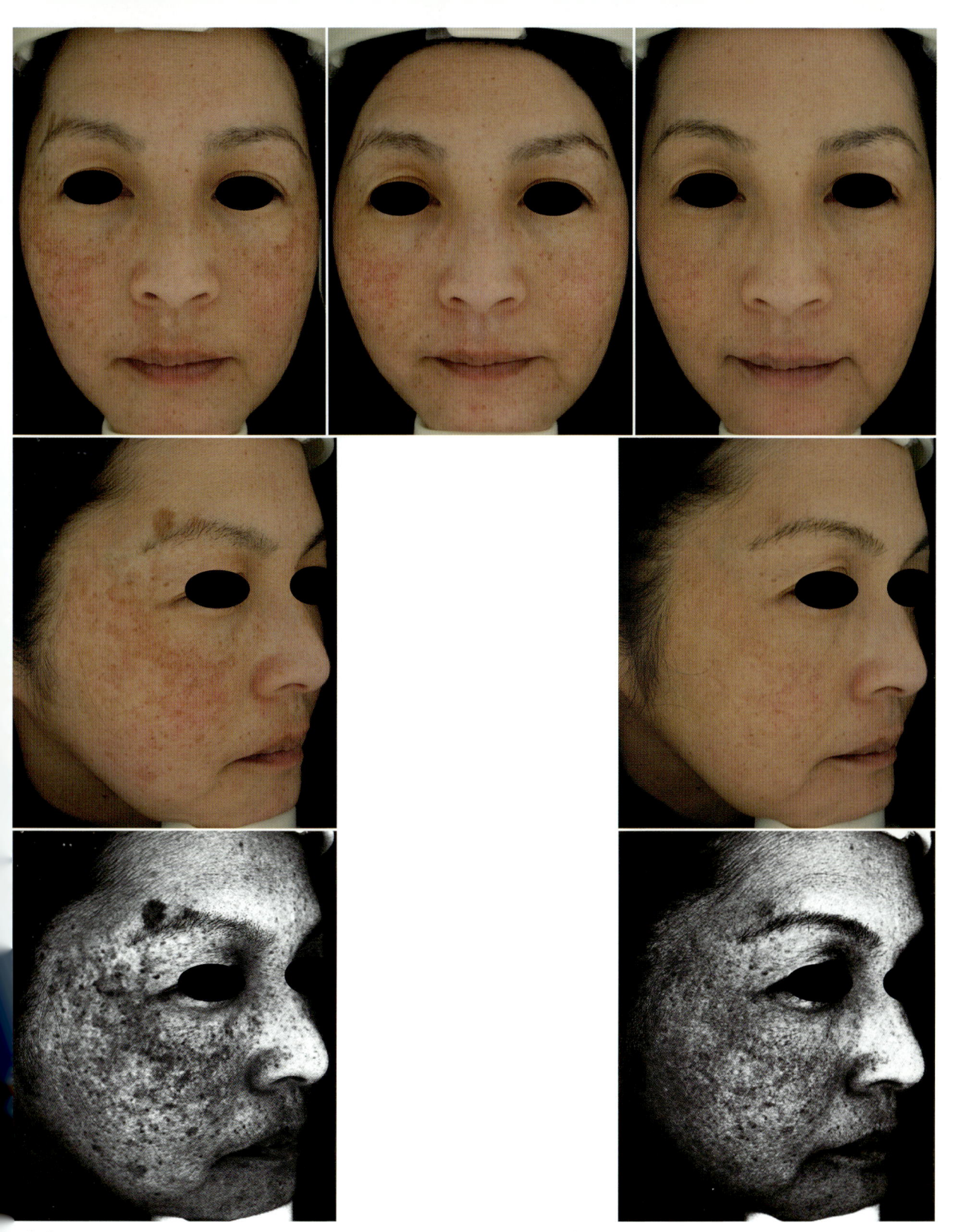

a	b	c
d		e
f		g

図 11. B型肝斑：プレトリートメントで毛細血管が残存. LP：YAG・Laser Peeling
a：治療前　　　b：3か月後 内服, 外用　　c：レーザー2回後
d：治療前　　　　　　　　　　　　　　　e：レーザー2回後
f：治療前 UV カメラ　　　　　　　　　　g：レーザー2回後 UV カメラ

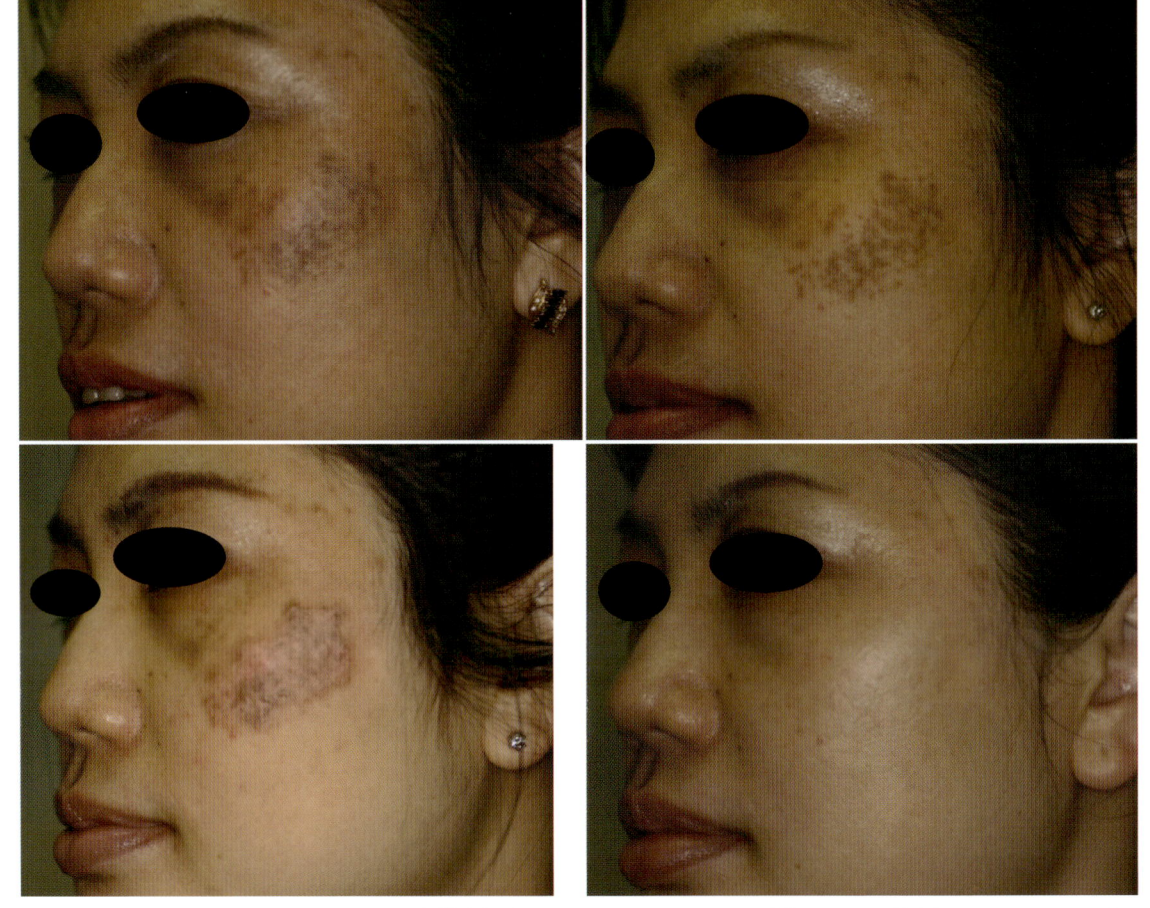

図 12. 肝斑・ADM 合併症例（Q ルビー, Q ヤグのコンビネーション治療）
a：治療前
b：プレトリートメント 3 か月後
c：Q ルビーレーザー後 1 か月, PIH が生じている.
d：Q-YAG レーザー 4 回治療後 1 か月

a|b
c|d

は，Q スイッチルビー，アレキサンドライト，半波長ヤグレーザーを治療に選択することがスタンダードである．また，前述した Xeo の IPL ディバイス，波長 500〜635 nm の AcuTip 500 を使用することもある[9]．

実際の治療：A 型肝斑で，Q ヤグレーザートーニングの 4 回目の照射時に，残存する老人性色素斑に対して，同レーザーの波長 532 nm を使用し，出力 1.8〜2.0 J/cm^2，スポットサイズ 2 mm で，色調の濃い，老人性色素斑の部位をポイント照射する．最近では，レーザートーニング 1 回目より 3 パス時に，出力を 4.1 J/cm^2 に上げ，色素斑部のみ照射する方法も行っている．もしくは，日本ジェイメック社製 Z1, Q スイッチルビーレーザー，出力 5.0 J/cm^2 を使用し，色素斑のポイント照射を行う．IPL，AcuTip 500 を使用する場合は，13〜15 J/cm^2 で照射する．

4）ADM 合併

肝斑に ADM を合併している症例はそれほど多くはない．プレトリートメントを必ず行い，その後は，高出力の Q スイッチルビーレーザー，低出力の Q ヤグレーザートーニングのコンビネーション治療を行う．高出力は，6 か月以上の間隔をあけて行う．高出力のレーザーを行うと必ず PIH が生ずる．これに対して，レーザートーニングを行っている（図 12）．

実際の治療：Q スイッチルビーレーザーを使用し，太田母斑に照射するより少し弱め，出力 6.0 J/cm^2 に設定し，ADM の色素斑のポイント照射を行う．この時，痂皮が飛ばないような設定で照

射する．照射1か月後より，レーザートーニングを1週間に1回行う．

最後に

　肝斑は,診断も難しく,スタンダードな治療方法があるわけでない.肝斑患者には,慎重な対応が必要である.摩擦や炎症,洗顔方法が原因になっている症例もあるが,そういう習慣がない症例もある.摩擦は悪化原因にはなり得るが，疾患原因とは考えにくい．妊娠時に肝斑ができる,黄体期に増悪,閉経後には軽快,高齢者,10代,20代前半にはできないなどを考えると，ホルモンが関与をしていることは考えられる．経口避妊薬により生じた肝斑の87％は妊娠により悪化するとの報告はある.

　肝斑に対するレーザー治療は禁忌と言われてきたが，低出力のレーザートーニング法により，有効性が認められ[10]，ここ2年でだいぶ定着してきた．高出力レーザー照射時に，メラニン破壊で生じる空胞化を起こさず，低出力でメラニンを減少させる方法である．しかし，肝斑治療の基本はトラネキサム酸の使用である．トラネキサム酸がなぜ効くかなどのエビデンス作りが今後の課題である．他アジアやヨーロッパでは,肝斑に対してトラネキサム酸の内服治療を行わずに,レーザートーニングでPIHを起こしている症例がある．本邦では，肝斑の治療＝レーザー禁忌であり，内服も一般化しているため，リスクを冒して，レーザーだけをしなくてもよいと思う.

　本邦では，多くの，患者は，マスメディアの影響により，シミ＝レーザー治療で完全に消失すると思い受診することが多い．黄色人種のスキンタイプを理解し，後天性のエイジングに伴うシミを，ACPとして，機器を用いる前に，内服，外用のプレトリートメントを行い，その間に，シミの状態および患者のキャラクターを診断できるようなプロトコールで治療を行っている．これにより，合併症や患者クレームからの回避にもつながる．

参考文献

1) 山下理絵：美容医学でのアンチエイジング治療．文光堂，2008．
   Summary 筆者が執筆，シミ治療をはじめ，非手術のアンチエイジング治療をまとめた本である．
2) 山下理絵：皮膚レーザー治療のコツ：しみ．PEPARS. 7：50-57, 2006.
   Summary シミの診断ごとの，レーザー治療の適応や効果を述べている．
3) Gupta, A. K., Gover, M. D., Nouri, K., Taylor, S.：The treatment of melasma：a review of clinical trials. J Am Acad Dermatol. 55：1048-1065, 2006.
4) Kang, W. H., Yoon, K. H., Lee, E. S., Kim, J., Lee, K. B., Yim, H., Sohn, S., Im, S.：Melasma：histopathological characteristics in 56 Korean patients. Br J Dermatol. 146：228-237, 2002.
5) Sanchez, N. P., Pathak, M. A., Sato, S., Fitzpatrick, T. B., Sanchez, J. L., Mihm, M. C. Jr.：Melasma：A clinical, light microscopic, ultrastructural, and immunofluorescence study. J Am Acad Dermal. 4：698-710, 1981.
6) 川島　眞，川田　暁，滝脇弘嗣，水野惇子，鳥居秀嗣，林　伸和，乃木田俊辰，秋吉栄美子，吉原伸子，渡辺千春，山田美奈，藤井啓子，森　俊二：色素沈着症に対するDH-4243(トラネキサム酸配合経口薬)の多施設共同オープン試験．臨床皮膚科．61：745-752, 2007.
7) 川島　眞，川田　暁，滝脇弘嗣，水野惇子，鳥居秀嗣，林　伸和，乃木田俊辰，秋吉栄美子，吉原伸子，渡辺千春，山田美奈，藤井啓子，森　俊二：肝斑に対するDH-4243(トラネキサム酸配合経口薬)の多施設共同無作為化比較試験．臨床皮膚科．61：735-743, 2007.
   Summary 肝斑に対するトラネキサム酸の有効性の検証が行われている．
8) Taylor, C. R., Anderson, R. R.：Ineffective treatment of refractory melasma and postinflammatory hyperpigmentation by Q-switched ruby laser. J Dermatol Surg Oncol. 20：592-597, 1994.
9) 山下理絵：IPLによるシミ治療．PEPARS. 27：23-32, 2009.
10) Polnikorn, N.：Treatment of refractory melasma with the MedLite C6 Q-switched Nd：YAG laser and alpha arbutin：a prospective study. J Cosmet Laser Ther. 12：126-131, 2010.

Monthly Book Derma. 創刊10周年記念書籍
すぐに役立つ 日常皮膚診療における私の工夫

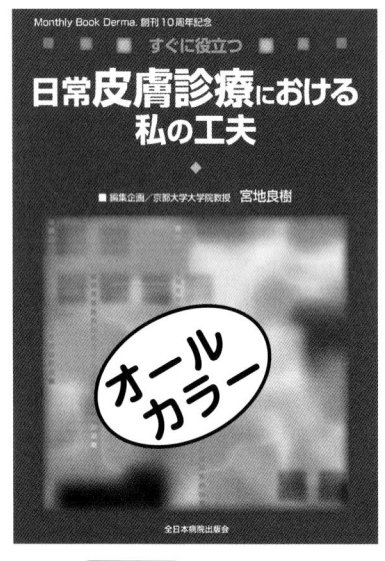

日常臨床にすぐ役立つ極めて実践的な内容でまとめられたMB Derma. 創刊10周年記念書籍！臨床現場に必要な，「そこが知りたい」が分かります．それぞれのエキスパートにご執筆いただきました．

編集企画／京都大学大学院教授　宮地良樹
B5判・310頁（図・写真・表多数）・定価 10,500円
2007年2月発行・2009年6月第3刷発行

好評良書につき第3刷！

先生のお手元にぜひおいていただきたい実践書です．

オールカラー

目次

A．外来診断・治療ツール：私はこう使っている
- ダーモスコピーを使う……………………田中　勝ほか
- エコーを使ってみる………………………大畑　恵之
- Wood灯を活用する………………………大西　誉光ほか
- サージトロン………………………………中川　浩一
- 炭酸ガスレーザー…………………………是枝　哲

B．外来検査の極意
- 白癬に見えるが真菌が見つからないとき
  　………………………………………………加藤　卓朗
- 疥癬を見つける極意………………………和田　康夫
- 皮膚描記法は役立つか？…………………安部　正敏ほか
- 外来で行うツァンク試験…………………堀口　裕治

C．達人の外来皮膚疾患鑑別法
- カポジ水痘様発疹症と伝染性膿痂疹の
  　鑑別法……………………………………本田まりこ
- 会陰部の帯状疱疹と単純疱疹の鑑別法
  　………………………………………………安元慎一郎
- 尋常性毛瘡と白癬性毛瘡の鑑別法………望月　隆
- 肝斑と遅発性両側性太田母斑様色素斑
  　（ABNOM）の鑑別法………………………占部　和敬
- 足底疣贅と鶏眼の鑑別法…………………江川　清文
- 麻疹と風疹…………………………………日野　治子

D．外来診断に悩むとき
- 臭わない腋臭症患者をどう診るか………宮崎　孝夫
- どこからが男性型脱毛なのか……………中村　元信
- 爪の扁平苔癬………………………………早川　和人

E．メスを使わない外来治療法
- 脂漏性角化症………………………………安田　浩ほか
- 稗粒腫………………………………………門野　岳史ほか
- アクロコルドンの外科的治療法…………谷岡　未樹
- 粘液嚢腫・ガングリオン…………………立花　隆夫
- 汗管腫………………………………………橋本　透
- 眼瞼黄色腫…………………………………池田　光徳
- 陥入爪………………………………………河合　修三

F．外用療法のスキルアップ
- 足白癬の外用療法…………………………仲　弥
- 薬剤重層が有用なとき……………………江藤　隆史
- いつ塗るどう塗る保湿剤…………………宮地　良樹
- どう貼るいつ剥がすスピール膏…………服部　瑛ほか

G．ありふれた皮膚疾患のベスト治療と私の工夫
- 伝染性軟属腫………………………………渡邊　孝宏
- 伝染性膿痂疹………………………………黒川　一郎ほか
- 帯状疱疹後神経痛…………………………小澤　明
- 肥厚性瘢痕・ケロイド……………………鈴木　茂彦
- 毛孔性苔癬…………………………………三橋善比古
- コリン性蕁麻疹……………………………森田　栄伸
- 凍瘡…………………………………………妹尾　明美
- 肝斑…………………………………………葛西健一郎
- 血管拡張性肉芽腫…………………………加倉井真樹ほか
- 口囲炎・口唇炎……………………………伊崎　誠一
- 口囲皮膚炎…………………………………滝脇　弘嗣
- 掌蹠多汗症…………………………………嵯峨　賢次ほか
- 尋常性白斑…………………………………山口　裕史ほか
- 慢性痒疹……………………………………立花　隆夫
- マダニ刺咬症………………………………真家　興隆
- ムカデ咬症…………………………………真家　興隆

H．ちょっと手こずる外来治療
- 液体窒素治療が無効な尋常性疣贅………石地　尚興
- 皮膚寄生虫症妄想…………………………夏秋　優
- 汗疱状湿疹患者の金属摂取制限法………足立　厚子ほか
- 下痢便が続く肛門周囲のスキンケア……三富　陽子
- 女性の壮年性脱毛…………………………植木　理恵
- 顔面の夏みかん様毛孔開大を気にするとき
  　………………………………………………上田　説子

全日本病院出版会
〒113-0033 東京都文京区本郷3-16-4　Tel:03-5689-598
http://www.zenniti.com　　Fax:03-5689-803

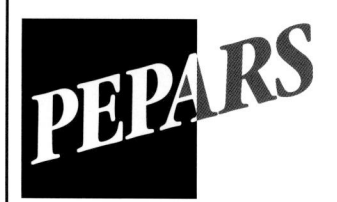

E. Skin Rejuvenation

PRP療法の実際：フィラーとしてのPRP療法

飯尾　礼美*

Key Words：多血小板血漿（platelet-rich plasma；PRP），塩基性線維芽細胞増殖因子（basic fibroblast growth factor；b-FGF），若返り（rejuvenation），組織増量（tissue augmentation），量的復元（volumetric restoration），フィラー（filler）

Abstract　PRP注入治療が若返り治療として普及してきているが，PRPの採取方法や患者の状態によって，治療効果は不安定で評価も様々である．
　そこで，PRP治療の効果を高め安定化させる一つの方法として考案されたのが，"PRPにb-FGFを添加する"手技である．
　この治療は，PRP本来の肌質改善効果に加え，b-FGFの作用による組織増量効果が明らかにみられ，持続性にも優れているため，上手くいけば患者満足度は非常に高い．いわば多くの患者が望む『異物でない簡単で長持ちするフィラー』としての期待がもてる．
　一方，これは生体反応を利用するため，患者の体質・体調・年齢により反応が異なり，効果発現までに時間がかかるため，効果の量的調節が難しく，それに起因するトラブルが遷延する一面も否めない．
　本稿では，我々が行っている手技を紹介するとともに，治療部位の経時的変化も含め，トラブルを回避するための，治療に関する患者への説明や手技の留意点，さらにトラブルの治療方法について解説する．

はじめに

　自己血液を遠心して得られる血小板が高濃度な血漿分画（PRP；platelet rich plasma）を用いた自己組織再生医療を，しわやたるみに対して応用する治療が近年広まっているが，我々は治療成績の向上のために川添らが考案した①遠心分離速度を下げて血小板と白血球の混合比を変える手技（白血球含有多血小板血漿；W-PRP）[1]と②創傷治癒に関わる増殖因子である塩基性線維芽細胞増殖因子（b-FGF）を添加する[2]手技を用いている．
　この方法での際立った効果として，b-FGFの作用で起こる組織増量（tissue augmentation）による[3]，深いしわ，陥凹などに対するvolumetric restorationがある．これには，従来のフィラーや脂肪注入移植術の効果に同等かそれ以上の臨床的意義が期待できる．
　ただし本治療は，再生医療の一つの応用で研究途中の治療であり，安全性の検証や治療手技が完全に確立されたとは言いがたく，施術にあたって術者自身が作用原理や副作用の可能性を理解し，患者からインフォームドコンセントを得る必要がある．特に注入部位には不可逆的な変化が起きることから，術者は他の注入療法や手術をそれなりに経験した後に行うことを勧める．

治療原理

　創傷治癒の炎症期において出現する血小板や白血球やフィブリンを人為的に注入することで，放出されたサイトカインによって注入部位とその周囲に創傷治癒反応を惹起し，加齢によって変性・変形した皮膚・皮下組織を修復させることが治療の狙いである．さらに塩基性線維芽細胞増殖因子（b-

---

* Yoshimi IIO, 〒810-0001　福岡市中央区天神1-3-38 天神121ビル9階　飯尾形成外科クリニック，院長

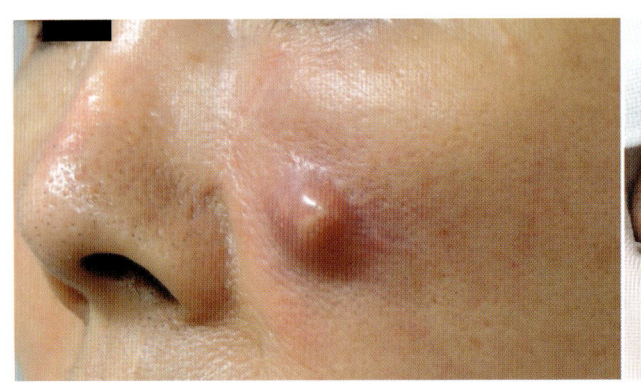

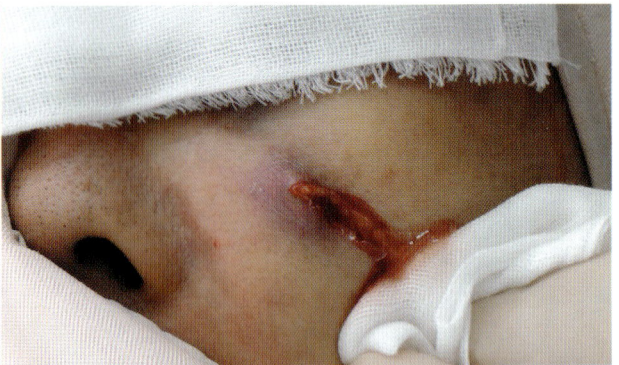

図 1.
カルシウムハイドロキシアパタイト注入剤使用後 1 年 4 か月で同部位に治療を行ったところ, 2 週間後腫瘤形成を起こし来院. 切開により排膿とともにハイドロキシアパタイト顆粒と不良肉芽が排出された.

FGF)を補充することで, その反応をより確実にするとともに, 特に b-FGF の濃度に依存して細胞外マトリックスの増加, 脂肪組織の肥厚が強調されるため, 組織増量(tissue augmentation)が起こる. 効果の持続性も b-FGF 濃度に相関があり, 良い意味でも悪い意味でも, 生涯にわたって持続する可能性があるが, まだ正確な臨床データはない.

PRP と b-FGF について

PRP 療法の基本的事項の詳細は, 『多血小板血漿(PRP)療法入門』(楠本健司編集, 全日本病院出版会, 2010 年)を参照願いたい.

b-FGF 単独使用による若返り治療に関する臨床研究は, 小野ら[4]が積極的に行っており大変興味深い.

この両者を混合して用いる目的は, ① 活性化された PRP 内の血小板から放出される創傷治癒を開始させるための細胞増殖因子セットに, ② 創傷治癒において様々な細胞に作用をする多機能性増殖因子でありながら PRP には微量しか含まれない b-FGF を補充することで, より確実に創傷治癒反応を引き出すことである.

また, 活性化された PRP で作られるフィブリンネットワークは, 創傷治癒の理想的な足場となるだけでなく, DDS(Drug Delivery System)として取り込んだ b-FGF を徐放させ作用発現の自然なコントロールや, 治療対象部位に限局した作用を起こさせることが期待できるためである.

適応

基本的に皮膚・皮下組織の肥厚・増量によって改善できる状態であれば適応になる. フィラー, 例えばヒアルロン酸製剤であればその粒子の大きさや濃度によって適応部位や注入方法を選択しているように, 本法の場合は後述する調製時の b-FGF 濃度と注入方法で使い分ける. ただし, 隆鼻術, オトガイ形成術, 口唇形成術, 涙袋形成術など微妙な調整が必要な治療には向かない.

具体的には顔面, 頸部のあらゆるしわや陥凹が対象となり得るが, 特に下眼瞼溝, 頬眼瞼溝, 鼻唇溝, 上眼瞼や頬やコメカミ部の陥凹がよい適応となる.

眼瞼部や口周囲の小じわや動的しわ(表情じわ)については, b-FGF が効きすぎると後述する"膨らみ過ぎ"や"凹凸変形"などの副作用を引き起こすため, b-FGF を極めて控えめに使用することを勧めるが, 結果として変化の程度が少なく持続性も見られなくなるので, 患者へは事前に十分な説明が必須である.

他には, 自験例としては妊娠線や"肉割れ", トリアムシノロン(ケナコルト)注射での陥凹変形部, 打撲傷後の皮下組織断裂による陥凹変形部があり, 形成外科領域で絞扼輪症候群の治療例の報告がある.

禁忌・適応外, 要注意対象

サイトカイン特に b-FGF を使用するにあた

表 1.

b-FGF 溶解液	塩化カルシウム液	適応の目安,注入方法
0.15 ml	0.03 ml	鼻唇溝,下眼瞼頬溝,頬やこめかみのくぼみ 皮下深めに注入
0.015 ml	0.03 ml	眼瞼周囲のくぼみ,額や眉間のしわ 皮下浅めから深めに分散注入
なし	0.03 ml	眼瞼周囲,口周囲の小じわ 真皮内から皮膚直下に注入

り,これに関連した原疾患を有する患者は安全性の確認ができていないので適応外とする.具体的には,悪性腫瘍の治療中または悪性腫瘍の存在が否定できない患者,家族歴や他の疾患の治療で悪性腫瘍のリスクが高くなっている患者,アレルギーや免疫に関連した疾患を有する患者,ケロイド体質などである.

また,他のフィラー治療を受けて残っている部位,プロテーゼやその他の異物が埋入されている部位への注入は,異物肉芽腫の形成やアレルギーの誘発の可能性があるので注意が必要である(図1).

小児,妊婦,産婦,授乳婦への安全性は未確認のため行っていない.

さらに,治療に過度な期待を抱く,過度に神経質,本治療の原理やリスクを理解できない,意思の疎通が取れない,など一般的な美容治療適応外の患者,特にインターネットなど外部からの情報に翻弄されがちな患者は要注意である.

筆者は,本治療が"b-FGF の適応外使用"であること,長期にわたっての安全性は未確認であること,治療効果は不確定であること,確実な副作用対策は確立されていないこと,などを説明し,少しでも不安を抱く患者には治療を行っていない.

基本手技

1.PRP の調製

以前は,衛生的かつ簡便に行えるという理由でカスケードメディカル社製キットを使用しシングルスピン法にて調製していたが[5],血小板の回収率を向上させ異物混入のリスクを回避する目的で,ダブルスピン法を用いた以下の方法に切り替えた.

使用物品:
- 採血用:BD 製 Vacutainer ACD Solution A(REF364606)試験管
- 調製用:BD 製 Vacutainer Serum(REF366430)試験管

A.調製法

① 採血用試験管に約 8.5 ml 全血採取し,すぐに 15 回位上下に回して混和した後に,5 分間静置する.

② 525 g にて 10 分間の遠心分離をする.

③ カテラン針を用いて分離した上清(血漿)を,バフィコートを含めて(少し血球層を含め)全て吸引し,調製用試験管に移す.

④ ③を 1,400 g にて 1 分間の遠心分離を行う.これにて血小板と血球は試験管の底に凝集される.

④の上清(PPP)を底から約 2 cm を残し吸引し廃棄する.

※川添らの原法では PPP 液に b-FGF を微量添加し,"ハリ"を出したい部分の皮下に広く注入するが,筆者は検討の余地があると判断し行っていない.

⑤ ④を試験管ミキサーにて十分に撹拌し,目的に応じて複数の調製用試験管に小分けする.

2.注入液調製

PRP に,まず目的に応じて b-FGF 液を適量添加した後に活性剤を入れ,直ちに注入準備に入る.

A.必要物品

- human recombinant b-FGF(トラフェルミン)製剤 250 μg の注射用水 2.5 ml 溶解液(25 μg/ml)
- 塩化カルシウム補正液(1 mEq/ml)
- 1 ml ルアーロックシリンジおよび 32 G~34 G 注射針

B.調製法

基本は 3 パターンである.

PRP 液 1 ml に対し,表 1 に示す分量を上下限の目安にし,以下の事項を考慮して作製する.

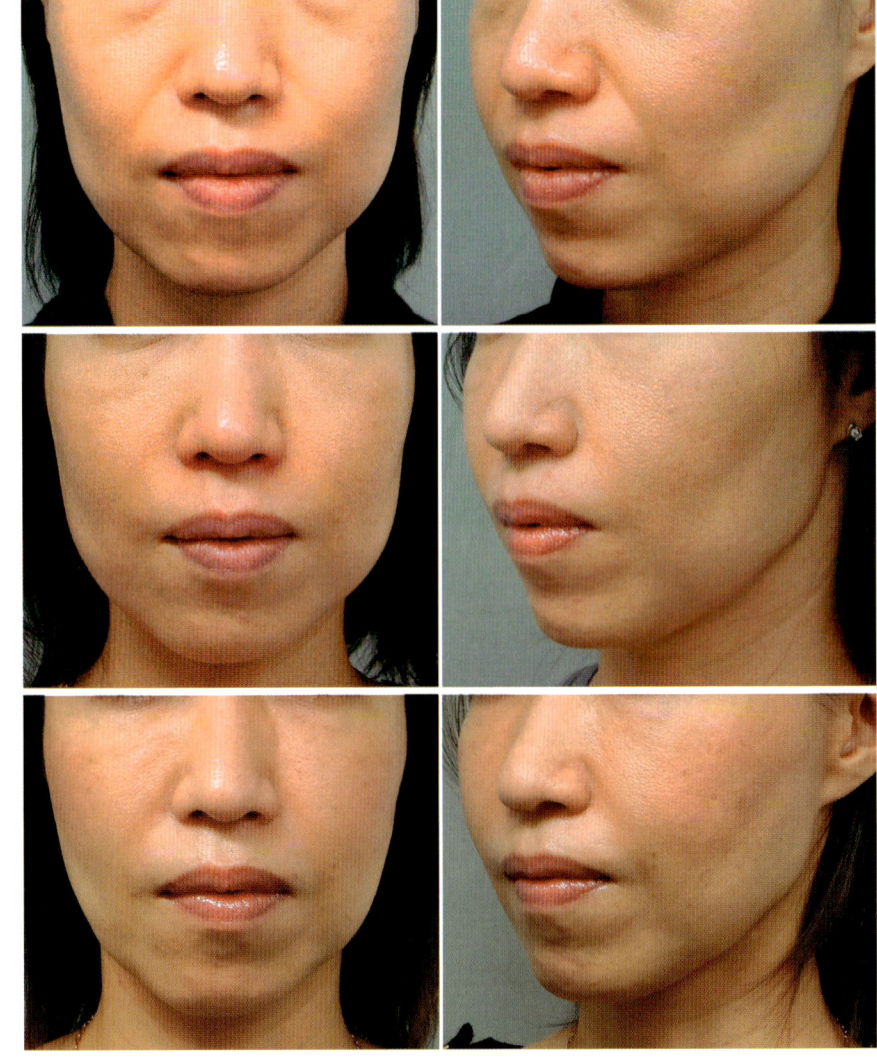

図 2. 症例 1：37 歳，女性
a：治療前　　　b：治療後 9 か月　　　c：治療後 3 年 10 か月

① 皮膚や皮下組織が薄い部位や，膨らみが不要な部位は薄めに少量を使用．
② 皮膚が比較的厚く十分な組織増量が必要な部位は濃いめに使用できる．
③ 注入部位ごとに最終調製（活性化）を行いすぐに注入する．一気に調製すると，短時間で凝固してしまうので途中で注入ができなくなったり，注入ムラを作り副作用の原因になる．

3．注入方法

基本的な手技は一般的注入剤の使用方法に準じ[6]，川添らの手技通りに行う[2]が，林の推奨する深部への注入も併用している[7]．
① b-FGF が作用する注入部位の組織組成が，膨らみの元になることを念頭に置いて，部位や深さに留意する必要がある．
② 注入量の大まかな目安は，1 cm² あたり 0.1 ml（b-FGF 量として約 0.03～0.3 μg/cm²）であるが，注入部位の状態により加減する．
③ 注入直後の膨らみが，目的とする膨らみ加減に一致するくらいにとどめておく方が無難である．
④ 多くの患者が，「1 回の治療で望みを叶え，長い期間持続する」結果を希望するが，それに応えようと無理することがないよう留意する．

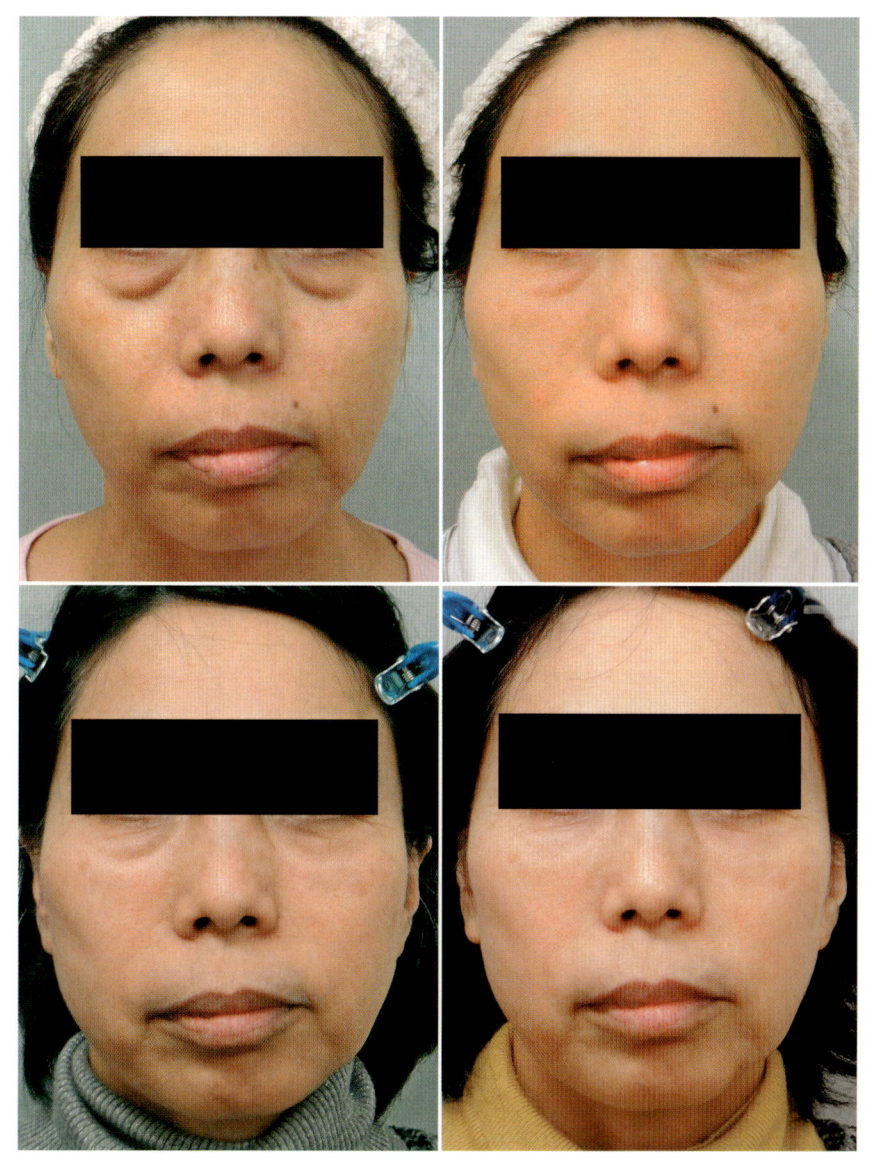

図 3.
症例 2：52 歳，女性
 a：治療前
 b：治療後半年
 c：治療後 4 年
 d：4 年経過後，追加治療後 2 週

症例および経過

症例 1：37 歳，女性（図 2）

Tear trouph から瞼頰溝，鼻唇溝，頰の凹み，jowls に注入．

術後 3 年 10 か月では，volumetric restoration は維持できているが，全体的な"たるみ"が出てきている．この場合，注入治療を追加するよりも，たるみ自体に対する治療を薦める．

症例 2：52 歳，女性（図 3）

Tear trouph, 鼻唇溝，上口唇白唇部，jowls に注入．

下眼瞼は，単に凹みが改善しただけでなく，baggy eye の膨らみが還納され，皮膚のうっ血色も改善されている．

4 年経過で治療前には戻っていないが，自然なたるみにより，膨らんでいた部分が若干下垂しているように見える．

さらに下眼瞼の凹みと鼻辰溝に追加治療を行ったが，初回治療後半年と比較して，"膨らみが追加された"顔立ちになっていることに留意してほしい．これは，患者は初回治療と同様の結果になると考えがちで，volumetric restoration 効果は維持されつつも，さらに"たるみ"で下垂した形態に上乗せした結果は，以前と異なる結果を生むことを，事前に了解させておく必要がある．

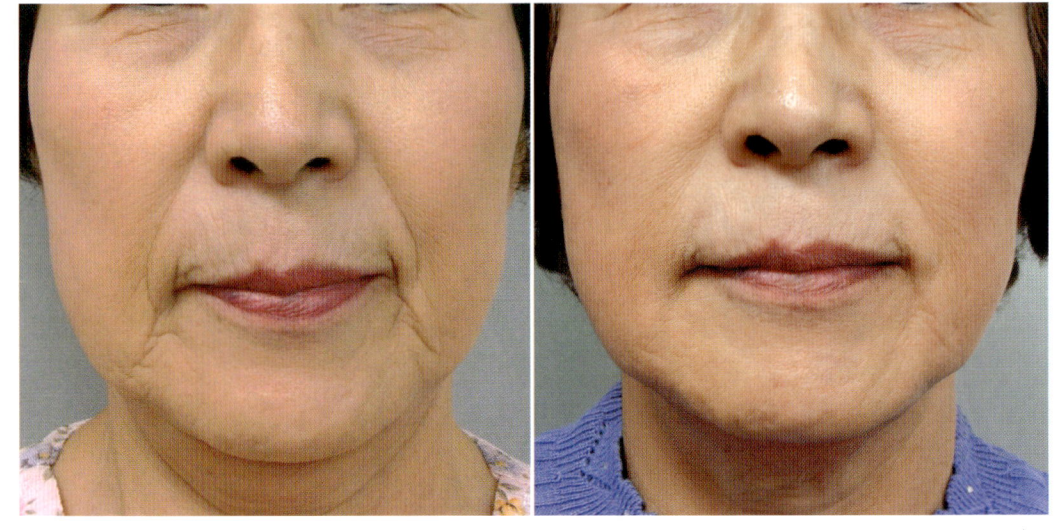

図 4. 症例 3：70 歳，女性　　　　　　　　　　　　　　　　a|b
　a：治療前
　b：治療後 1 年で同部位に追加治療し，さらに 1 年経過の状態

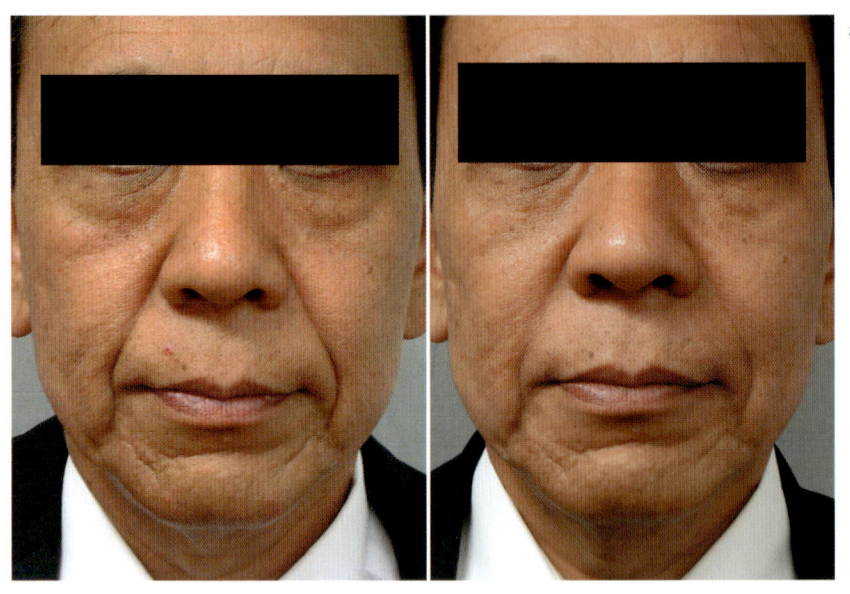

a|b

図 5.
症例 4：50 歳，男性
　a：術前
　b：治療後 3 年の状態

症例 3：70 歳，女性(図 4)

　下眼瞼全体，瞼頬溝，鼻唇溝，上口唇白唇部，jowls に注入．

　1 年後に同部位に追加治療しさらに 1 年経過の状態である．全体的にふっくらした顔立ちになっているのがわかる．これも，事前に患者に説明する大切なポイントであり，基本的にふっくらハリが出る治療であることを了解してもらう．つまり，たるみで下垂した状態を，根本的に元の位置に戻す効果は期待できないと言うことである．

症例 4：50 歳，男性(図 5)

　Tear trouph から瞼頬溝，鼻唇溝に控えめに治療した例．

症例 5：44 歳，女性(図 6)

　上・下眼瞼の陥凹(sunken eyes & tear trouph)に対する症例．

　自然な形態的改善が見られる．閉瞼時の凹凸もなく自然である．

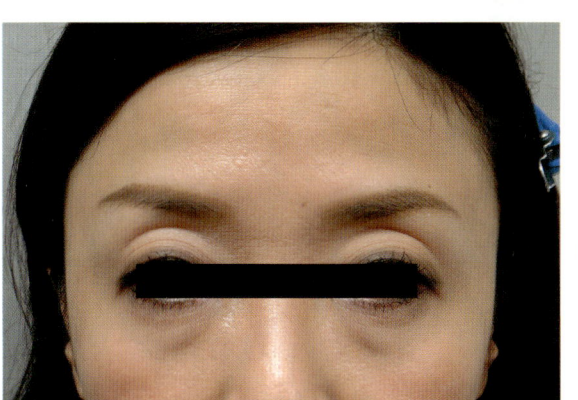

図 6.
症例 5：44 歳，女性
　a：術前
　b：術後 2 年．① 開瞼時．② 閉瞼時．閉瞼時の形態も自然である．

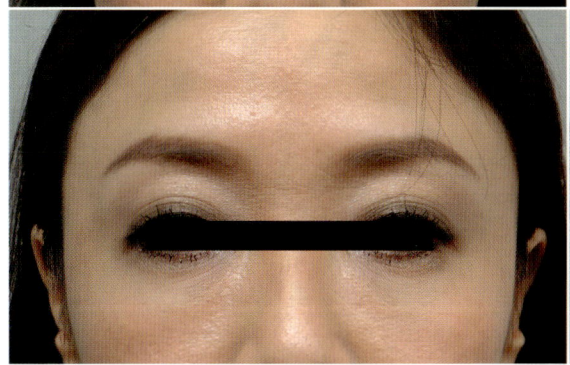

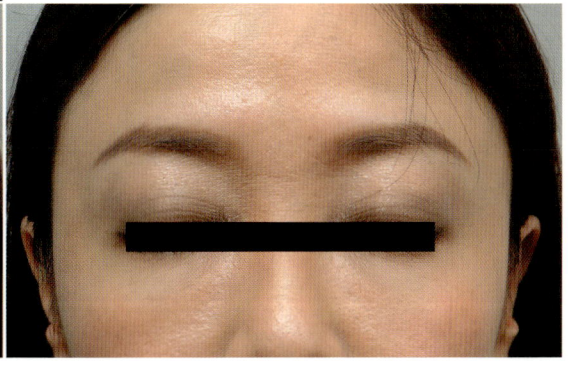

トラブルとその治療

1．治療後のトラブル(副作用)

治療部位を極端に越えた範囲での異常や健康を脅かすような副作用は今のところ経験していない．

一般的なフィラー治療と同様のトラブルが起こり得るが，特徴的な副作用は b-FGF の作用に起因すると考えられるため，使用にあたっては濃度，量，部位や深度に留意する必要がある．

A．過剰な膨らみ
1）症　状
注入部位に一致して，またはその周囲まで異様に膨隆している(図 7)．
2）原　因
① b-FGF 濃度や注入量が不適切であった(多かった)．
② 注入部位や深度が不適切であった．
③ 注入後のマッサージや圧迫で注入液が周囲に拡散した．
3）予　防
① 結果の予測が困難なことを理解し必ず"控え

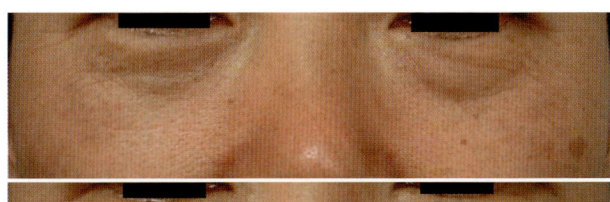

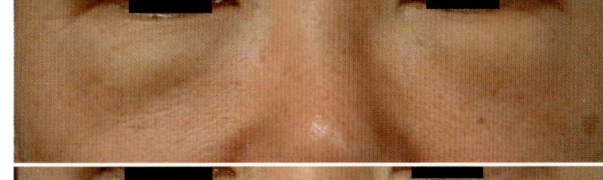

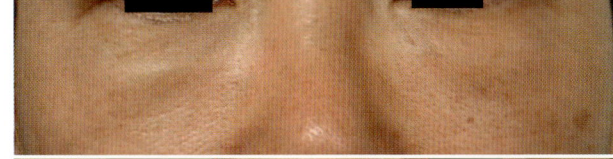

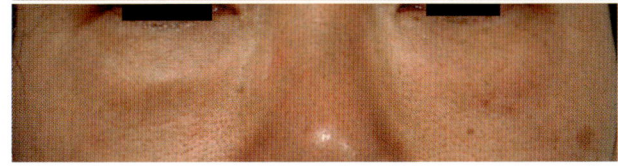

図 7．下眼瞼注入副作用例
治療後 2 週間経過しても残っている部分が，そのまま"膨らみ"として残る．
　a：治療前　　　　b：治療後 1 週
　c：治療後 2 週　　d：治療後 9 か月

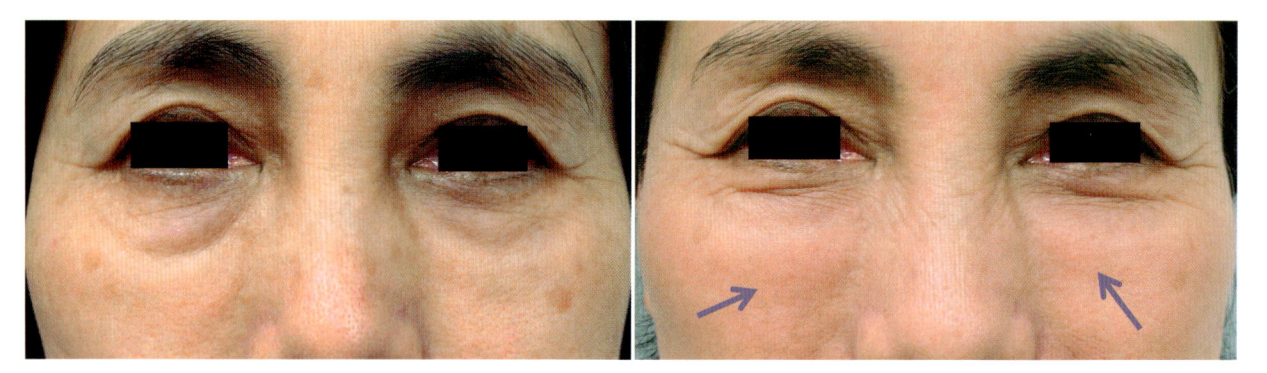

図 8. 表情ができる異常な膨らみ．笑うと膨らみが目立つ．

め"に治療する．
② 注入予定部位の視診・触診を行い，体位や表情によって膨らみが移動することを考慮して範囲や深さを決定し，細かくマーキングをした後に注入する．
③ 注入液の偏りが起こらぬように留意する．

B．しこり，硬結，凹凸
1）症　状
注入部位に一致してもしくは拡大して塊が触れる．もしくは局所的な凹凸として視認できる．注入部位の元々の組織によって増加する成分が異なるため，触感はブヨブヨした物から，弾性硬，瘢痕様まで様々である．

2）原　因
① 治療によって増加した組織である．
② b-FGF 濃度もしくは注入液の過量．
③ 注入が浅すぎた．

3）予　防
① 増加した組織が触知するのは当然であり，外見上問題なければ正常であることを治療前に患者へ説明し，受容できなければ治療を行わない．
② 過量投与をしない．
③ b-FGF を使う場合は皮内には注入しない．
④ 下眼瞼など皮膚が薄いところでは，浅層に濃度を薄く少なく，深層に濃くそれなりの量を注入する．二層法で行う．

C．時間が経って膨らみが垂れ下がる
1）症　状
治療直後は結果良好であったが，1年前後より治療部位より下部が膨隆してくる．特に下眼瞼部の治療後に見られる．

2）原　因
増量した皮下組織を支持する力が経時的に衰えてくるために起こると考えられる．特に，治療前の皮膚・皮下組織が緩いタイプに見られる．

3）予　防
① 治療前の診察で予測し，控えめに膨らませる．
② 注入後のスキンケア治療（ホームケア，タイトニング治療，リフトアップ治療）を積極的に勧める．

D．笑うなどの表情を大げさに行うと注入部位が膨らむ（図 8）
特に下眼瞼内側部での訴えが多い．

1）原　因
浅層に膨らみが形成され表情により押し出されることと，治療部位の皮膚自体の変化により周囲未治療部位と性状のギャップが生じたためと思われる．

2）予　防
注入を深めに控えめに行う．さらに PRP のみを広範囲に浅めに注入し皮膚性状のギャップが出ないようにする．

2．異常な膨らみやしこりに対する治療方針
A．控えめな治療方針で予防する
まずは起こさないことが肝要である．「効果不足でクレームになる」ことを恐れずに，控えめで良しとする．

B．前兆を見逃さない
注入後の炎症期の症状が目安になる．通常は数日から長くても 1 週間程度で，発赤や腫脹は治まってくるが，10 日前後経過しても局所的な腫脹や膨隆が残っているケースでは，異常な膨らみが

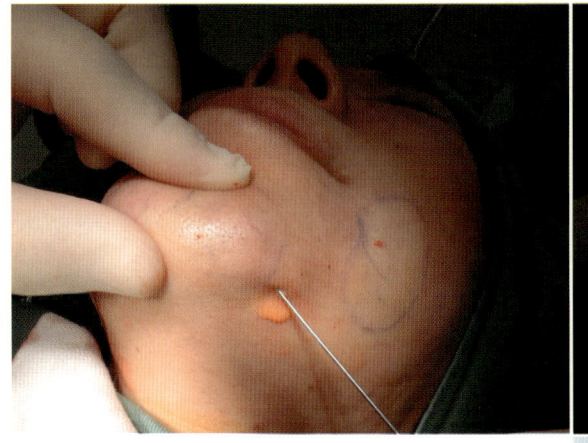

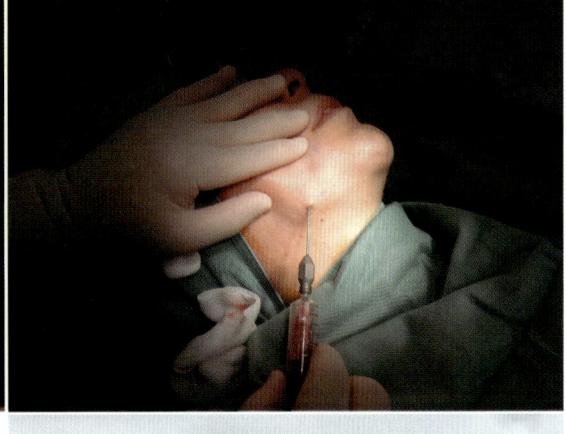

図 9.
レーザーによる分解と吸引
a：レーザーにて分解された油分が流出している．
b：レーザー分解後，再発予防のため，破壊された組織が"再々生の足場"とならぬようにシリンジテクニックで吸引除去する．
c：吸引された組織．通常の脂肪組織よりも，線維成分が多いようである．

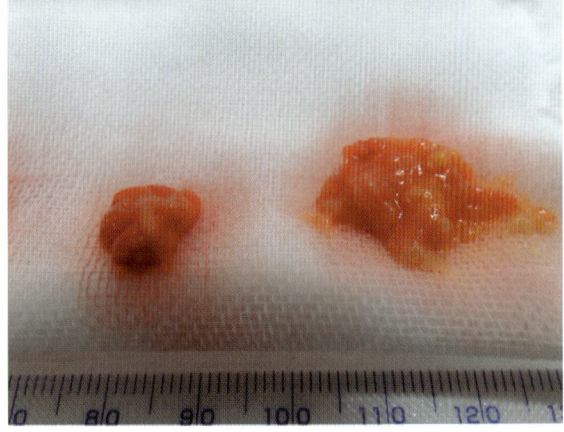

出やすい．治療後 10 日頃にチェックを行い，怪しい場合はためらわず反応を抑える治療（ステロイドの局所投与）を行う．
① 症状が軽い場合は，弱いステロイド外用剤の塗布で様子を見る．
② 膨らみが強い場合はトリアムシノロンアセトニド希釈液（4 mg/ml）0.05～0.1 ml/cm^2 程度を膨らみの中に注射する．

C．できてしまった膨らみやしこりを減らす

残念ながら，完全に元に戻すことは難しいと思われる．できることは，過剰に起こっている再生反応を抑えることと，過剰の増加した組織を減量することである．

膨らみやしこりの成分は，注入時の b-FGF が作用した細胞によって様々であり，脂肪組織やコラーゲン線維やヒアルロン酸などが混在したものと考えられる．その構成比によって触診上の性状や画像診断での所見にバリエーションがあり，治療に対する反応性も異なっている．

① マッサージ
比較的早期で軽度な場合は，ヘパリン類似物質含有外用剤（ヒルドイドなど）を塗り込むようにマッサージすることで，改善することがある．
② 高周波温熱マッサージ（インディバなど）
どちらかというと"前兆"の炎症が遷延した時の治療になる．できてしまった膨らみへの効果は確認できなかった．
③ トラニラスト（リザベン）内服
ケロイド・肥厚性瘢痕治療薬で，線維芽細胞の抑制やサイトカインの抑制効果の観点から有効と思われるが，明らかな効果は見出せていない．
④ ステロイド含有外用剤
比較的早期で皮膚が薄い部位には効果が期待できる．
⑤ ヒアルロン酸分解酵素製剤注射
ヒアルロン酸は b-FGF の作用で増加する細胞外マトリックスの一つであることから，効果が期待できる（効果が出ることがある）．承認薬として

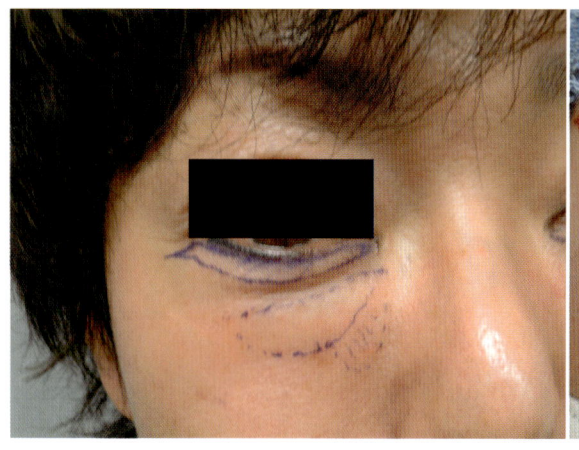

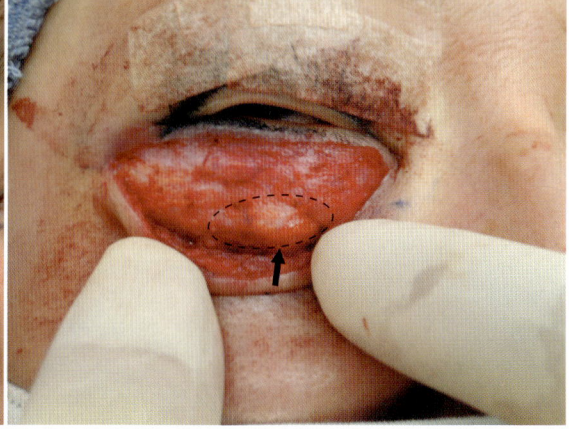

図 10. 下眼瞼形成術による修正
b：矢印部分は増大した脂肪と思われる.

は存在しないので，輸入することになる．最近，recombinant human hyaluronidase 製剤が出ているようだが，一般的には動物由来製剤であるため使用にあたってはアレルギーに注意が必要である．

⑥ **局所用ステロイド注射（トリアムシノロンアセトニド：ケナコルト）**

惹起した細胞活性を抑制し，増加した細胞外マトリックスや脂肪組織を萎縮させるのが目的で使用する．ステロイド剤の副作用を最小限にするために，筆者は10倍以上に希釈して（2〜4 mg/ml）少量（0.05〜0.1 ml/cm^2）を膨らみ内に注入している．2週間で効果判定するが，追加は最短で1か月以上間隔をあけて行う．

⑦ **レーザー分解＋吸引術**（図9）

体型改善のための脂肪分解術で使用するレーザー（pulsed Nd：YAG）を用いて，直接膨らんだ組織を分解し，残骸を注射器で吸引する．保存的治療での改善ができない場合に行っている．確実に減量ができるが，外科的処置になることを説明する必要がある．

⑧ **摘出術**

非吸収性注入剤と同様に，最終的な手段になる．瘢痕，変形のリスク，完全摘出できるかどうかなど，患者への説明と同意が必須である．たるみ取り手術（リフト，ブレファロ）を兼ねて行うと，効果的であり患者の同意も得やすいが，元々外科的処置を避けるために本治療を受けている患者を説得するのは容易ではない（図10）．

⑨ **他の治療法**

細胞活性の抑制や組織の減量以外の方法で，改善する．

- スキンケアで肌質を改善しハリを出して膨らみを押さえ込む．
- レーザーや高周波にて tightening や resurfacing を行い，膨らみを押さえ込む．
- リフトアップ手術で膨らみを移動させ，全体的な形態改善を行う．

本治療の問題点と今後の展望

臨床効果だけを評価すれば現時点では理想的なフィラー療法の一つになる可能性を秘めた治療であるが，一般化するには様々な問題を抱えていることは否めない．

1．b-FGF を使用することの是非

本法の根本的問題である．使用している『トラフェルミン（フィブラスト）：遺伝子組み換えヒト由来線維芽細胞増殖因子製剤』は，褥瘡，皮膚潰瘍（熱傷，下腿潰瘍）の治療薬として認可された医薬品であり，本法は当然ながら認可外，適応外の使用方法を行っている．これが，医学的，医療的だけでなく法的に何を意味するのか，肝に銘じておく必要がある．

本法を開始するにあたり，川添らは施行施設における倫理委員会で承認を得て，小施設に限って自主臨床研究を行っていたが，現在それを大幅に越える施設で無管理下に行われている状況にある．

早急に，関連学会の倫理委員会で是非についての審査や，自主規制ガイドラインの作成など，コントロールが必要である．

2．効果の調整が困難であること

使用する b-FGF の濃度や量に相関していることはわかっているが，定量的な目安を決めることは難しい．現時点で言えることは，とにかく b-FGF に頼りすぎないこと，結果を求めすぎないことが肝要である．

将来的には，本法に関連する基礎的・臨床的研究が多くなされ，安定したより安全な方法として確立されることを望む．

3．安全性の確認

特に b-FGF について，単独使用ではあるが製品化そして承認されるにあたり，多くの基礎実験，動物実験，臨床実験が行われ，その安全性と使用方法について確立されている．そして 2001 年 4 月に承認されて以来多くの臨床使用がなされ，重篤な有害事象が起きていないらしい[4)8)]．

本法では，一般的に臨床で連日使用される薬剤量を参考にし，その 1 回使用量の目安にも満たない濃度・量を，基本的に 1 回のみ使用しているため，身体に有害な事象を引き起こすリスクは極めて少ないと考えているが，完全否定の立証は困難であるので，患者への説明と同意は必須である．

さらに PRP と混合して使用すること自体の，安全性に関して基礎・臨床両面での研究は十分とは言えないため，今後の課題となる．

結　語

自己多血小板血漿（PRP）に塩基性線維芽細胞増殖因子（b-FGF）を添加して注入する若返り治療法は，自然で長持ちし肌質まで改善するフィラー療法として期待がもてるが，施術に際し，その作用原理や特殊性を十分に理解した正しい使用が望まれる．

今後この方法が発展し正しい方向に向かって行くためには，治療を行う者の良識と，学会などによる組織的なコントロールが必須である．

参考文献

1) 川添　剛，金　学嬉：除皺を目的とした自己白血球含有多血小板血漿（autologous W-PRP）注入療法の基礎から臨床．Skin Surgery. 17(3)：140-142, 2008.
2) 川添　剛，金　学嬉：陥凹の治療：多血小板注入について．MB Derma. 168：29-25, 2010.
3) 飯尾礼美，今山修平：塩基性線維芽細胞成長因子（bFGF）を添加した多血小板血漿（PRP）注入治療の臨床・組織学的検討．日美外報．31：243, 2009.
4) 小野一郎：増殖因子真皮内投与による若返り治療．Aesthetic Dermatology. 20：248-263, 2010.
5) Kawazoe, T., Kim, H. H.：Tissue augmentation by white blood cell-containing platelet-rich plasma. Cell Transplant. 21：601-607, 2012.
6) 征矢野進一：注入治療において行っている各種の工夫．日美外報．34：35-42, 2012.
7) 林　寛子：新しいフィラーとしての PRP 療法の有用性とリスク対策．日美外報．32：188, 2012.
8) 杉本　肇，西野輔翼：ヒト腫よう細胞の増殖に対する細胞外遺伝子組換ヒト塩基性線維芽細胞成長因子（bFGF）の及ぼす影響．HUMAN CELL. 9(2)：129-140, 1996.
9) 楠本健司ほか：多血小板血漿（PRP）療法の原理とその効果—効果の差を生じる可能性がある 10 のポイント—．日美外報．33：71-77, 2011.

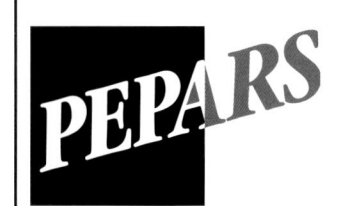

E. Skin Rejuvenation
PRP注入療法の実際
―Skin Rejuvenation治療としてのPRP療法―

松田秀則[*1] 久保田潤一郎[*2]

Key Words：PRP，自己多血小板血漿(autologous platelet-rich plasma)，高濃度血小板(concentrated platelet)，老化皮膚改善(skin rejuvenation)，成長因子(growth factor)，再生医療(regenerative medicine)

Abstract 自己多血小板血漿(autologous platelet-rich plasma；以下，PRP)は自己の静脈血を分離して得られ，末梢血より高濃度の血小板を含んでいる血漿の総称である．現在，糖尿病性潰瘍，褥瘡治療をはじめとして，整形外科領域での慢性腱鞘炎，関節炎治療に応用が試みられている．我々は，PRPが持つ創傷治癒促進効果に着目し，2006年よりPRPを顔面老化皮膚に直接注入することで，若返りを図る治療を開始した．その結果は下眼瞼のちりめんじわや眼瞼皮膚の軽度たるみ，鼻唇溝のしわなどの軽減に一定の効果を上げている．本稿では，我々が行っているPRP注入療法の実際とその効果，問題点，今後の展望について述べた．PRP注入療法は，あくまで自己の創傷治癒能力・組織再生能力を利用した治療であるため，治療効果に個人差があることは否定できない．今後はさらに研究・治療を進め，万人が満足できる効果が得られるように努力して行きたい．

はじめに

自己多血小板血漿(autologous platelet-rich plasma；以下，PRP)の臨床使用は，皮膚科・形成外科の糖尿病性潰瘍，褥瘡治療をはじめとして，最近では，整形外科領域での慢性腱鞘炎，関節炎治療を中心に進んでいる[1〜5]．これは，PRPに内在する高濃度血小板，白血球，フィブリノーゲン，各種成長因子，サイトカインなどの，高い創傷治癒能力を利用している[6〜9]．一方，美容外科，皮膚科領域での，顔面老化皮膚の若返り治療においては，イオン導入法，各種の光線療法(レーザー照射，LED照射など)などの種々の治療が行われているものの，皮膚全体の質感改善を図る安全な治療法は少なかった．そんな中で我々は，PRPが持つ効果に着目し，2006年よりPRPを顔面老化皮膚に直接注入することで，若返りを図る治療を開始した．その結果，これまで一定の効果を上げている．本稿では，我々が行っているPRP注入療法の実際とその効果，問題点，今後の展望について述べる．

PRPとは

PRPは自己の静脈血を分離して得られ，末梢血より高濃度の血小板を含んでいる血漿の総称である．これに対して，末梢血より血小板濃度の低い血漿は，乏血小板血漿(platelet-poor plasma；以下，PPP)と呼ばれる．PRP内の血小板濃度，濃縮倍率，血小板総数などの明確な定義はないが，MarxはPRP内の血小板濃度が末梢血の4〜7倍あるいは1,000,000個/μl以上で臨床上効果があるとしている[8)10]．

PRP作製の基本は，末梢血の遠心分離による．採血時には，血小板の活性化を防ぐため，クエン

[*1] Hidenori MATSUDA，〒220-0005　横浜市西区南幸2-11-1　横浜MSビル6階　渋谷美容外科クリニック横浜院，院長
[*2] Junichiro KUBOTA，〒170-0022　東京都豊島区南池袋1-18-1　三品ビル7階　久保田潤一郎クリニック，院長

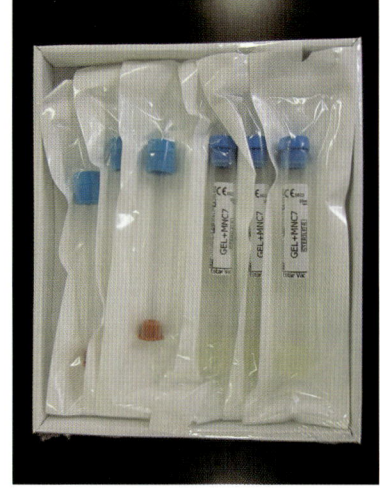

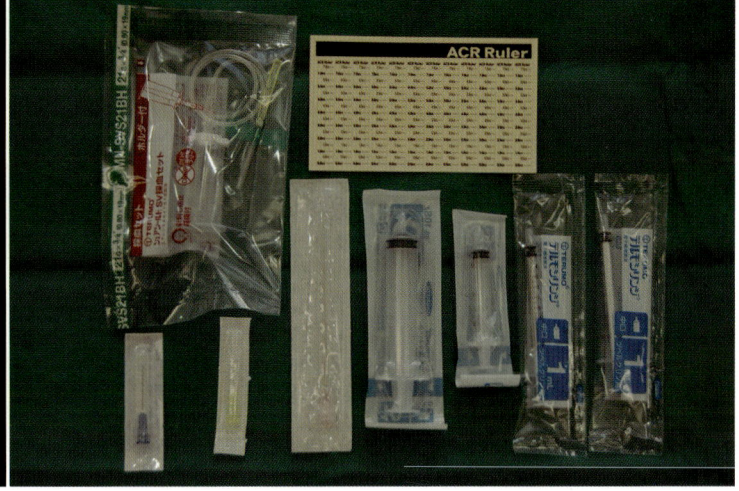

a．PRP作製キット　　　　　　　　b．別途用意する物品
図 1．MyCells®PRP 作製キットおよび必要物品(Kaylight Corp., Kreuzlingen, Switzerland)

酸ナトリウムや ACD-A 液などの抗凝固剤を必ず使用する．遠心分離条件は，作製方法によって異なる．一般的に，PRP 作製方法には，2 本のチューブを用い，弱遠心分離，強遠心分離と行うことにより高濃度血小板を得る方法と，血液内成分比重を考慮したゲルセパレータが組み込まれた採血・分離チューブを用いて，強遠心分離を 1 回行い，高濃度血小板を得る方法の 2 種類がある[1]．

我々の PRP 作製方法

現在我々は，MyCells®PRP 作製キット(Kaylight Corp., Kreuzlingen, Switzerland)(図 1-a)を用いて PRP 作製を行っている．キットには，PRP 作製用チューブ，異物混入を防ぐためのフィルター付きスリーブ，PPP 吸引破棄用 18 G カテラン針，血漿量測定用シールが同梱されている．PRP 作製に際しては，他に採血用 21 G ホルダー付き翼状針，10 ml シリンジ，2.5 ml シリンジ，注入用 1 ml シリンジ，30 G 針などを別途用意する(図 1-b)．

MyCells®キットによる PRP 作製は以下の 7 つの手順からなる．

なお PRP 作製前に，治療に必要な採血量を決定するため，全例で患者の末梢血血小板濃度，白血球濃度，貧血の有無などを予め測定しておく．測定は，簡易型血球計算機(LC-660：Fukuda

表 1．PRP 内血小板濃度の理論値
MyCells®キットを使用し，末梢血血小板濃度：200,000 個/μl，血小板回収率を 80%，遠心分離後の血漿量を 7 cc と仮定した場合

	血小板濃度(個/μl)	
末梢血血小板濃度	200,000	
破棄する PPP 量	PRP 内血小板濃度	残る PRP 量
1 cc	257,000	6 cc
2 cc	296,000	5 cc
3 cc	355,000	4 cc
4 cc	453,000	3 cc
4.5 cc	532,000	2.5 cc
5 cc	650,000	2 cc
5.5 cc	847,000	1.5 cc
6 cc	1,240,000	1 cc
6.2 cc	1,535,000	0.8 cc
6.5 cc	2,420,000	0.5 cc

Denshi)を用いて行い，その結果と MyCells®キットで作製できる PRP 概算表(表 1)を用いて，採血量を予め決定している．この表は，末梢血血小板濃度が 200,000 個/μl，ゲルセパレータ上の血漿が 7 ml の時の PRP 血小板濃度の理論値である．

1．採　血

21 G ホルダー付き翼状針で肘正中皮静脈(橈側皮静脈，尺側皮静脈でもよい)より採血する．採血量はチューブ 1 本につき約 10 ml である．採血後

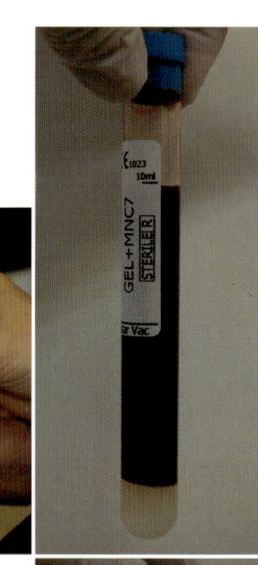

図 2.
我々のPRP作製手順
 a：静脈血採血
 b：採血直後
 c：遠心分離(1500 G　12分)
 d：遠心分離直後(ゲージ貼り付け)
 e：PPP 吸引破棄
 f：PPP 破棄後の状態
 g：セパレータ上の血小板撹拌
 h：スリーブ挿入
 i：PRP の1 cc シリンジ充填

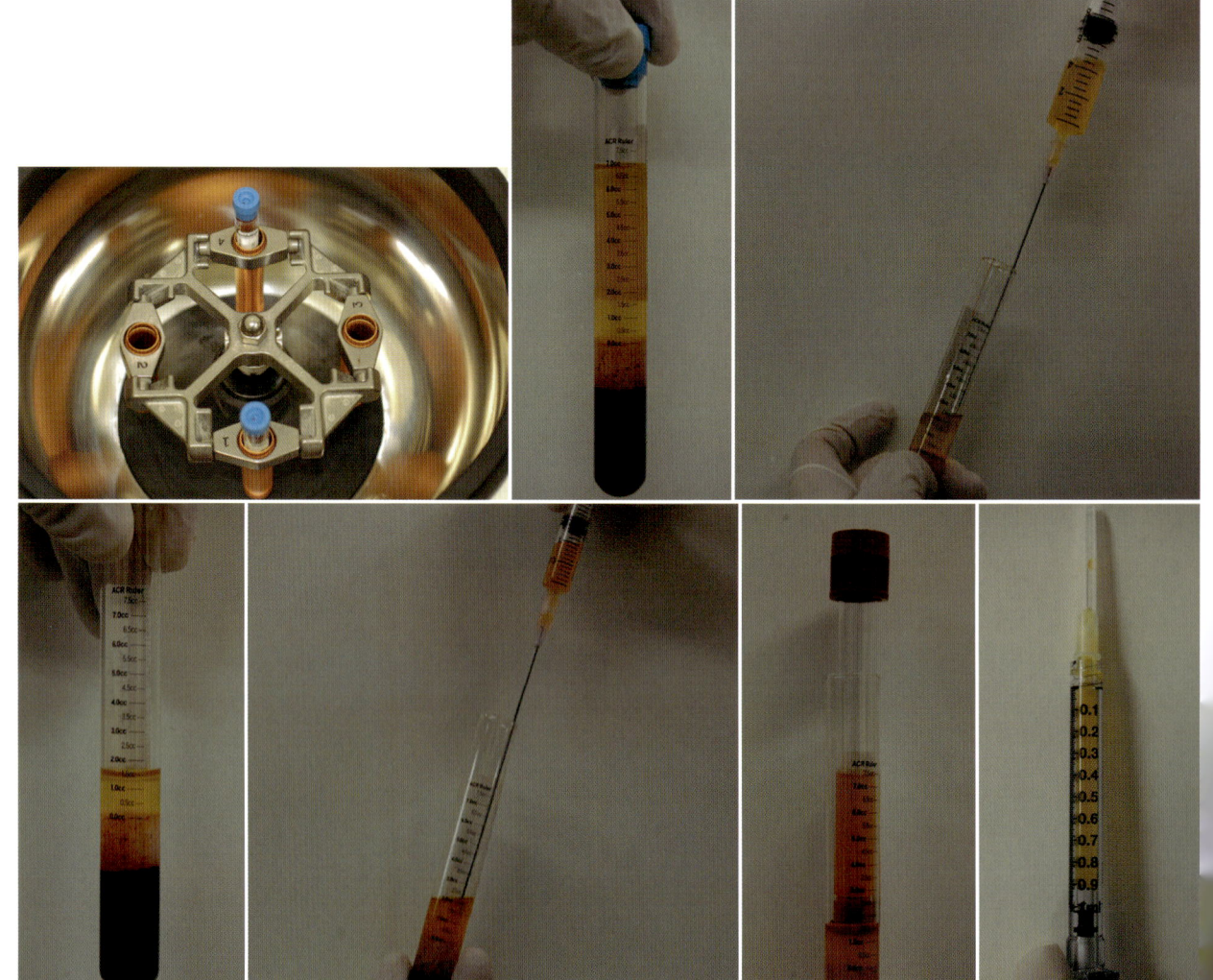

は直ちに抗凝固剤と血液が良く混ざるよう，チューブを丁寧に10回程度転倒混和する．強く振ると血小板が活性化される恐れがあるので注意する(図2-a，b)．

2．遠心分離

チューブが遠心可能な遠心分離機を用いて，1500 g×12分(時間を短縮したい場合は2054 g×7分でも可)で遠心分離を行う．我々はKOKU-SAN H-19F(コクサン株式会社，日本)を用いて遠心分離を行っている(図2-c)．

3．PPP 破棄

遠心分離後，チューブを分離機より静かに取り出し，血漿量測定用シールをゲルセパレータの水平面をゼロに合わせチューブ面に貼る(図2-d)．これにより，ゲルセパレータ上の血漿量を大まかに知ることができる．PPPの吸引破棄は，10 mℓシリンジと18 Gカテラン針で，血漿の液面をゆっくり吸引進行しながら行う．この時濃縮された血小板を吸引する可能性があるため，針を奥まで挿入しないよう注意する(図2-e)．PPP破棄量は前述の表1を用いて，希望するPRP血小板濃度および濃縮倍率により決定する(図2-f)．

4．PRP 内血小板撹拌

残った血漿を，2.5 mℓシリンジと18 Gカテラン針でセパレータに針が触れないようゆっくり吸引し，セパレータ面に優しく吹きつける操作を満遍なく10回程度行う(図2-g)．

5．スリーブ挿入

キットに同梱されているフィルター付きスリーブを，フィルター面を下にしてチューブ内に挿入する(清潔操作)．これによりスリーブ内にPRPが浸み出してくる(図2-h)．

6．PRP 充填

スリーブ内に浸み出したPRPを用意した1 ccのシリンジに18 Gカテラン針で吸引・充填し，30 G針を装着する(図2-i)．

7．血小板活性化剤準備

抗凝固剤で凝固反応が抑制されている血小板の再活性化のため，別の1 mℓシリンジに2%塩化カ

表2．PRP注入療法における患者の改善希望部位

- ● 前額のシワ
- ● 目の周囲のシワ，たるみ
- ● 上下眼瞼の陥凹，ふくらみ
- ● 鼻唇溝
- ● 鼻唇溝から斜めに延びるシワ
- ● 上口唇の縦ジワ
- ● マリオネットライン
- ● 毛穴の開き
- ● ニキビ痕，陥凹
- ● 頸部のシワ，張り

ルシウム溶液，2%エピネフリン入りリドカイン溶液を1:1の割合で混合したものを0.5 mℓ程度準備しておく．

PRP 注入の実際

1．注入前処置

A．顔・写真撮影

PRP注入前には，クレンジング・洗顔後，記録のため注入部位の写真撮影をする．

B．皮膚状態の観察

患者の皮膚のシワ，たるみ，張りの状態を観察し，PRP注入を集中させる部位を決定する．通常，顔面皮膚の若返りで，患者が改善を希望する部位は，目の周囲のちりめんジワ，上下眼瞼の陥凹，たるみ，前額のシワ，鼻唇溝およびそれから斜めに出る細いシワ，上口唇の縦ジワ，口角部のシワ，マリオネットライン，フェイスラインのたるみなどである(表2)．

C．表面麻酔

PRP注入時の痛み緩和のため，表面麻酔剤を注入予定部位にやや厚めに塗布し，ラップで1時間程度ODTをする．我々は，L.M.X.5®(Ferndale Laboratories Inc)を好んで用いている．ただし，表面麻酔を行っても，PRP注入時に若干の痛みがあることを治療前に説明しておくことが望ましい．

2．注入手技

PRP注入は基本的に仰臥位で行っている．注入は，患者が改善を希望する部位を中心に全体的に行う．注入直前に，血小板活性化のため，注入用シリンジ毎に，予め用意しておいた血小板活性剤をPRP量の1/20量添加し，シリンジを上下に傾

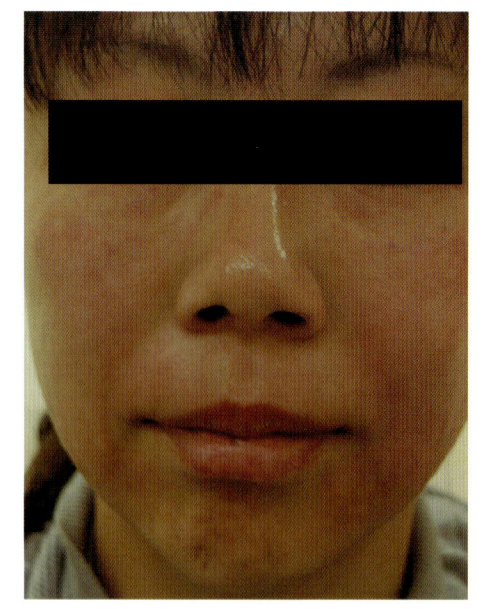

図 3．PRP 注入直後
注入部位に一致して，発赤，腫れが見られるが，内出血はほとんどない．これらは通常 2～3 日程度で消失する．

け軽く混合する．PRP 注入は，真皮内および真皮直下に行う．注入量は 1 ポイントあたり 0.025～0.05 m*l* 程度で，注入総量は，顔面全体で 3～4 m*l* である．PRP 注入時の皮膚消毒には，0.05％ヒビテン液をコットン綿に浸したものを使用している．

3．注入後ケア

PRP 注入直後，温水タオルを顔の上にのせ，15 分程度加温する．その後，保湿剤を顔全体に塗布する．PRP 注入後は，注入部位に一致して，発赤，軽度の腫脹，内出血斑が見られる．患者によっては，放散痛を一時的に感じることがある．発赤，腫脹は通常，注入後 2～3 日で減少し，内出血斑は 5～7 日程度で消失する(図 3)．化粧は翌日から許可している．自宅ケアは，皮膚の乾燥予防のため，ヘパリン加軟膏，高濃度ビタミン C ローション塗布を勧めている．ビタミン C 内服も推奨している．マッサージは厳禁である．

結　果

1．PRP 注入効果

経過観察は，問題がなければ，注入後 2 週間目に行う．その後は患者の都合に応じて決定している．治療効果には，個人差があるものの，概ね 2 週～2 か月で徐々に感じるようである．以下に症例を提示する．

症例 1：48 歳，女性

目の下から顔面全体の皮膚の張りの改善目的で PRP 注入を行った．末梢血血小板濃度は 175,000 個/*μl*，白血球濃度は 4,300 個/*μl*，PRP 血小板濃度は，1,207,000 個/*μl*，白血球濃度は 3,200 個/*μl* であった．PRP 注入前に比べて，注入後 1 年 2 か月後でも，目の下を含めて顔面全体の皮膚の張りが保たれている印象である(図 4)．

症例 2：59 歳，女性

目の下の皮膚の張りの改善および小ジワの改善目的にて PRP 注入を行った．末梢血血小板濃度は 156,000 個/*μl*，白血球濃度は 6,000 個/*μl*，PRP 血小板濃度は 1,658,000 個/*μl*，白血球濃度は 7,000 個/*μl* であった．注入後 4 か月で目の下の皮膚の張りが改善し，小ジワも減少している．(図 5)．

症例 3：55 歳，女性

鼻唇溝，マリオネットラインおよび頬の皮膚の張りの改善目的にて PRP 注入を行った．末梢血血小板濃度は 112,000 個/*μl*，白血球濃度は 8,000 個/*μl*，PRP 血小板濃度は 1,237,000 個/*μl*，白血球濃度は 6,800 個/*μl* であった．注入後 3 か月で鼻唇溝が浅くなり，マリオネットラインも目立たなくなっている(図 6)．

2．PRP 注入による合併症

注入部位に，皮膚膨隆が出現した症例，ニキビ様湿疹が 1 か月程度持続した症例，ボツリヌストキシン注射後の PRP 注入で，同部位に発赤，腫脹が見られた症例，皮膚の発赤が 1 か月程度持続した症例などを経験しているものの，経過観察のみで軽快している．PRP 単独注入による重篤な合併症は報告されていない．

考　察

顔面皮膚老化改善目的の非手術的治療法として，注入充填剤ではヒアルロン酸，コラーゲンなど，表情筋麻痺によるしわの軽減にはボツリヌス

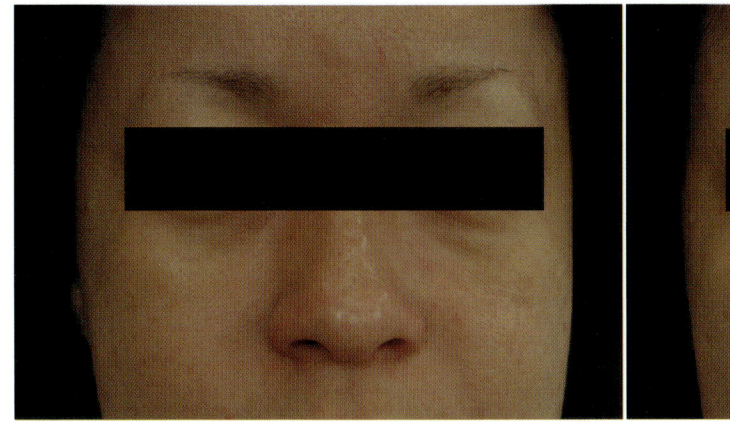

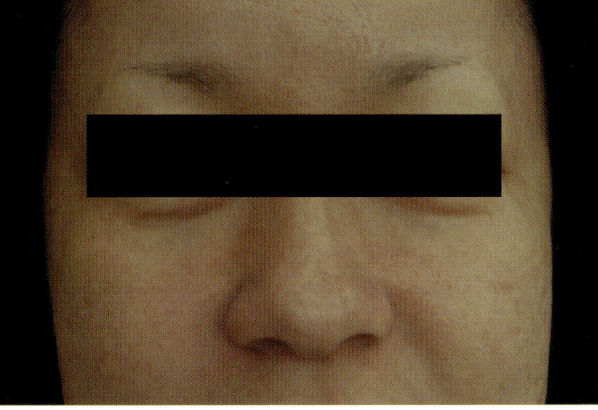

図 4. 症例 1：48 歳，女性．目の下のシワ，張りの改善目的で PRP 注入を行った．
　a：PRP 注入前
　b：PRP 注入 1 年 2 か月後．目の下の皮膚の張りが改善している．

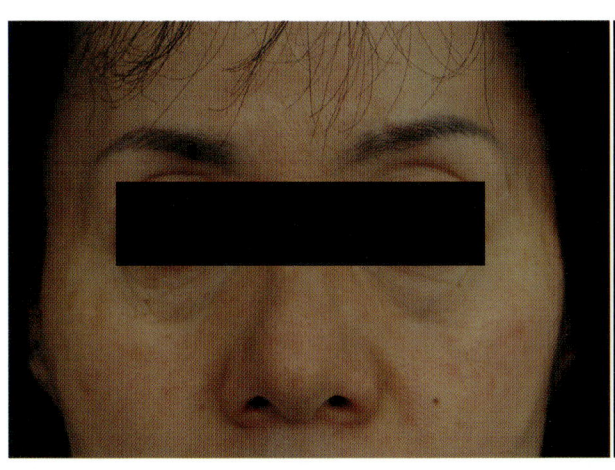

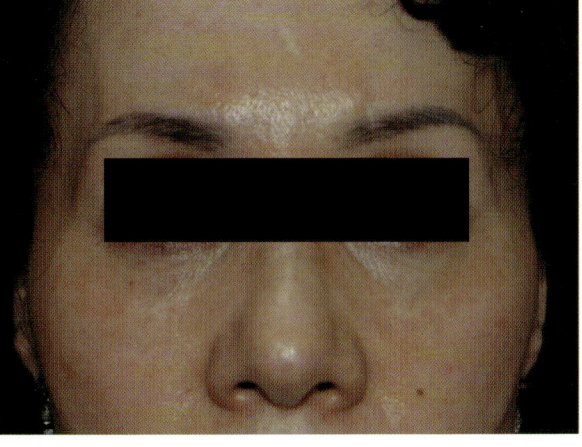

図 5. 症例 2：59 歳，女性．目の下の皮膚の張り改善目的で PRP 注入を行った．
　a：PRP 注入前
　b：PRP 注入後 4 か月．目の下の小ジワが減少し，たるみも若干改善している．

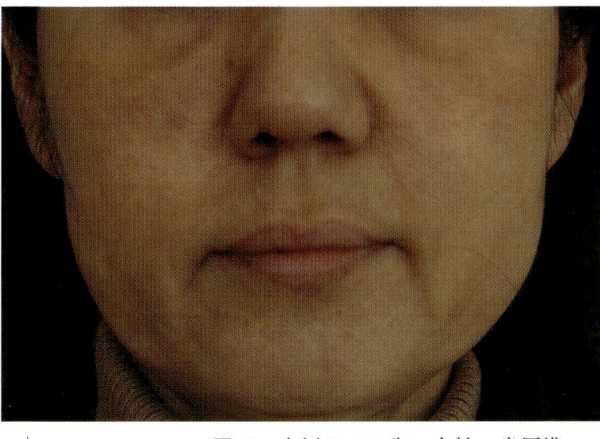

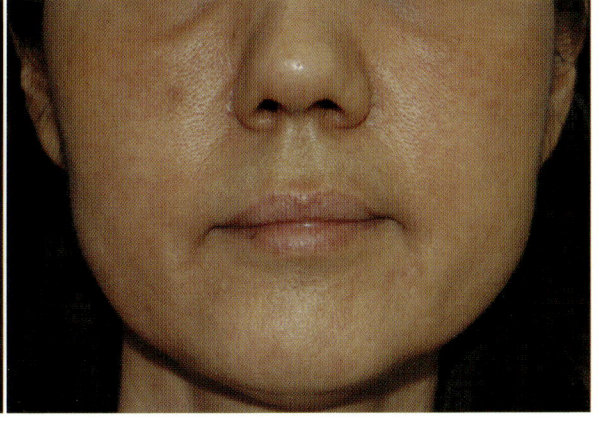

図 6. 症例 3：55 歳，女性．鼻唇溝，マリオネットライン，顔面全体の皮膚の張りの改善目的で PRP 注入を行った．
　a：PRP 注入前
　b：PRP 注入後 3 か月．鼻唇溝，マリオネットラインが目立たなくなり，頰の皮膚にも張りが出ている．

トキシン注射がある．その他，イオン導入法，超音波導入，エレクトロポレーション，各種光線療法(IPL，レーザー，LED など)，ラジオ波(RF)治療も皮膚状態により選択される．我々も，日常診療では PRP 注入療法のみに固執することなく，患者の皮膚状態や希望に応じた治療法を提示するが，シワや軽度のたるみ改善だけでなく，皮膚そのものの質感改善や若返りを希望する場合には，PRP 注入療法を薦めている．

　ただ問題点として，効果に個人差があることから，我々は，原因を解明するべくこれまで検討を行ってきた．その結果，同じ PRP 作製方法であっても，末梢血内の成分組成や血小板体積・比重の個人差が PRP 成分組成および治療効果に影響を与えることが窺えた．Weibrich[11]や Soomekh[12]はすでに，治療前に血小板濃度だけでなく，血小板体積，貧血の有無，白血球濃度や分画などの詳細を把握し，採血量や PPP 破棄量を調整する必要性を報告している[11)~13)]．我々は前述のように現在，簡易型血球計算機(LC-660：Fukuda Denshi)を使用し，末梢血と作製 PRP 内の成分分析を全例で行っている．さらに作製者や作製方法によっても PRP 内容に差が容易に出ることから，PRP 作製は手技を熟知した医師が行い，その技術を一定にしておく必要もあると考える．

　PRP 内の血小板濃度については，高いほど，治療効果が早く出る印象を持っているが，我々は PRP 内血小板濃度が，最低でも 1,000,000 個/μl 以上になるよう PPP 破棄量を調整している．また，PRP を皮膚に注入する場合，体内の組織因子，塩化カルシウムや真皮内コラーゲンに血小板が触れることで活性化されるため，敢えて血小板の活性化は必要ないという考えもある[1)2)]．しかし我々は，PRP 内の血小板をより均一に活性化させるため，現在，血小板活性化剤として 2% 塩化カルシウム溶液，2% エピネフリン入りリドカイン溶液を 1：1 の割合で混合したものを注入直前に PRP 量の 1/20 量添加している．治療効果発現は，前述のようにおおよそ 2 週～2 か月程度であるが，その期間で効果が少ないからといって，全く効果がない訳ではない．我々は，PRP 注入後早期に，明らかな治療効果がないと訴えていた患者が，6 か月～1 年半後位に，効果があったので，もう一度 PRP 注入療法を希望する例を多く経験している．これは PRP 注入療法が，即効性がない細胞レベルの修復・再生治療であることと，皮膚状態が徐々に改善することと関係していると考えている．効果の持続期間については，個人差はあるが，1 年～2 年程度と考えている．

　副反応，合併症については先に述べたように軽微であり経過観察のみで軽快するものと考える．また，文献的にも報告はない．PRP 注入の禁忌として，出血傾向，注入部位に炎症がある場合や妊婦，小児には行わない．血小板機能抑制剤を内服している場合は，必ず主治医に確認して治療 1 週間前には中止する．また，貧血，各種膠原病患者や長期間ステロイド内服をしている場合は治療を控える．

まとめ

　PRP 注入による老化皮膚改善の実際と効果について述べた．PRP 注入療法は，自己の創傷治癒能力・組織再生能力を利用した治療であるため，治療効果に個人差があることは否定できない．今後はさらに研究・治療を進め，万人が満足できる効果が得られるように努力していきたい．

文　献

1) 楠本健司：PRP の調整原理．多血小板血漿(PRP) 療法入門．楠本健司編．14-17，全日本病院出版会，2010．
　Summary　PRP 調整法の基本について記述されている．PRP 療法を始める方には必読の書．
2) 鈴木英紀：血小板の微細構造と活性化による形態変化．血小板生物学．池田康夫，丸山征郎編．97-109，メディカルレビュー社，2004．
　Summary　血小板の基本を理解するには良いが難解．
3) 糸瀬辰昌：多血小板血漿(PRP)の口腔への応用．

Marx, R. E., Garg, A. K., 香月　武, 林　佳明監訳. クインテッセンス出版株式会社, 2006
Summary　PRP 治療全般について総合的に書かれている. PRP 治療を始めるにあたっては必読.

4) Virchenko, O., Aspenberg, P.：How can one platelet injection after tendon injury lead to a stronger tendon after 4 weeks?. Interplay between early regeneration and mechanical stimulation. Acta Orthop. **77**：806-812, 2006.

5) 三宅ヨシカズ, 福田　智, 井口有子ほか：PRP（Platelet-rich Plasma；多血小板血漿）を使用した皮膚潰瘍治療の検討. 日形会誌. **29**：65-72, 2009.

6) 荒木　淳, 吉村浩太郎：血小板を用いた再生医療. Aesthetic Dermatology. **20**：237-247, 2010.

7) Marx, R. E.：Platelet-rich plasma(PRP)：What is PRP and what is not PRP?. Implant Dent. **10**：225-228, 2001.
Summary　PRP の総説で必読の文献.

8) Marx, R. E., Carlson, E. R., Eichstaedt, R. M., et al.：Platelet-rich plasma：Growth factor enhancement for bone grafts, Oral Surg Oral Med Oral Pathol Oral Radio Endod. **85**：638-646, 1998.
Summary　PRP の最初の臨床応用に関する文献.

9) Kakudo, N., Kushida, S., Minakata, T., et al.：Platelet-rich plasma promotes epithelialization and angiogenesis in a splitthickness skin graft donor site. Med Mol Morphol. **44**：233-236, 2011.

10) Marx, R. E.：Platelet-rich plasma：evidence to support its use, J Oral Maxillofac Surg. **62**：489-496, 2004.
Summary　PRP 有効性の根拠について述べている文献.

11) Weibrich, G., Kleis, W. K., Kunz-Kostomanolakis, M., et al.：Correlation of platelet concentration in platelet-rich plasma to the extraction method, age, sex, and platelet count of the donor. Int J Oral Maxillofac Implants. **16**：693-699, 2001.
Summary　各種条件での PRP 内容について述べた文献.

12) Soomekh, D. J.：Current concepts for the use of platelet-rich plasma in the foot and ankle. Clin Podiatr Med Surg. **28**：155-170, 2011.

13) Zimmermann, R., Aenold, D., Strasser, E., et al.：Sample preparation technique and white blood cell content influence the detectable level of growth factors in platelet concentrates. Vox Sang. **85**：283-289, 2003.
Summary　PRP 内に含まれる白血球の影響について検討した文献.

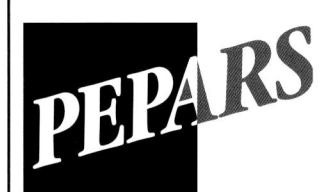

◆特集／ここが知りたい！顔面の Rejuvenation─患者さんからの希望を中心に─

E. Skin Rejuvenation
サンスクリーン剤の使用法

上出　良一*

Key Words：紫外線（ultraviolet ray），サンスクリーン剤（sunscreen），日焼け（sunburn），光老化（photoaging），皮膚癌（skin cancer），sun protection factor；SPF，protection grade of UVA；PA

Abstract　紫外線の急性，過剰の曝露でサンバーンが生じ，慢性曝露は高齢になってからシミ，しわなどの光老化や腫瘍の発生をもたらす．紫外線防御は無用な紫外線曝露を避けるライフスタイルを守ると共に，建物，木陰，衣類などによる防御に加えサンスクリーン剤の塗布が最後の砦として重要である．サンスクリーン剤の成分は紫外線吸収剤と散乱剤からなる．サンスクリーン剤の紫外線防御効果は UVB（290～320 nm）については SPF（sun protection factor），UVA（320～400 nm）については PA（protection grade of UVA）で表示される．いずれも 2 mg/cm^2 あるいは 2 μl/cm^2 塗布して検定される．SPF 表示は最大で 50＋，PA は従来＋＋＋までであったが，2013 年の新製品より＋＋＋＋までとなった．生活シーンに合わせて適切な製品を選ぶ．塗布量は顔面では真珠の玉 2 個分くらいが目安である．実際は規定量の 1/2～1/4 しか塗布されておらず，効果は指数関数的に低下するので，重ね塗りが推奨される．スポーツの際には 2～3 時間毎の塗り替えが望ましい．副作用として接触皮膚炎の頻度は少ない．

紫外線防御の必要性

　紫外線による皮膚の急性障害として，曝露翌日にピークを持つ皮膚の急性皮膚炎であるサンバーンがある．それにひき続き傷害に対する防御能として表皮内のメラノサイトの増数，メラニンの増加などサンタンが起こる．一方，慢性の紫外線傷害は光老化と呼ばれる皮膚変化や光発癌をもたらす[1]．高齢者であることは皮膚を見ればほぼ間違いなく認識できる．特に顔面皮膚の変化は年齢を如実に表す．この変化は加齢により自然に生じる内因性老化を大きく上まわる外因性老化，すなわち光老化が主体である．もちろん紫外線以外にも赤外線や，さらには乾燥，寒冷，熱，機械的刺激，大気汚染物質，たばこの煙などの影響も加わる．

　光老化が最も顕著に見られる高齢者の顔面は深いシワが目立ち，皮膚の色調は黄褐色となり，シミと呼ばれる不規則な色素斑（日光黒子）が散在する．皮膚は乾燥し，厚くなりゴワゴワして弾力性が失われる．膠原線維の減少と弾力低下による皮下組織の下垂であるたるみも生じる．頬や項部では毛細血管拡張も著明になる．さらには脂漏性角化症などの良性腫瘍や，時には日光角化症，有棘細胞癌，基底細胞癌，メラノーマなどの皮膚癌も生じる（光発癌）．また，紫外線は免疫臓器である皮膚の抗原提示能を抑制する（光免疫抑制）．

　紫外線の唯一益作用はビタミン D の生合成である．しかし，これとて後述の如くビタミン D を増やすためにあえて紫外線に皮膚を曝す必要はなく，普段の生活でやむを得ず浴びる紫外線で十分である．すなわち紫外線は皮膚にとって「百害あって一利のみ」である．

　紫外線防御を考える場合，急性障害であるサンバーンの予防は，防御によるメリットが直ちに実感できる点で，比較的実行されやすい．海水浴やゴルフ，登山など屋外活動における紫外線対策がこれにあたる．しかし，光老化や光発癌予防につ

---

* Ryoichi KAMIDE，〒201-8601　狛江市和泉本町 4-11-1　東京慈恵会医科大学附属第三病院皮膚科，教授

いては，長期間にわたり継続的に防御を実行する根気が必要であるが，その見返りが実際に得られるか不確実なため，インセンティブが働きにくい．一方，シミやシワが生じることを極端に嫌う一部の女性は，むしろ過剰とも思える紫外線防御を実行している．大部分の人は紫外線の害は知識として知ってはいても，特に男性では実際に十分な防御がなされていないのが現状であろう．さらに日焼け（タンニング）が健康で美しいと信じて，あえて日光浴や日焼けマシンで焼いている人では現時点での嗜好が最優先となっており，後年における光老化の顕在化が懸念される．職業上やむを得ず大量長期の日光曝露を受ける人も，日常的な光線防御が不十分なことが多い．

紫外線傷害の機序

地表に到達する太陽光のスペクトル分布は，放射エネルギーで比較すると紫外線が6％，可視光線が52％，赤外線が42％を占める．紫外線のうちUVB（290～320 nm）はわずか5％を占めるのみで，残り95％はUVA（320～400 nm）が占める．UVAは更にUVA1（340～400 nm）とUVA2（320～340 nm）に分けられ，UVA1はUVBに近い生物学的作用を持つ．UVAの紅斑惹起作用はUVBの1/1,000程度であるが，エネルギー量としてはUVBの20～100倍ある．UVAとUVBの比率はUVBの方が大気中のエアロゾルなどによる散乱の影響を受けやすいので，日内／年間／緯度／高度／天候／大気汚染により大きく変動する．UVBはピークを作るが，UVAはそれらによる変動幅が小さい．UVBは角層で約70％が吸収され，表皮内でほぼ吸収される．一方，UVAは80％が表皮真皮境界部に達し，真皮乳頭層からさらに深部にまで到達する．

紫外線による傷害には大きく二つの機序が考えられている[2]．ひとつはDNAの直接的損傷である．UVBは直接DNAに吸収され，吸収のピークは260～280 nmにある．その結果，隣同士のピリミジン塩基が結合し，シクロブタン型ピリミジンダイマー（cyclobutane pyrimidine diner；CPD）やピリミジン-6,4-ピリミドン光産物（pyrimidine-(6-4)-pyrimidone photoproduct, 6-4PP），さらに325 nm前後のUVAを吸収すると転換してDewar型異性体と呼ばれるDNA損傷が生じる．CPDが6-4PPの約3倍多く産生される．

UVAはDNAに吸収されにくく，UVAによるDNA損傷はこれまで後述する酸化的障害で作られる8-oxo-deoxyguanosine（8-oxo-dG）が主因とされていたが，最近それのみならず，量的には少ないもののCPDも作られることが明らかになっている．ただし，6-4PPやDewar型異性体は産生しない．UVAによるCPDの除去修復が遅いことよりUVAはより変異原性が高いとされる．UVAは地表まで大量に到達し，真皮にまで達することよりその防御により一層注意する必要がある．

もう一つの損傷機序は酸化的傷害である．UVAは組織内の核酸の塩基，芳香族アミノ酸，NADH，NADPH，ヘム，キノン，フラビン，ポルフィリン体，カロテノイド，7-デヒドロコレステロール，ユーメラニン，ウロカニン酸などの内因性クロモフォアと呼ばれる分子に吸収され，それらが励起され基底状態に戻る時に，大量の活性酸素種や活性窒素種を発生させ，脂質の過酸化や蛋白質，DNAなど細胞構成分子に酸化的傷害を与える．DNAではグアニン塩基が最も酸化されやすく8-oxo-dGが形成され，発癌に関与する．これら酸化的損傷を予防，軽減するために様々な抗酸化物質が試みられている．

光老化や光発癌は従来UVBのみに焦点が当てられていたが，UVAの関与が明らかになりつつある．UVAは培養細胞で変異原性があり，動物実験でもマウスで腫瘍原性が証明されている．少なくとも魚ではメラノーマ発生にUVAが関与している．UVAを主な光源とする人工日焼けの愛好者でメラノーマが増加傾向にあり，WHOでは人工日焼けの発癌性に警告を発している[3]．従来のサンスクリーン剤はサンバーン防止が主眼でありUVB遮断に重きが置かれていた．また効率の

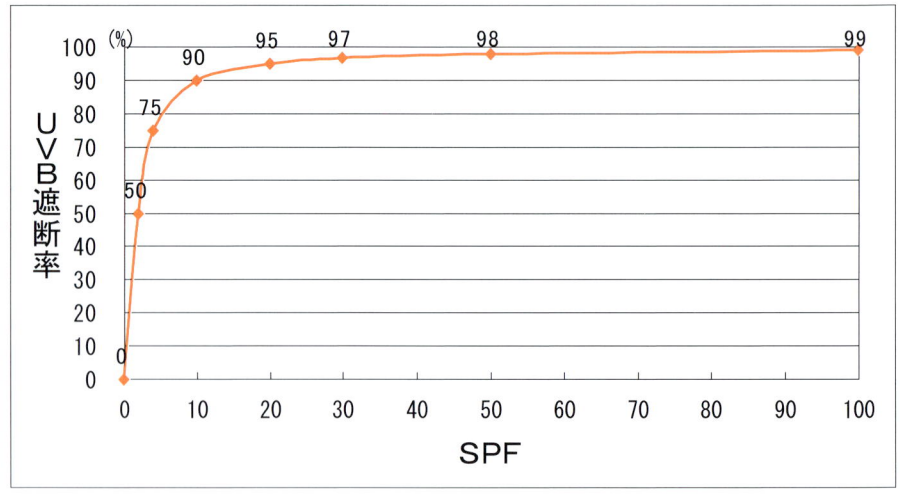

図 1. SPF 値と UVB 遮断率

良い UVA 吸収剤が得られなかったことなどから UVA 防御が不十分な製品が多かった．しかし，UVA の傷害作用が明らかになるにつれ，UVA 防御能の向上が求められ，吸収剤，散乱剤の製品技術の向上により，現在は UVB，UVA とも遮断できるような広域サンスクリーン剤が主流となっている．

紫外線防御の実際

1．生活スタイル

日常生活において無用な紫外線曝露を避けることが，まず大切であることは論を俟たない．紫外線曝露を減らす生活態度として，紫外線照射量の多い 10 時から 14 時の間の長時間の屋外活動はできるだけ避ける．建物や木立などの日陰をうまく利用する．日傘，つばの広い帽子，長袖，手袋，長ズボンなど衣類による物理的遮光に心がける．現在，紫外線防御をうたう多くの日用品が市販されており，それらを活用する．一方，UVA を使うので安全に日焼け（サンタン）できるというふれこみの日焼けサロンなど人工的日焼けは，UVA による光老化や発癌性が明らかになっており，避けるべきである．

2．サンスクリーン剤

A．サンスクリーン剤の成分

紫外線から皮膚を守る最後の砦としてサンスクリーンがある[4)5)]．サンスクリーンには紫外線吸収剤（有機成分），紫外線散乱剤（無機成分）のいずれか，または両者が配合されている．吸収剤はこれまで主に UVB 吸収剤だけであったが，最近 UVA 吸収能の高い Avobenzone（Parsol 1789, Eusolex 9020），Mexoryl SX などの成分も使われるようになった．散乱剤は酸化チタン，酸化亜鉛などの粉末で UVB，UVA 領域を広く遮断する．最近微粒子化が進んでより高機能になりつつある．

B．サンスクリーン剤の性能表示

サンスクリーンの UVB 遮断能力は SPF（Sun Protection Factor），UVA の遮断能力は PA（Protection grade of UVA）で表示されている．その検定は $2\,mg/cm^2$ あるいは $2\,\mu l/cm^2$ 塗布して行われるため，その量を塗布しないと所期の効果は得られない．

日本化粧品工業連合会は SPF はたとえ測定値が 50 以上あっても表示上は「50+」と決めている．これは SPF 値は UVB 透過率の逆数であるため，値が低い時は比較的線形であるが，値が高くなると例えば SPF 50 は 1/50，すなわち 2％透過するが，SPF 100 は 1％の透過であり，SPF 50 と 100 の透過率の差がわずか 1％にしか過ぎない（図 1）．SPF 50 以上の値は実際上意味がなく，企業による過当な SPF 訴求による競争を避けるための業界による自主規制である．

UVA の有害作用が明らかになるにつれ，最近は UVA 領域の遮断力を向上させた広域サンスクリーンがほとんどである．これまで UVA 遮断能の表示（protection grade of UVA；PA）は＋から

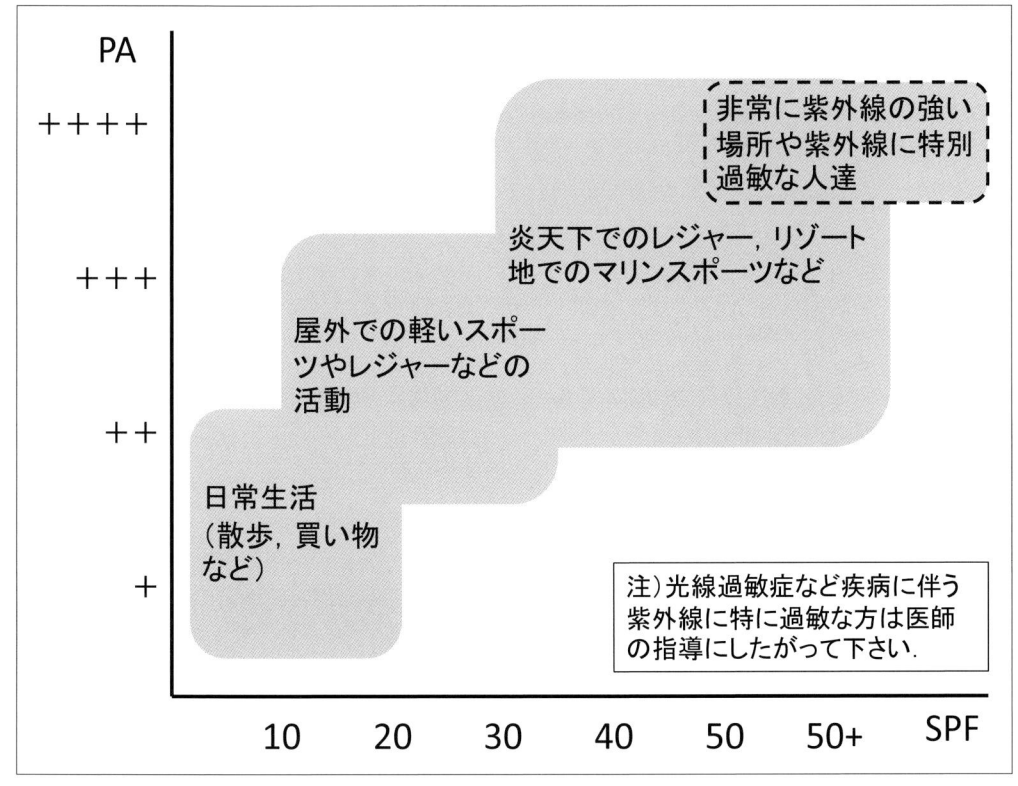

図 2. 生活シーンに合わせた紫外線防止用化粧品の選び方(日本化粧品工業連合会 2012)

＋＋＋までであったが，2013 年 1 月以降の新製品については，UVAPF(UVA protection factor)が 16 以上の場合は，＋＋＋＋(UVA 防止効果が極めて高い)と表示されることとなった[6]．非常に紫外線の強い場所や紫外線に特別過敏な人達には SPF50＋，PA＋＋＋から＋＋＋＋の製品が推奨される．

C．サンスクリーン剤の選択

製品の選択に際しては使用者の皮膚の紫外線感受性(健常者か光線過敏症患者か)と予想される紫外線曝露状況を勘案して，適切な紫外線遮断能力(SPF, PA)を持つものを選ぶ(図 2)[6]．健常人でも色白の者はより一層の防御が必要である．光線過敏症患者は疾患固有の作用波長を勘案して選択する．一般的に SPF と PA はほぼ相関するため，SPF で選択すればよい．大量の紫外線曝露が予想される屋外活動，特に海水浴や日照の強い地域への旅行の際はサンバーンを防止するために，当然 SPF の高いものを使う．慢性障害の防止には日常生活において SPF 5～10 程度で十分であるが，各自のスキンタイプを勘案して常用する方がよい．

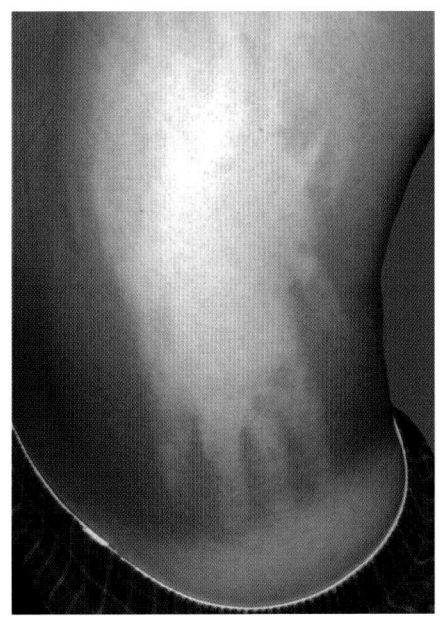

図 3. サンスクリーン剤のムラ塗りによるサンバーン
逆にサンスクリーン剤の有効性も良くわかる．

D．サンスクリーン剤の使用法

　サンスクリーン剤の性能を十分に発揮するには，規定量（2 mg/cm^2 あるいは 2 μl/cm^2）を塗布することが必要である．成人の体表面積は約 1.6 m^2 であるのでそこから計算すると全身に塗布するには約 30 g が必要となる．目安としてクリーム製剤では顔面あるいは片腕で直径 7 mm の真珠玉 2 個分位，乳液タイプでは 500 円硬貨大を塗布することが推奨されている．しかし実際はその 1/4 ～1/2 しか塗布されておらず，SPF 値の高いものほどその効果は指数関数的に減弱する[7]．塗布が 1/2 量では効果は 1/3 程度に落ちる．したがって，重ね塗りすることが重要である．また，まんべんなく塗布しないとムラ焼けする（図 3）．紫外線曝露を受けやすいが塗りにくい項部，耳朶，背部正中，足背などにも忘れず塗布する．使用中に汗や接触でとれてしまうことも多く，吸収剤が光分解されることもあり，2～3 時間毎の塗り替えが望ましい．顔面で化粧のため塗り替えが難しい場合はファンデーション，あるいは白粉を重ね塗りする．なお，最近のサンスクリーンは耐水性も考えられた製品が多く，落とす際にクレンジングが必要なものもあり，成分が残存しないよう適切に洗浄するよう指導する．

E．サンスクリーン剤の効果

1）サンバーン防止

　サンスクリーン剤の効果はサンバーン防止で最も顕著に示される．たとえ規定量以下しか塗布していなくても，それなりに有効であるので，まずは塗布することが大切である．しかし，サンスクリーン剤を塗布したから紫外線防御は万全と考えて，長時間の紫外線を浴びてしまうことは避けるべきである．塗布量も規定量以下のことが多いので，サンスクリーン剤の表示を過信しないことである．

2）光老化

　光老化は長期間の紫外線曝露で生じるため，サンスクリーン剤を長期使用することでどの程度ヒトの光老化を予防できるかは検証が難しいが，UVB と UVA 領域を遮断するサンスクリーンの日常的使用は光老化を予防する[8]．SPF 29 のサンスクリーン剤を 2 年間日々塗布したら光線性弾性線維症がプラセボに比べて抑制されたという報告がある．また，UVB のみならず UVA も遮断する広域のサンスクリーン剤を日常使用することで，光老化に関連する表皮肥厚や膠原線維の減少が抑制されたという．動物実験ではシワの防止が示されている．

3）発癌予防

　サンスクリーン剤の使用により光発癌が抑制されることが期待されるが，その効果は癌腫により異なる．日本皮膚悪性腫瘍学会の systematic review[9]によれば，白人ではサンスクリーン剤の使用によって有棘細胞癌の発生率が減少すると報告されていることから，日本人の中でも色白で色素沈着を起こしにくいスキンタイプの者では同等の効果が期待される（推奨度：B）．しかし日本人の大半を占めるそれ以外のスキンタイプの者に対する紫外線防御の有益性は不明である（推奨度：C1）．

　基底細胞癌とメラノーマについては白人で明らかに紫外線が発症に関与している証拠があり，日焼けサロンにおける強力な UVA 曝露はメラノーマや基底細胞癌の発症リスクを上げることがわかっている．にもかかわらず疫学調査ではサンスクリーン剤で紫外線防御しても発症リスクを下げられないという矛盾が見られる．不注意でたまたま高度のサンバーンをきたしてしまった可能性や，過去のサンスクリーン剤は UVA 領域を十分に遮断していなかったことなどの要因が考えられる．広域サンスクリーン剤が主流になって以降の疫学調査の結果が待たれる．いずれにしてもこれをもって，メラノーマや基底細胞癌の発生防止のための紫外線防御に根拠がない（推奨度：C2）とすることは早計であり，UVA 領域を遮断するサンスクリーン剤を適正に使用していくべきである．なお，日本人のメラノーマの 1/4 は足に生じるが，これには紫外線の関与はない．

F．サンスクリーン剤の副作用
 1）接触皮膚炎

　サンスクリーン剤によるアレルギー性接触皮膚炎，光接触皮膚炎は紫外線吸収剤によるものや香料などの添加物で生じ得るが，その発生頻度は使用量，使用頻度を鑑みると極めて少ない[10]．使用者が訴える「かぶれ」の実態は単なる刺激感，閉塞感などの使用感によるものが多いと言われている．紫外線吸収剤を含まない散乱剤のみの製品が安全とされて選択されることが多いが，サンスクリーン剤の性能としては両者をうまく配合したものが，使用感においても優れているので，まずはきちんと紫外線を遮断することを第一に考えるべきである．多形日光疹などの光線過敏症患者がサンスクリーン剤を塗布しても，十分に防御できず湿疹反応が生じ，かぶれたと誤認される例もある．なお，整形外科領域で頻用されるケトプロフェン外用薬による光アレルギー性接触皮膚炎が多発しているが，その患者はサンスクリーン剤中の紫外線吸収剤であるオクトクリレンにも反応することがあり注意を要する[11]．

　一般的に紫外線吸収剤による「かぶれ」を懸念して吸収剤未使用の散乱剤のみのサンスクリーン剤が安全として子供用などで推奨されることがあるが，紫外線吸収剤を含有する方がサンスクリーン剤として無理なく安定した性能を発揮するため，吸収剤未使用に拘る必要はない．

 2）ビタミンD不足

　ビタミンDはUVB照射により皮膚で生合成されるため，最近，過剰な紫外線防御による活性型ビタミンD_3の不足が懸念されている．ビタミンDは腸管からのCa再吸収や骨への沈着促進により骨の形成に重要な働きを有しており，その不足はくる病，骨軟化症をもたらす．さらにビタミンDの欠乏は転倒，神経因性疼痛，多発性硬化症，関節リウマチ，I型糖尿病などの自己免疫疾患，大腸癌，前立腺癌などの悪性腫瘍，心血管系，精神・神経系疾患，あるいは全般的死亡率などのリスクを増加させるという疫学調査がある[12]．皮膚におけるビタミンDの生合成は紅斑量以下の曝露で十分であり，過剰照射しても直ぐにプラトーに達するため，1日15分程度の通常露出部への曝露で十分とされる[13]．サンスクリーン剤を塗布しても，現実には100％の遮断がなされるわけではなく，これによるビタミンD不足は考えにくい．ただし，授乳中の女性や，寝たきり高齢者などで全く戸外へ出ず，食事摂取不足や，肝臓，腎臓の機能低下がある場合には注意を要する．

おわりに

　紫外線防御は今や日常的スキンケアのひとつとして社会的に認知されてきたが，男性ではまだまだ十分に実行されているとは言い難い．紫外線による傷害は皮膚色に依存するため，白人のみならず黄色人種でも比較的色が白い日本人では防御が必要である．紫外線傷害は長い潜伏期間の後に顕在化する．現在の長寿社会において，小児期から無用あるいは過剰な紫外線曝露を避ける生活態度が必要で，衣類などによる物理的防御を行った上で，最後の砦として適正なサンスクリーン剤の使用が望まれる．

文　献

1) 上出良一：光老化．皮膚病診療．**30**：32-37, 2008.
2) 上出良一：物理・化学的皮膚障害 紫外線，赤外線による皮膚傷害．日皮会誌．**117**：1129-1137, 2007.
3) WHO：Sunbeds, tanning and UV exposure. http://www.who.int/mediacentre/factsheets/fs287/en/.
4) Sambandan, D. R., et al.：Sunscreens：an overview and update. J Am Acad Dermatol. **64**：748-758, 2011.
5) Wang, S. Q., et al.：Photoprotection：a review of the current and future technologies. Dermatol Ther. **23**：31-47, 2010.
6) 日本化粧品工業連合会紫外線専門委員会：紫外線防止用化粧品と紫外線防止効果—SPFとPA表示—2012年改訂版．2012.
7) Kim, S. M., et al.：The relation between the amount of sunscreen applied and the sun protection factor in Asian skin. J Am Acad

Dermatol. **62**:218-222, 2010.
8) Seite, S., et al.:The benefit of daily photoprotection. J Am Acad Dermatol. **58**:S160-166, 2008.
9) 皮膚悪性腫瘍ガイドライン作成委員会:皮膚悪性腫瘍診療ガイドライン．金原出版，2007．
10) Darvay, A., et al.:Photoallergic contact dermatitis is uncommon. Br J Dermatol. **145**:597-601, 2001.
11) Foti, C., et al.:Allergic and photoallergic contact dermatitis from ketoprofen:evaluation of cross-reactivities by a combination of photopatch testing and computerized conformational analysis. Curr Pharm Des. **14**:2833-2839, 2008.
12) Bischoff-Ferrari, H.:Health effects of vitamin D. Dermatol Ther. **23**:23-30, 2010.
13) 環境省:紫外線環境保健マニュアル 2008. 環境省ホームページ:http://www.env.go.jp/chemi/uv/uv_manual.html.

爪疾患のすべて

編集企画：安木　良博（東京都立大塚病院皮膚科部長）
編集主幹：飯島　正文・塩原　哲夫

MB Derma. No. 184
2011年10月増大号

2011年10月15日発行
B5判　148ページ
オールカラー
定価 5,040円（本体価格 4,800円）
ISBN：978-4-88117-633-7 C3047

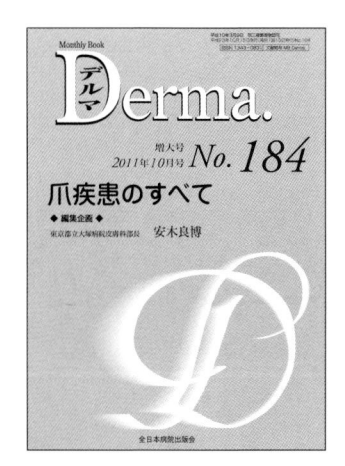

Monthly Book Derma.

爪・爪囲疾患の鑑別と新しい治療法も満載!!

1. 悪性黒色腫を含む爪部メラノサイト系腫瘍 …… 斎田　俊明
2. 爪と爪周囲の良性腫瘍 … 宇原　久
3. ケラチノサイト系爪下悪性腫瘍 …………… 安木　良博
4. 爪疾患に対する外用療法 ………… 東　禹彦
5. 爪の病理 …………… 泉　美貴
6. 爪に関する常識，通説，思い込み，治療上のタブーについての検証 …………… 安木　良博
7. 爪疾患のダーモスコピー …………… 新谷　洋一ほか
8. ネイルケア …………… 田丸　裕子
9. 履物（主に靴）と爪 …………… 塩之谷　香
10. 爪部，爪周囲の感染症 … 尼子　雅敏ほか
11. 炎症性角化症と爪 ……… 種井　良二
12. 爪真菌症の内服療法 …… 比留間政太郎
13. 爪白癬の外用療法 ……… 田中英一郎
14. 陥入爪に対するフェノール法を中心とした観血的治療法の意義 …………… 田村　敦志
15. 陥入爪，巻き爪の治療法：アクリル固定ガター法，アンカーテーピング法および形状記憶合金（Cu-Al-Mn）爪クリップの応用 ……… 新井　裕子ほか
16. 陥入爪，巻き爪に対するワイヤー法，形状記憶合金プレートの意義 …………… 北川　真希
17. 陥入爪，巻き爪に対するアクリル人工爪療法 …… 東　禹彦
18. 爪，爪囲から分かる内科疾患 …………… 松村　正巳
19. 全身疾患と爪 ……… 三橋善比古

爪病変の対処にぜひお役立てください!!

全日本病院出版会
〒113-0033 東京都文京区本郷 3-16-4
http://www.zenniti.com
Tel：03-5689-5989
Fax：03-5689-8030

ピン・ボード

第39回日本熱傷学会総会・学術集会
会　期：平成25年6月6日(木)～6月7日(金)
会　長：渡辺克益(東京医科大学形成外科学講座教授)
メインテーマ：次世代の熱傷治療に向けて
会　場：万国津梁館
　　　　〒905-0026　沖縄県名護市喜瀬1792番地
　　　　TEL：0980-53-3155
　　　　URL：http://www.shinryokan.com/index.jsp
事務局：東京医科大学　形成外科学講座
　　　　〒160-0023　東京都新宿区西新宿6-7-1
　　　　TEL：03-3342-6111(内)5796
　　　　FAX：03-5322-8253
　　　　E-mail：jsbi39@tokyo-med.ac.jp

第5回日本創傷外科学会総会・学術集会
会　長：鈴木茂彦(京都大学医学研究科形成外科学教授)
会　期：平成25年7月11日(木)・12日(金)
テーマ：「創傷」を学ぶ
会　場：ホテルグランヴィア京都
　　　　〒600-8216　京都市下京区烏丸通塩小路下ル JR 京都駅中央口
　　　　TEL：075-344-8888　FAX：075-344-4400
　　　　URL：http://www.granvia-kyoto.co.jp/index.html
演題募集：平成25年2月5日(火)～3月28日(木)正午(予定)
　　　　インターネットによるオンライン募集のみとなります。
学会事務局：京都大学医学研究科形成外科学内
　　　　〒606-8507　京都市左京区聖護院川原町54
　　　　TEL：075-751-3613　FAX：075-751-4340
　　　　E-mail：jsswc5th@kuhp.kyoto-u.ac.jp
運営事務局：株式会社日本旅行　西日本MICE営業部
　　　　〒530-0001　大阪市北区梅田1-11-4　大阪駅前第4ビル5階
　　　　TEL：06-6342-0212　FAX：06-6342-0214
　　　　E-mail：jsswc5th@nta.co.jp

第10回血管腫・血管奇形研究会／第5回血管腫・血管奇形講習会
会　期：平成25年7月19日(金)・20日(土)
会　長：小林誠一郎(岩手医科大学形成外科教授)
会　場：いわて県民情報交流センター(アイーナ)　7F アイーナホール
　　　　〒020-0045　岩手県盛岡市盛岡駅西通1丁目7番1号
　　　　http://www.aiina.jp/
プログラム(予定)：
　　　特別招待講演　Prof. Young-Soo Do (Department of Radiology, Sumsung Medical Center, Korea.)
　　　一般演題，難治症例検討
事務局：
　　　〒020-8505　岩手県盛岡市内丸19-1
　　　岩手医科大学形成外科
　　　第10回血管腫・血管奇形研究会事務局
　　　TEL：019-651-5111　FAX：019-651-8402
　　　担当：長尾宗朝(形成外科)
　　　　　　E-mail：munetomonagao@max.odn.ne.jp
　　　　　加藤健一(放射線科)
　　　　　　E-mail：kkato@iwate-med.ac.jp

第8回瘢痕・ケロイド治療研究会
会　期：平成25年8月31日(土)
会　長：山本有平(北海道大学医学部形成外科教授)
会　場：かでる2・7(札幌)
　　　　〒060-0002　札幌市中央区北2条西7丁目　道民活動センタービル
内　容：特別講演，パネルディスカッション，ランチョンセミナー，一般演題(口演)など
開催事務局：北海道大学医学部形成外科
　　　　〒060-8638　北海道札幌市北区北15条西7丁目
　　　　担当：林　利彦
　　　　TEL：011-706-6978　FAX：011-706-7827

第8回日本美容抗加齢医学会のお知らせ
日　時：平成25年11月24日(日)9時～17時(受付開始8時20分)
会　長：山下理絵(湘南鎌倉総合病院形成外科・美容外科)
会　場：横浜シンポジア
　　　　(横浜市中区山下町2番地　産業貿易センタービル)

第8回日本美容抗加齢医学会事務局
　　　担当：湘南鎌倉総合病院　広報：山地開
　　　〒247-8533：神奈川県鎌倉市岡本1370-1
　　　TEL：0467-46-1717　FAX：0467-45-0190
　　　E-mail：kouhou@shonankamakura.or.jp

書籍案内

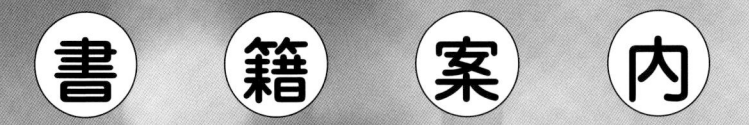

見開きナットク!
下肢病変の原因・治療のすべてを網羅!!

フットケア 実践Q&A

編集 聖路加国際病院
形成外科　松井　瑞子
皮膚科　　衛藤　　光
循環器内科　西　裕太郎
フットケアナース　金児　玉青

2010年2月発行
B5判 202頁／定価5,775円

- ▶ 見開きQ&A形式で分かりやすい!
- ▶ 診療の合間にさっと見られる!
- ▶ 循環器,病態,コメディカルという 3つの視点からの疑問に即答!

もくじ

I. 循環器クエスチョン
- Q1. 下肢血管の病気にはどのようなものがあるか?
- Q2. 閉塞性動脈硬化症とはどういう病気か?
- Q3. 重症下肢虚血とは?
- Q4. 間欠性跛行とその鑑別は?
- Q5. TASC II とは?
- Q6. 脈波伝搬速度(PWV)と足関節上腕血圧比(ABI)とは?
- Q7. 下肢血管エコーとは?
- Q8. 皮膚灌流圧検査(SPP)とは?
- Q9. CTやMRIで何がわかるか?
- Q10. 下肢末梢動脈疾患のカテーテル治療とは?
- Q11. 下肢末梢動脈疾患の手術とは?
- Q12. 重症下肢虚血の治療とは?
- Q13. 重症下肢虚血の血管新生療法とは?

II. 病態別クエスチョン
- Q14. 下肢の湿疹・皮膚炎の治療は?
- Q15. 感染・汚染創の処置法は?
- Q16. 下肢の外用療法のポイントは?
- Q17. 温熱による皮膚障害の処置法は?
- Q18. 凍傷・凍瘡の治療は?
- Q19. 褥瘡・black heel・胼胝ができる機序と対処法は?
- Q20. 下肢に起きやすい皮膚脂肪組織の疾患と治療のポイントは?
- Q21. 下肢の蜂窩炎の予防と治療は?
- Q22. 壊死性筋膜炎を疑ったらどうするか?
- Q23. 壊疽性膿皮症の診断と治療は?
- Q24. 掌蹠膿疱症・掌蹠角化症とは?
- Q25. 尋常性疣贅の診断と治療は?
- Q26. 皮膚生検を行うべき下肢の疾患と生検時の注意点は?
- Q27. 結節性紅斑の診断と治療は?
- Q28. 下肢に起こる紫斑の原因と治療は?
- Q29. 下肢に起きる血管炎の治療は?
- Q30. うっ滞性皮膚炎と静脈瘤の保存的対処法は?
- Q31. 深部静脈血栓症とは?
- Q32. 下肢静脈瘤の治療とは? ストリッピングと硬化療法
- Q33. 下肢の浮腫にはどのような種類があるか?
- Q34. リンパ浮腫とは?
- Q35. 関節リウマチの最前線の治療とは?
- Q36. 関節リウマチの下肢病変とフットケアのポイントは?
- Q37. 関節リウマチの外科的治療とは?
- Q38. リウマチ以外の膠原病:下肢病変とは?
- Q39. リウマチ以外の膠原病:フットケアのポイントは?
- Q40. ベーチェット病の下肢病変にはどのようなものがあるか?
- Q41. 透析患者の下肢病態の特徴とは?
- Q42. 脳梗塞に伴う下肢病態の特徴とは?
- Q43. 陥入爪・巻き爪の対処法は?
- Q44. 陥入爪・巻き爪の外科的治療とは?
- Q45. 足白癬・爪白癬・カンジダ性爪囲爪炎・グリーンネイルの対処法は?
- Q46. 下腿の深在性真菌症の診断と治療は?
- Q47. 爪疥癬の特徴は?
- Q48. 足の母斑で注意することは? 良性腫瘍の臨床症状は?
- Q49. 足部良性腫瘍とは?
- Q50. 下肢の血管性病変とは? 種類と治療
- Q51. 下肢の悪性腫瘍の診断は?
- Q52. 足部の悪性腫瘍の治療とは?
- Q53. 糖尿病の足病変はなぜ起こるの?
- Q54. 糖尿病患者の下肢病態の特徴とは?
- Q55. 糖尿病性足感染症の特徴は?
- Q56. 糖尿病の多彩な下肢皮膚病変とは?
- Q57. 糖尿病足病変-1 デブリードマンはどうやるの?
- Q58. 糖尿病足病変-2 Minor amputation の適応は?
- Q59. 糖尿病足病変-3 Major amputation の適応は?
- Q60. 糖尿病足病変-4 ウジ療法は有効か?
- Q61. 糖尿病足病変-5 VAC療法はどうやるの?
- Q62. 糖尿病足病変-6 PRPはどうやるの?
- Q63. 小児の外反足・内反足はどこまで保存的にみてよいか?
- Q64. 下腿の再建方法は?
- Q65. 足部の再建方法は?
- Q66. 外反母趾の治療方法は?
- Q67. スポーツ選手のフットケア-1 スポーツによる爪変形
- Q68. スポーツ選手のフットケア-2 簡単なテーピング法は?

III. コメディカルクエスチョン
- Q69. フットケアチームをつくるには?
- Q70. 外来での七つ道具とは?
- Q71. どんな靴を選択するか?
- Q72. どんなフットケア商品を選択するか?
- Q73. フットウェア選択について必要な知識とは?
- Q74. 足浴はどのように行うか?
- Q75. リンパ浮腫のケアとは?
- Q76. フットケアのための栄養指導とは-1 糖尿病・閉塞性動脈硬化症
- Q77. フットケアのための栄養指導とは-2 骨粗鬆症・関節リウマチ
- Q78. フットケアのための栄養指導とは-3 透析患者・慢性腎臓病
- Q79. 下肢末梢動脈疾患の運動リハビリについて
- Q80. リハビリ-1 糖尿病の足部病変に対するリハビリとは?
- Q81. リハビリ-2 関節リウマチの足部病変に対するリハビリとは?
- Q82. 緩和ケアとして役立たせるフットケアは?
- Q83. 透析室でのフットケアはどんなことができる?
- Q84. 糖尿病のフットケア─行動変容へのアプローチとは?
- Q85. 外来創傷管理における患者指導とは?
- Q86. 足潰瘍のある患者への入院時のケアとは?
- Q87. 創傷処置:ナースのアセスメントは何が重要?
- Q88. 循環器疾患患者のフットケアは何をみる?
- Q89. 下肢切断患者へのメンタルケアとは?
- Q90. 難治性足潰瘍の急性期の治療が終わったら?

全日本病院出版会
〒113-0033 東京都文京区本郷3-16-4　Tel:03-5689-5989
http://www.zenniti.com　Fax:03-5689-8030

FAXによる注文・住所変更届け

改定：2012年9月

　毎度ご購読いただきましてありがとうございます．
　読者の皆様方に小社の本をより確実にお届けさせていただくために，FAXでのご注文・住所変更届けを受けつけております．この機会に是非ご利用ください．

◇ご利用方法
　FAX専用注文書・住所変更届けは，そのまま切り離してFAX用紙としてご利用ください．また，注文の場合手続き終了後，ご購入商品と郵便振替用紙を同封してお送りいたします．**代金が5,000円をこえる場合，代金引換便とさせて頂きます．**その他，申し込み・変更届けの方法は電話，郵便はがきも同様です．

◇代金引換について
　本の代金が5,000円をこえる場合，代金引換(ヤマト運輸)とさせて頂きます．配達員が商品をお届けした際に，現金またはクレジットカード・デビットカードにて代金を配達員にお支払い下さい(本の代金＋消費税＋送料)．(※年間定期購読と同時に5,000円をこえるご注文を頂いた場合は代金引換とはなりません．郵便振替用紙を同封して発送いたします．代金後払いという形になります．送料は定期購読を含むご注文の場合は頂きません)

◇年間定期購読のお申し込みについて
　年間定期購読は，1年分を前金で頂いておりますため，代金引換とはなりません．郵便振替用紙を本と同封または別送いたします．送料無料，また何月号からでもお申込み頂けます．
　毎年末，次年度定期購読のご案内をお送りいたしますので，定期購読更新のお手間が非常に少なく済みます．

◇住所変更届けについて
　年間購読をお申し込みされております方は，その期間中お届け先が変更します際，必ずご連絡下さいますようよろしくお願い致します．

◇取消，変更について
　取消，変更につきましては，お早めにFAX，お電話でお知らせ下さい．
　返品は，原則として受けつけておりませんが，返品の場合の郵送料はお客様負担とさせていただきます．その際は必ず小社へご連絡ください．

◇ご送本について
　ご送本につきましては，ご注文がありましてから約1週間前後とみていただきたいと思います．お急ぎの方は，ご注文の際にその旨をご記入ください．至急送らせていただきます．2～3日でお手元に届くように手配いたします．

◇個人情報の利用目的
　お客様から収集させていただいた個人情報，ご注文情報は本サービスを提供する目的(本の発送，ご注文内容の確認，問い合わせに対しての回答等)以外には利用することはございません．

　その他，ご不明な点は小社までご連絡ください．

株式会社 全日本病院出版会　〒113-0033 東京都文京区本郷3-16-4-7F
電話 03(5689)5989　FAX 03(5689)8030　郵便振替口座 00160-9-58753

FAX専用注文書

皮膚・形成1303　　年　月　日

PEPARS　年間定期購読申し込み（送料弊社負担）	
□ 2013年1月～12月（No.73～84；年間12冊）（定価39,900円）	
□ バックナンバー No：	
□ PEPARS No.63　日常形成外科診療における私の工夫（定価5,250円）	冊
□ PEPARS No.51　眼瞼の退行性疾患に対する眼形成外科手術（定価5,250円）	冊
Monthly Book Derma.　年間定期購読申し込み（送料弊社負担）	
□ 2013年1月～12月（No.200～212；年間13冊）（定価39,585円）	
□ バックナンバー No：	
□ Monthly Book Derma. No.197　ここが聞きたい 皮膚科外来での治療の実際（定価5,040円）	冊
□ Monthly Book Derma. No.190　皮膚科最新治療のすべて（定価5,670円）	冊
□ Monthly Book Derma. No.184　爪疾患のすべて（定価5,040円）	冊
□ Monthly Book Derma. No.177　わかりやすい！How to 皮膚病理（定価5,670円）	冊
□ Monthly Book Derma. No.170　最新ニキビ治療（定価5,040円）	冊
Monthly Book OCULISTA　年間定期購読申込み（送料弊社負担）	
□ 2013年4月～12月（No.1～No.9；計9冊）（定価28,350円）	
□ 実地医家のための甲状腺疾患診療の手引き（定価6,825円）	冊
□ アトラスきずのきれいな治し方改訂第二版（定価5,250円）	冊
□ 図説 実践手の外科治療（定価8,400円）	冊
□ 小児の睡眠呼吸障害マニュアル（定価7,350円）	冊
□ 腋臭症・多汗症治療実践マニュアル（定価5,670円）	冊
□ 匠に学ぶ皮膚科外用療法（定価6,825円）	冊
□ 使える皮弁術―適応から挙上法まで―上巻　（定価12,600円）	冊
下巻　（定価12,600円）	冊
□ 目で見る口唇裂手術　（定価4,725円）	冊
□ 多血小板血漿（PRP）療法入門　（定価4,725円）	冊
□ 見開きナットク！フットケア実践Q＆A　（定価5,775円）	冊
□ 外来ですぐできる足にやさしいフットケア　（定価3,990円）	冊
□ すぐに役立つ日常皮膚診療における私の工夫　（定価10,500円）	冊
□ 瘢痕・ケロイド治療ジャーナル　No.	

お名前	フリガナ　　　　　　　　　㊞	診療科
ご送付先	〒　－　　□自宅　□お勤め先	
電話番号		□自宅　□お勤め先

バックナンバー・書籍合計5,000円以上のご注文は代金引換発送になります

―お問い合わせ先―
㈱全日本病院出版会営業部
電話　03（5689）5989

FAX　03（5689）8030

FAX 03-5689-8030
全日本病院出版会行

年　月　日

住所変更届け

お名前	フリガナ	
お客様番号		毎回お送りしています封筒のお名前の右上に印字されております8ケタの番号をご記入下さい。
新お届け先	〒　　　　都道府県	
新電話番号	（　　　）	
変更日付	年　月　日より	月号より
旧お届け先	〒	

※ 年間購読を注文されております雑誌・書籍名に✓を付けて下さい。
- ☐ Monthly Book Orthopaedics（月刊誌）
- ☐ Monthly Book Derma.（月刊誌）
- ☐ 整形外科最小侵襲手術ジャーナル（季刊誌）
- ☐ Monthly Book Medical Rehabilitation（月刊誌）
- ☐ Monthly Book ENTONI（月刊誌）
- ☐ PEPARS（月刊誌）

FAX 03-5689-8030
全日本病院出版会行

PEPARS バックナンバー一覧

2007年
- No. 13 爪・指尖部の治療
  編集/山田　敦
- No. 14 縫合の基本手技 【増大号】
  編集/山本有平

2008年
- No. 20 眼の整容外科
  編集/内沼栄樹
- No. 23 切開とアプローチの基本戦略 【増大号】
  編集/上田和毅

2009年
- No. 25 小児熱傷・特殊損傷 必須ガイド
  編集/菅又　章
- No. 26 足・下腿難治性潰瘍
  編集/市岡　滋・大浦紀彦
- No. 27 実践 非手術的美容医療 【増大号】
  編集/百束比古
- No. 28 口唇裂二次修正術
  編集/中島龍夫
- No. 29 頭部・顔面の画像診断と手術シミュレーション
  編集/上田晃一
- No. 30 顔のアンチエイジング美容外科手術
  編集/大慈弥裕之
- No. 31 乳房の美容外科―私の方法 以前と変わったこと、変わらないこと―
  編集/野平久仁彦
- No. 32 手の腫瘍性病変の診断と治療
  編集/磯貝典孝
- No. 33 ケロイド・肥厚性瘢痕の最新治療
  編集/小川　令
- No. 34 遊離植皮術のコツと update
  編集/楠本健司
- No. 35 キズアトをいかにきれいにするか ―scarless wound healing のために―
  編集/貴志和生
- No. 36 頭蓋顔面の骨延長 私の工夫
  編集/佐藤兼重

2010年
- No. 37 穿通枝皮弁マニュアル 【増大号】
  編集/木股敬裕
- No. 38 美容外科手術の前に決めること
  編集/大森喜太郎
- No. 39 実践 慢性創傷の治療戦略
  編集/寺師浩人
- No. 40 手の外傷
  編集/石川浩三
- No. 41 褥瘡治療のチームアプローチ
  編集/川上重彦
- No. 42 耳介の形成外科
  編集/金子　剛
- No. 43 眼瞼形成手技―私の常用する手技のコツ―
  編集/吉村陽子
- No. 44 爪治療マニュアル
  編集/大西　清
- No. 45 アンチエイジング美容医療 最前線
  編集/青木　律
- No. 46 体表悪性腫瘍の部位別治療戦略
  編集/橋本一郎
- No. 47 熱傷の初期治療とその後の管理の実際
  編集/仲沢弘明
- No. 48 日本のフットケア・下肢救済に必要な医療
  編集/上村哲司

2011年
- No. 49 口唇部周囲の組織欠損
  編集/四ッ柳高敏
- No. 50 形成外科領域の臨床再生医学 update
  編集/水野博司
- No. 51 眼瞼の退行性疾患に対する眼形成外科手術 【増大】
  編集/村上正洋・矢部比呂夫
- No. 52 乳房再建術 私の方法
  編集/矢野健二
- No. 53 胸壁・腹壁欠損の再建
  編集/小林誠一郎
- No. 54 形成外科手術 麻酔パーフェクトガイド
  編集/渡辺克益
- No. 55 Craniosynostosis・先天性頭蓋顔面骨異常の治療
  編集/小室裕造
- No. 56 形成外科における私のオリジナルセオリー
  編集/永竿智久
- No. 57 下肢組織欠損の修復
  編集/田中克己
- No. 58 Local flap method
  編集/秋元正宇
- No. 59 会陰部周囲の形成外科
  編集/光嶋　勲
- No. 60 悪性腫瘍切除後の頭頸部再建のコツ
  編集/櫻庭　実

2012年
- No. 61 救急で扱う顔面外傷治療マニュアル
  編集/久徳茂雄
- No. 62 外来で役立つ にきび治療マニュアル
  編集/山下理絵
- No. 63 日常形成外科診療における私の工夫 ―術前・術中編― 【増大号】
  編集/上田晃一
- No. 64 いかに皮弁をきれいに仕上げるか―私の工夫―
  編集/村上隆一
- No. 65 美容外科的観点から考える口唇口蓋裂形成術
  編集/百束比古
- No. 66 Plastic Handsurgery 形成手外科
  編集/平瀬雄一
- No. 67 ボディの美容外科
  編集/倉片　優
- No. 68 レーザー・光治療マニュアル
  編集/清水祐紀
- No. 69 イチから始めるマイクロサージャリー
  編集/上田和毅
- No. 70 形成外科治療に必要なくすりの知識
  編集/宮坂宗男
- No. 71 血管腫・血管奇形治療マニュアル
  編集/佐々木　了
- No. 72 実践的局所麻酔―私のコツ―
  編集/内田　満

2013年
- No. 73 形成外科における MDCT の応用
  編集/三鍋俊春
- No. 74 躯幹の先天異常治療マニュアル
  編集/野口昌彦

各号定価 3,150 円。但し、No. 14、23、27、37、51、63 は増大号のため、定価 5,250 円
定期購読料(通常号11冊、増大号1冊) 39,900 円
(2013 年 3 月現在)

次号予告

**Oncoplastic Skin Surgery
―私ならこう治す！**

No.76（2013年4月号）

編集／北海道大学教授　山本有平

頭部の皮膚悪性腫瘍………………	元村　尚嗣
眼瞼の皮膚悪性腫瘍………………	岡田　恵美ほか
内眼角の皮膚腫瘍…………………	林　　礼人ほか
外鼻皮膚腫瘍………………………	寺師　浩人
耳介の皮膚腫瘍……………………	漆舘　聡志ほか
頬部原発の黒色腫：整容面を考慮した Oncoplastic Surgery ……	古川　洋志ほか
頬の皮膚腫瘍………………………	中村　泰大
会陰部に生じた皮膚悪性腫瘍切除後の再建………………………	松下　茂人
母指の皮膚腫瘍―機能と整容に配慮した切除と再建―…………	田中　克己ほか
足底の皮膚腫瘍―切除法と再建法―…………	橋本　一郎ほか

掲載広告一覧

ジェイメック　前付4

編集顧問：栗原邦弘　東京慈恵会医科大学前教授
　　　　　中島龍夫　慶應義塾大学名誉教授
編集主幹：百束比古　日本医科大学教授
　　　　　光嶋　勲　東京大学教授

No.75　編集企画：
　新橋　武　新橋形成外科クリニック院長

PEPARS No.75
2013年3月15日発行（毎月1回15日発行）
定価は表紙に表示してあります．
Printed in Japan

発行者　末　定　広　光
発行所　株式会社　全日本病院出版会
〒113-0033　東京都文京区本郷3丁目16番4号
　　　　電話（03）5689-5989　Fax（03）5689-8030
　　　　郵便振替口座 00160-9-58753

© ZEN・NIHONBYOIN・SHUPPANKAI, 2013

印刷・製本　三報社印刷株式会社　　電話（03）3637-0005
広告取扱店　㈱日本医学広告社　　　電話（03）5226-2791

- 本誌に掲載する著作物の複製権・翻訳権・上映権・譲渡権・公衆送信権（送信可能化権を含む）は株式会社全日本病院出版会が保有します．
- JCOPY ＜(社)出版者著作権管理機構　委託出版物＞
  本誌の無断複写は著作権法上での例外を除き禁じられています．複写される場合は，そのつど事前に，(社)出版者著作権管理機構（電話 03-3513-6969，FAX 03-3513-6979，e-mail: info@jcopy.or.jp）の許諾を得てください．
- 本誌をスキャン，デジタルデータ化することは複製に当たり，著作権法上の例外を除き違法です．代行業者等の第三者に依頼して同行為をすることも認められておりません．